临床护理技术与实践

张晓艳　编著

四川科学技术出版社

图书在版编目(CIP)数据

临床护理技术与实践/张晓艳编著. 一成都:四川科学技术出版社, 2022.6
ISBN 978-7-5727-0569-4

Ⅰ. ①临… Ⅱ. ①张… Ⅲ. ①护理学 Ⅳ. ①R47

中国版本图书馆 CIP 数据核字(2022)第 093752 号

临床护理技术与实践
LINCHUANG HULI JISHU YU SHIJIAN

编　　著　张晓艳
出 品 人　程佳月
责任编辑　李迎军
封面设计　刘　蕊
责任出版　欧晓春
出版发行　四川科学技术出版社
　　　　　成都市锦江区三色路 238 号　邮政编码 610023
　　　　　官方微博:http://e.weibo.com/sckjcbs
　　　　　官方微信公众号: sckjcbs
　　　　　传真: 028-86361756
成品尺寸　260mm×185mm
印　　张　14.75
字　　数　340 千
印　　刷　成都远恒彩色印务有限公司
版　　次　2022 年 6 月第 1 版
印　　次　2022 年 6 月第 1 次印刷
定　　价　68.00 元

ISBN 978-7-5727-0569-4

邮　　购: 成都市锦江区三色路 238 号新华之星 A 座 25 层　邮政编码: 610023
电　　话: 028-86361758

作者简介

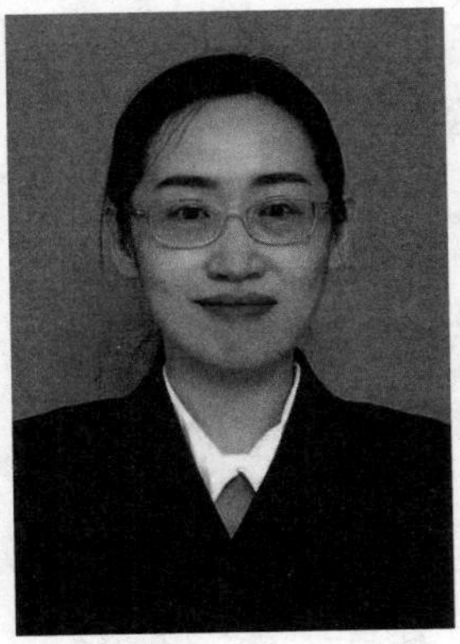

张晓艳，女，汉族，1979年8月出生。籍贯：山东省淄博市。大学本科学历。毕业院校：山东大学。现职称：主管护师。研究方向：护理学。从事神经内科护理工作20多年，曾多次获得优秀护士、星级护士、十佳护士、优秀女工作者，区三八红旗手等荣誉称号，连续多年被评为先进工作者。有着扎实的理论基础和丰富的临床护理经验。发表论文3篇，实用新型专利3项。

前 言

近年来，医学护理基础理论、基本技术的飞速发展，为临床护理治疗技术的提高提供了迅猛发展的机遇，同时也对临床护理人员的知识提出了新的要求。为了能够使广大护理人员适应现代医学及护理学的发展，笔者本着实用的原则，在繁忙的工作之余，参考国内外大量文献，结合自己的工作经验，编写了这部《临床护理技术与实践》。

全书共分14章。重点介绍了临床护理基础理论与技术，如健康与疾病、护患关系与沟通、生命体征与监测技术、铺床技术、患者清洁卫生技术、输液技术、给药技术等。全书内容重点突出、简明扼要、实用性强。本书可供全国广大护理工作人员、在校学生及其他医药卫生人员参考。

由于本书编写时间仓促，笔者水平有限，书中难免有不当之处，敬祈广大读者指正。

张晓艳

2022年1月于山东省淄博市淄川区医院

目　录

第一章　健康与疾病

第一节 健 康

一、健康的概念与模式

健康一词，在古代英语中有强壮、结实和完整的意思。健康不仅只是主观感觉良好，也不是查不出病来；健康也不等于体格健全，因为体格健全的人也会生病。相反，体格有缺陷的人并非都是患者。究竟怎么样才算健康呢？这是一个综合性的、复杂的、多维的，又在不断深化发展的概念。

健康这个概念的内涵随着历史的前进在不断地演变与完善。例如春秋战国时期，我国以阴阳五行学说来解释健康，认为健康就是人与自然间及人体内阴阳五行调和的结果，若阴阳不调和则会生病。早期西方亦发展出体液说，认为世界由火、空气、水和土四种体液组成，而人的体内则由黄胆汁、血液、痰和黑胆汁四种体液组成，若这四种体液处于平衡状态即为健康；反之则有疾病或痛苦。四种体液的平衡状态乃取决于人与自然之间的和谐与否。但文艺复兴后，又兴起了机械论，认为人的身体像一部依数学定律运作的机器，健康就是机器功能良好。

现今对健康仍有多种不同的看法，但最具权威也最常被引用的健康定义是世界卫生组织于 1948 年给健康下的定义：健康是生理、心理和社会三方面皆处于一种完全健全及美好的状态，而不仅是没有疾病或虚弱。此定义将健康的领域拓展到生理、心理及社会三个方面，并标示出理想的健康状况不仅仅是免于疾病的困扰，更要能充满活力，与他人维持良好的社会互动，使个体能处于完全健全与美好的状态。这是一个极为崇高的目标，虽非常抽象及不易达成，但是它所显示的理念却是非常具有意义与价值的。

1961 年，达能（Dunn）提出健康是一种属于高层次的安适状态。他对健康的定义是：健康是一种整体性的功能状态，以使个人的潜力能够得到最大的发挥。在这样的情况下，个人在他所处的环境里，能够维持一个连续不断的平衡和有目标的方向。他的定义把个人看成是一个整体，这个整体会影响环境，同时也会受环境的影响，在人的生命过程中，健康是经常有所变化的，并非是静止的，健康是一种持续性的动态平衡。达能还认为在任何环境里，个人都可以有办法来增进自己的健康，使之达到最高限度，个人健康的潜力既受到内在生长和发育的影响，同时也受外在因素，如食物营养、生活环境等方面的影响。所以说健康是个体能发挥身体、社会、精神、情绪等方面的最大潜能，在环境中持续维持的平衡状态。所以，应当把健康看成是动态的，因人而异的，每个人都有自己的健康标准和最高层次的健康状态。

罗杰斯（Rogers ME）认为：健康是一种能量互换的动态过程，这种能量能相互提升，并表现出生命的所有潜力。该观点强调人要不断地与环境保持互动，人与环境保持协调即表现为健康。

奥瑞姆（Orem DE）认为：健康是一种没有病痛、伤害与疾病，且能够自我照顾的状态。该观点强调健康就是人在不同的发展阶段，能成功地处理当时的问题，自己照顾自己，并保持持续成长。

罗伊（Roy C）认为：健康是一个人达到整合与完整的过程或状态。该观点强调“适应良好”就是健康。认为一个健康的人应能对自己负责，注意营养，保护身体，处理生活中的各种压力，而且对环境有适当的敏感性，对各种刺激有合适的反应。

金（King IM）认为：健康是一个人动态的生活经验，通过对健康资源的充分利用，发挥个人日常生活的最佳潜能，持续地调适内在与外在环境所产生的压力。

丁特曼（Dentiman）认为：健康是多层面的概念，除了世界卫生组织所提的生理、心理及社会层面外，亦包含情绪与心灵的健康。生理健康是指个人有能力完成与日常生活相关的事务，并能为将来储存能量，以备不时之需；心理健康是指个人的学习能力，包括其智能，均在良好状态；社会健康乃个人能与他人及环境保持良好的互动，并对人际关系感到满足；情绪健康则表示个人能合时、合宜地表达自己的感受，迫切地控制情感；而心灵的健康是某种自然法则、天性甚至神明等的信仰及个人的人生观与价值体系等。

以上观点，从不同角度、层次大大丰富了健康的概念，表达了人类对健康更高水平的追求，体现了现代健康观的崭新特征：

1. 改变了健康定义的导向，冲破了一直把健康的着眼点局限在有无疾病的传统健康观的范畴，积极直接地指向了健康本身。

2. 对健康的解释从过去局限在人体生命活动的生物学范围，扩大到生物、心理、社会诸多方面，使医学真正把人作为整体看待，改变了医学、护理学的着眼点，为医学、护理学的发展开辟了广阔的前景。

3. 把健康看成是一个动态的、不断变化的过程，因此健康可以有不同水平，并且衡量健康的标准也是多样的。

4. 从关注个体健康扩大到重视群体健康。

5. 把健康放入人类社会生存的广阔背景中。健康不仅是医务工作者的目标，而且是国家和社会乃至个人的责任。这些概念反映了人类对自身健康的理想追求，尽管还不尽完善，但它的发展过程反映了人们对健康的认识已逐步超越生物医学模式的界限，并促进了生物—心理—社会医学模式的形成，也给现代护理学的理论和实践发展带来了深远的影响。

二、影响健康的因素

人生活在自然及社会环境中，有着复杂的生理、生化的生命活动，其健康受到多种因素的影响。

（一）生物因素

生物因素是影响人类健康的主要因素。健康和疾病的内在决定因素是不会改变的。它包括了种族、年龄、性别和遗传，而年龄又是与生物性的及心理社会性的健康都是有关的，又最具有动力性的内在因素。因为正在发展的个人必须满足许多特定年龄的需要，才能获得并维持健康，在遗传方面的影响则更大，如白化病、血友病等均与免疫缺陷的遗传因素有关，还有一些慢性病，如糖尿病、高血压、癌症、关节炎等与个人对这些疾病的抵抗力和易感性有密切关系，近年来的研究也趋向于发展新的疫苗或发展遗传工程来去除某些遗传缺陷。

（二）环境因素

包括物理环境、社会环境和政治环境三类。

1. 物理环境

包括空气的质量，水的净化程度，食物是否充足并富于营养等，如工业污染造成的公害、食品和大气污染、严重噪声、辐射、住房、交通拥挤、工作场所的有害物质等。

2. 社会环境

人类的健康仅有一个良好的物理环境是不够的，人类是一种社会性的动物，必须与别人有交往，即拥有别人的支持，方能维持和促进健康，因而有一个良好的社会环境也是十分必要的。社会环境是指与个人的社会和心理有关的情况，可包括经济状况、文化、家庭等方面，社会经济因素对健康起着关键性作用。经济因素通过与健康状况有关的其他社会因素，如工作条件、生活条件、营养条件、医疗保健服务等直接影响人们的健康。文化教育与健康关系也十分密切，如教育制度、人民文化素质、受教育程度、家庭和邻居等环境影响。教育水平与生育率、婴儿死亡率呈负相关，受教育少的人群或地区由于缺乏防病知识，往往容易罹患疾病。家庭是维护个人健康最基本、最重要的环境，除了提供生活的必需外，人际关系与健康也密不可分，如父母的离、丧或对子女的虐待，均可引起健康问题，甚至导致儿童精神病、自杀等，老年人可因贫困、丧偶、缺少照顾而产生孤独感、恐惧感。

3. 政治环境

指政治上的决策，它不仅决定了物理环境的质量，而且也影响着社会环境，任何个人都无法单独来控制和影响这些因素，只有政策可以影响社会与物理环境，如决定国家发展什么样的能源，如何治理工业污染、净化水源，都与人们健康息息相关。

三、生活形态

生活形态是指一个人对影响其健康所作出的日常生活决策。每个人会因环境及本身的意愿选择自己的生活方式，包括个人饮食、作息及调适压力的方式。越来越多的证据显示吸烟、酗酒、缺乏运动、过度肥胖等与罹患慢性病的关系密切。防治之道为戒除有害的习惯（例如嚼槟榔、吸烟等）、维持均衡饮食、保持理想体重、适当的运动及优良生活环境的维护。但调适压力的方式不当极易导致乙醇中毒、药瘾、精神病或自杀等；超速驾驶、骑摩托车不戴安全帽、不遵守交通规则等行为，易造成车祸伤亡等，故如何建立“健康的生活模式”是我们需努力的重点。

根据 Breslow 及 Belloc1972 年对近 7 000 名成人的研究，人们的健康及平均寿命与下列基本健康习惯有一定关系：

1. 每日三餐定时，不吃零食。
2. 每日都进早餐，早餐所含的热量占每日摄取量的一半。

3. 一周运动 2～3 次。
4. 适当的睡眠（通常是每晚 7～8 小时）。
5. 不吸烟。
6. 体重适中。
7. 不喝酒或适量饮酒。

研究者发现，这些简单的健康习惯可让一个平均寿命 45 岁的男性，增加 11 年寿命。尽管有这样重大的发现，人们由于职业的缘故或其他原因，还是很难遵循这样的习惯。

四、维护与促进健康的原则与方法

维护与促进健康需要注重优生保健，维持健康的生物、物理及社会环境，提高医疗保健服务体系的功能与养成健康的生活方式等。提倡以下维护和促进健康的基本原则和方法：

1. 定期接受健康体检，以期能早期发现问题，早期治疗。
2. 留意身体各部位功能是否维持正常，若有异常应尽快诊治。
3. 避免食用有害健康的物质，如不酗酒、不食发霉食品等。
4. 摄取均衡、足够的营养，养成清淡、规则饮食，不偏食的良好习惯。
5. 适量的运动，宜每周运动 3 次以上，且每次至少运动 20 分钟以上，但运动量必须视个人体力循序渐进，过与不及均对健康不好。
6. 调整生活步调，避免长期累积疲劳。
7. 适当的休息与睡眠。
8. 加强自身抵抗力，必要时，按时接种以预防传染病。
9. 参与防护演习，采取适宜措施，以防止或减少天灾造成的伤害，要有居安思危的安全概念。
10. 发展积极而成熟的心理、情绪与社会调适方法，寻求最佳面对挫折的方法。
11. 能与社会活动和团体的运作相配合，有和谐的社交活动。
12. 适时运用有关的健康咨询与服务。
13. 维护适于生物存活的健康环境。

第二节 疾病

人类对疾病的认识随着生产的发展、科学技术的进步而不断深化，虽经长期探索，但至今未得统一，疾病概念也在不断发展变化。有些观念至今在认识疾病上还在起作用。作为护理工作者了解这些是有用的，因为疾病概念的变化必将影响医疗、护理工作中的一些原则。

一、疾病的概念

（一）过去的疾病概念

神灵主义医学模式论者认为疾病是妖魔侵入人体的结果；自然哲学医学模式论者认为疾病是四种体液不正常混合的结果；机械论医学模式论者认为疾病是“人体机器”出了故障；生物医学模式论者认为疾病是器官和系统的功能异常。

（二）现代的疾病概念

就疾病广义而言，只要个人不是处于健康良好状态就是生病了，包括生理的不适、病痛与残障、心理上的不健全、社会适应不良、情绪的不稳定或精神异常等。在现代生物—心理—社会医学模式的影响下，人们对疾病有了新的认识，认为对疾病的认识不能局限于身体器官功能和组织结构的损害，而应包括人体各器官系统之间的联系、人的心理因素与躯体因素的联系、人体与社会环境之间的联系。故现代医学认为，疾病是机体（包括躯体和心理）在一定的内外因素作用下而引起一定部位功能、代谢、形态结构的变化，表现为损伤与抗损伤的整体病理过程，是机体内外环境平衡的破坏和正常状况的偏离。医疗护理的目标是消除或减轻疾病发展的过程。

二、健康与疾病的关系

健康与疾病之间很难找到明显的界限，中间存在着动态的过渡形式，如有人会感到一阵头痛、有人久坐会腰痛等，不易分清健康或不健康，但上述这些现象有些是疾病的预兆，逐渐发展为症状，有的则是一过性的，不存在实质器官功能的改变。患者恢复健康也不是从疾病状态立刻就痊愈。有人认为患者离开医院就是“健康人”，忽略了中间各阶段的恢复过程。人对各类致病因子的反应是整体的，部分功能似乎在“正常范围”，而一部分可能在代偿情况下维持着健康状态。

三、疾病谱的变化

20 世纪以来，特别是 20 世纪 50 年代以来，由于工业的进步，经济的发展，劳动方式和生活方式的变化，人类的疾病情况也发生了深刻的变化。主要表现在以下两个方面：

（一）疾病的构成与死因顺位的变化

从目前世界各国的疾病构成看，对人类威胁最大的已经不再是传染病、寄生虫病和营养不良等躯体疾病，而是心脑血管疾病和恶性肿瘤等。

（二）致病因素发生显著变化

在 20 世纪以前，影响人类健康的因素大多数来自生物因素，这些生物因素导致传染病的流行。近几十年来，随着社会的进步，城市化、工业化的发展，环境污染、公害日益严重、不良的生活方式等成为致病的主要因素。

第二章　护患关系与沟通

护理工作中的人际关系主要是护士与患者、护士与患者家属的关系，但同时也包括护士与医生、护士与护士、护士与其他有关人员的关系。处理好这些关系是顺利开展各项护理工作的前提，特别是处理好护士与患者的关系，建立良好的护患关系是实现“以病人为中心”，实施整体护理成功的关键，也是摆在护理工作者面前的重要课题。

第一节　护患关系

护士与患者的关系是在护理活动中，护士与患者之间的心理与行为关系，又简称为护患关系。护患关系是一种普通的人际关系，具有一般人与人之间关系的普遍特点，但由于这种关系是以一定目的为基础且在特定的条件下形成的，因此，还具有其本身独特的关系特点。

一、护患关系的性质

（一）护患关系是一种人际关系

护患关系是帮助者或帮助系统与被帮助者或被帮助系统之间的关系，这种人际关系往往被视为整个健康保健服务过程中的关键因素之一。护士与患者之间在提供和接受护理服务过程中，自然形成一种帮助与被帮助的人际关系，即护患关系。

（二）护患关系是一种专业性互动关系

护患之间要达成健康知识的共识，就是一个专业性的互动关系。而且护患关系不仅仅限于两人之间的关系，它是多元化的。互动双方的一些特征如个人背景和经历、知识、情感、对健康与疾病的看法等均可影响双方对角色的期望和相互关系的感觉，进而影响护患关系的质量。

（三）护患关系还可以是一种治疗性关系

护患关系最终是为了达到治疗的目的，从这个意义上看，护患关系也是一种治疗性的关系。护士作为护理服务的提供者，患者健康方面问题的咨询者、代言者、解决者和健康教育者，有责任使护理工作达到积极的、建设性的效果，从而起到治疗作用。治疗性护患关系与一般性人际关系的区别在于它是通过有目标的、谨慎计划和执行而促成的关系。在治疗性护患关系中，患者的需要是中心。治疗性护患关系除受前述的一些因素影响外，护士的专业知识和技术水平也是影响因素之一。

二、护患关系良性发展对护士的要求

为了使护患关系向良好方向发展，处于主导地位的护士起着很重要的作用。

（一）护士应有健康的生活方式

作为护理技术的提供者和健康教育者，护士本身就是一个角色榜样，其自身的健康习惯和生活方式会对被照顾和被教育的对象产生直接影响。护士应学习并保持健康的生

活方式。如通过适当的饮食来维持适当的体重，适当的运动和休息来保持平衡，以及维持应激情况下的生活、心理反应等。另一方面，护士应指导患者正确对待疾病压力，需要以身作则。

（二）护士应有健康、良好的情绪

情绪是可以传播的。护士的情感流露会直接影响到周围环境的气氛。因此，护士要保持健康的情绪，避免不良情绪对患者的影响。

（三）护士应具有丰富的与护理相关的人文、社会科学知识

护理是一门源于生物、社会、心理及行为等方面科学知识的专业。专业护理人员除加强护理专业知识的学习外，还应不断学习人体、自然、社会和行为科学的知识。这样可扩大个人的知识面，保持对护理专业的兴趣和拥有充分的能力。这是个人成长过程中不可缺少的部分，也是献身于专业的一种表现。

（四）护士应具有真诚、适当的移情

护患关系的建立和保持有赖于互动双方的相互理解和尊重。在与患者接触时，护士只要以真诚的态度对待患者，就可能取得良好的护理效果。移情是人际交往中人们彼此情绪、情感相互交流的替代性体验，护士应尽量体会患者的感受，了解患者的经历，以便促进护患关系的良好发展。

（五）护士应掌握与患者沟通的技巧

在护理患者时，必然涉及与患者的沟通，护士应灵活运用沟通技巧与患者进行有效的交流。

第二节　护患沟通

一、沟通的概念和形式

（一）沟通的概念

沟通或称交流，是一个遵循一系列共同的规则互通信息的过程，其中包括5个基本因素：沟通发生的背景、信息发出者、信息内容、信息的接受者和反馈过程。

沟通作为实践活动不可缺少的重要方面，起初只是作为生产活动得以正常进行的保证而发挥作用的。而物质生产的发展和扩大，也发展和扩大着人们对沟通本身的需要，并提供沟通发展和扩大前提，从物质生产的手段中发展出沟通手段功能。沟通遵循一系列共同原则，即将信息从一个人传递到另一个人的过程。沟通过程是一个动态的、连续的、不断变化的双向互动过程。

沟通是多方面的，内容方面包括交流中的语言及含义，即说什么；关系方面包括互动中的相互关系，即怎么说。

信息的发出者和接受者的态度、知识、沟通技巧、文化背景和社会经济背景等都会

影响到人际交流中的互动关系。

（二）沟通的形式

1. 语言性沟通

自从人类产生语言后，语言性沟通就成了人类社会交往中不可缺少的组成部分。在护理工作中尤其如此。语言性交流有书面语言和口头语言等不同形式。

书面语言可用于护患交流过程和医护人员内部交流过程。用于护患交流过程的书面语言常见于一些健康宣传资料和指导性文字。此类语言应力求准确、通俗、精练。以帮助读者迅速掌握内容要点。用于医护人员内部交流过程的书面语言主要是在文件记录等方面。由于文件具有法律性和历史性因素，而且是在专业人员内部交流，此类文件除要求内容的准确外，还要求用词和格式的规范。

口头语言在护理工作中应用得更为广泛。除在内容和时间的选择上较为随意外，语言的使用上应更加贴近日常生活。

2. 非语言性沟通

非语言性沟通是伴随着沟通所发生的一些非语言性的表达情况和行为，它同样能影响沟通的效果。包括面部表情、身体姿势、语言的声调和声量、手势、抚摸、眼神的流露和空间位置等。

非语言性沟通在护理工作中的重要性在于医护人员及患者双方对非语言性沟通的密切关系和依赖。

患者对非语言性沟通的关注是由于医院陌生的环境和复杂的专业用语，使之产生惧怕、不安，患者和家属会特别留心周围环境的信息及医护人员的非语言性暗示，并以此作为了解情况的办法。此外，患者有时认为医护人员对他们掩盖病情真相，认为非语言性沟通会泄露事实真相。患者和家属有时在语言性沟通发生之前依靠非语言性行为的观察作为迅速捕捉信息的方法，以做好思想准备。因此，医护人员应注意自己的非语言性行为对患者的影响。

非语言性沟通的目的主要是表达情感、调节互动、验证语言信息、维持自我形象、维持相互关系，使互动中的双方能有效地分享信息。非语言性沟通的形式有体语、空间效应、反应时间、类语言、环境因素等。

二、沟通技巧

为使沟通顺利进行，护士除应了解沟通的一般知识外，还必须掌握并合理运用一些沟通的技巧，以鼓励患者说出自己的感受，增加护患间彼此的了解。

（一）促进有效沟通的一般技巧

1. 全神贯注

护士在沟通中最重要的技巧是关注患者的需要，通过体位和目光的接触表示出关心和真诚。注意尽量不要有四处张望、懒散的姿态、分散注意力的小动作，如看表等，这些行为会使患者认为你心不在焉。另外，应注意避免环境的干扰。

2. 参与

适当参与可促进谈话的过程，给对方以适当的鼓励。在交谈过程中适当点头、轻声地说“嗯”“是”“对的”等，可表示你在听，并且接受对方所谈的内容，鼓励对方继续交谈。

3. 倾听

倾听并不单纯是护士只听患者所说的词句，而应是“整个人”参与进去，并且试着去了解在交流中所传达的“所有信息”。并不是所有的人都能做到认真倾听，而没有很好倾听将会造成许多问题。

4. 核对

核对自己的理解以获得或给予反馈。核对包括倾听、观察非语言性交流，并试着去了解它的意思和询问对方自己所了解的是否是他所要表达的，以确定信息的准确性。在核对时，护士应注意稍做停顿，以便让患者纠正、修改或明确他所说的一些话。核对的方法可以用重复或简述交流内容，如“您刚才说……是吗?”澄清问题，如“我还不能完全了解您的意思，您能否再说清楚一些?”及总结归纳等形式。同时，运用核对的一些技巧，可以协助护患建立良好关系。

5. 反映

将对方所说的全部内容回述给他。尤其是患者语句中隐含的意义，使对方明确你已理解他的意思。

6. 沉默

适当运用沉默会有意想不到的效果。如在生活中用和蔼的态度表示沉默将给人十分舒适的感觉。沉默可给人以思考及调适的机会。对待某些患者，护士可静静地和对方坐下来，在以非语言的方式传达非占有性的、温暖的关怀，以给对方思考的时间。护士可以对患者说：“如果你不想说话，你可以不说，我在这里陪你一会儿。”沉默是一种重要的沟通方式。

（二）阻碍有效沟通的因素

在与患者交谈中，护士有时会不知不觉阻断沟通的进行，常见以下几种情况：

1. 突然改变话题

对于交谈内容中没有意义的部分，若护士很快改变话题，会阻止患者说出有意义的事情。

2. 急于陈述自己的观点

在交谈中常用一种说教式的语言，并且过早的表达个人的判断。如“你不该这么说”时，患者可能以为你不愿意交谈下去，也会停止叙述。

3. 虚假、不适当的安慰

为了使患者高兴，有时护士会讲一些肤浅的、宽心的安慰话，如“你一定会好的，别胡思乱想”等，会给患者一种敷衍了事的印象。

4. 匆忙下结论或解答

很快地对一个问题做出解答的做法通常只能回答问题的一部分，不一定能针对重点，会使患者感到孤立，不被人理解。

5. 不适当引用一些事实

太快地提供给患者一些事实可能会妨碍患者将他的真实感觉表达出来，引用与之无关的事实的做法会使对方产生不被理解的感觉。

在交流过程中很容易发生信息传递受阻或曲解的现象，使患者无法表达真正的感觉。在这种情况下，护士应以真诚的态度、适当的沟通技巧来解决交流被破坏的局面。

（三）与特殊患者沟通

1. 生气的患者

患者生气通常是害怕、焦虑或无助的一种征象。护士应帮助患者找出原因，尽可能解决。或找一些体力活动让患者暂时去做，以另一种形式来发泄。

2. 哭泣的患者

患者哭泣表明患者悲伤，护士不应阻止，可让其宣泄，但应陪伴患者，关心患者，找出患者哭泣的原因。

3. 抑郁的患者

对抑郁的患者，护士平时应多观察。抑郁的患者往往说话迟缓、反应少、注意力不集中。护士应多注意及关心患者，使患者觉得有人关心、重视自己。

4. 感觉缺陷的患者

如聋哑患者，护士应用纸笔或能让患者看到的嘴形哑语等；视力不佳的患者，可让患者用触摸方式感觉护士在他身边。

5. 危重的患者

对危重的患者，交谈时间应尽量缩短，可运用非语言方式来达到沟通。

第三章　舒适、休息与睡眠

在人类生存、生长和发展的过程中，为了达到健康、康复的目的，必须满足其基本需要。舒适、休息、睡眠及活动都属于人类的基本需要。如果一个人休息和睡眠不足，就会出现疲乏和困倦，小量的活动后就会感到筋疲力尽。对于一个健康人尚且如此，对于一个患者，休息和睡眠对其疾病的康复，就更为重要。护理人员应指导患者正确的休息和睡眠，保持舒适，早日恢复健康。

第一节 舒 适

一、舒适的概念

舒适是一种主观的自我感觉，是身心健康、满意、没有疼痛、没有焦虑的轻松自在感。也可以说是身体处于一种无忧无虑、无痛苦的状态，是身心满足、身体的安逸感觉。

舒适可分为 4 个方面。①生理舒适：指个体身体上的舒适感觉；②心理舒适：指信仰、信念、自尊、生命价值等精神需求的满足；③环境舒适：外在物理环境中适宜的声音、光线、颜色、温湿度等使个体产生舒适的感觉；④社会舒适：包含人际关系、家庭与社会关系的和谐。用整体的观点来看，这几方面是互相联系又互相影响的，生理的不舒适会影响心理的舒适；心理、社会的不舒适也会影响生理的舒适。

当人们身心健康，各种生理需要、心理需要得到基本满足时，常常能体会到舒适的感觉。最高水平的舒适表现为心理稳定、心情舒畅、精力充沛、感到完全放松，身心需要均能得到满足。

不舒适也是一种自我感觉。当生理、心理需求不能全部满足，或周围环境有不良刺激、身体出现病理现象、身心负荷过重时，舒适的程度则逐渐下降，直至被不舒适所替代。不舒适通常表现为紧张、精神不振、烦躁不安、消极失望、失眠或身体疼痛、无力，难以坚持日常的工作和生活。

舒适和不舒适都属于自我感觉，护士很难准确地估计患者舒适和不舒适的程度。但可通过倾听患者的申诉或家属提供的情况，仔细观察患者的表情和行为，经过科学分析，对患者舒适和不舒适的程度作出判断。

二、影响舒适的原因

由于舒适与不舒适是一种较为复杂的自然感受，受到多种因素的影响。护士了解这些因素有利于在工作中分析造成不舒适的原因，从而克服各种障碍，采取必要的措施促进舒适。

（一）身体方面

1. 疾病

疾病导致疼痛、恶心、呕吐、头晕、腹胀、发热、饥饿等而造成机体不适。

2. 个人卫生不良

患者因疾病而致日常活动受限，不能保持个人清洁卫生，导致个人卫生不良，常因口臭、皮肤污垢、汗臭、瘙痒等引起不适。

3. 活动受限

使用约束带、石膏、夹板限制患者活动时可造成不适。

4. 姿势和体位不正确

四肢及关节过度的屈曲、伸张，或身体某部位长期受压，或由于疾病造成的强迫体位等，致使肌肉和关节疲劳、麻木、疼痛等不适。

（二）心理性原因

主要为社会角色改变、环境改变、需要未能得到满足等原因造成的个人郁闷、失落、不愉快。

（三）环境方面的原因

不同医院的条件有所不同，也可造成患者的不适。如病房的通风和照明不良，温、湿度的不适宜，其他患者的呻吟，治疗设备造成的噪声，周围患者的呕吐物、排泄物、血迹等，都可以造成不舒适感。

三、不舒适的护理原则

（一）预防为主，积极促进患者舒适

解决和消除患者的不舒适，首先应以预防为主，如保持病室环境卫生、加强生活护理等，要做到这一点，护士必须有责任感，对患者身心两方面进行全面评估。由于不舒适是一种自我感受，因而需要患者的参与，护士与患者建立起的互相信任的护患关系是十分重要的。

（二）加强观察，及时发现不舒适及原因

例如一个卧床的患者，可能会出现一系列问题，焦虑不安、辗转难眠，护士通过细心观察、深入了解发现，患者因担心家中的孩子无人照料，而不能安心养病。如果护士只是简单地给予患者镇静催眠药物，那么药物作用过去后患者仍然会出现这些症状。又如尿潴留患者，运用适当的方法解除或及时的导尿，患者即刻会感觉舒服多了。因而了解造成患者不舒适的真正原因十分重要。对于一些因心理因素引起不舒适或一时不能去除不舒适的患者，护理人员应采取有效的沟通，加强心理护理。此外，护理人员应对患者角色加以尊重，用亲切的语言，鼓励他们积极参与护理活动。

（三）采取有效措施，消除或减轻不舒适

对身体不适的患者，可针对诱因采取有效措施。例如，对腹部手术后的患者给予半卧位或必要的支撑物以缓解切口疼痛，减轻不适，促进康复；对已发生尿潴留的患者，采取适当的方法诱导排尿或及时导尿，可解除膀胱高度膨胀引起的不适。

对心理社会因素引起不舒适的患者，护士可以采取不进行评判的倾听方式，使患者郁积在内心的压抑得以宣泄；或通过有效的沟通，正确指导患者调节情绪；或与其家属联系，共同做好患者的心理护理。

第二节 休 息

休息对维持人体健康非常重要，有效的休息不仅可以使身体放松，恢复精力和体力，还可以减轻心理压力，使人感到轻松愉快。休息不足会导致人体出现一系列躯体和精神反应，如疲乏、困倦、注意力分散，甚至出现紧张、焦虑、急躁、易怒等情绪体验，严重时造成机体免疫力下降，导致身心疾病的出现。尤其在患病期间，休息显得更为重要。一方面，由于疾病本身造成患者生理和心理状态的失衡和能量的消耗，充分的休息有利于组织的修复和器官功能的恢复，帮助缩短病程，促进疾病康复。另一方面，由于住院带来的环境变化和角色变化进一步加重了患者的精神压力和负担，直接或间接地影响了患者的休息和疾病的康复。因此，护士应充分认识休息的作用和意义，为患者创造良好的休息环境，协助其得到充足的、适当的和有效的休息，以达到减轻病痛、促进康复的目的。

一、休息在患病时的作用

在疾病期间，疾病本身是一种压力，是一种应激，如果又缺乏足够的休息，患者会感到身心疲惫不堪，这种状态会降低治疗与护理的效果。因此，适当的休息至关重要，休息成为治疗的内容之一。

二、促进患者休息的护理

（一）消除生理不适

患者生理上的不舒适是影响休息的常见原因。因此，减轻或去除不适的来源，是保证患者获得休息的根本性措施，护理人员应根据不同护理计划，采取有效护理措施，使患者没有生活不便的感觉，从而使他们从身心上得到真正的休息。

（二）解除焦虑

患者常由于环境的改变，担忧病情或社会角色的改变而影响休息。护理人员应热情服务，耐心为患者提供解释、鼓励，使患者安心治疗，争取主动配合治疗。此外，应加强心理护理，减轻患者的心理负担。

（三）调节病室环境

安静的环境对休息非常重要，为了满足患者休息的需要，应尽量给患者提供一个安静、舒适的环境，保持室内适当的温度、湿度，空气清新，无噪声。护理人员在工作时还要做好“四轻”，尽量减少环境中不良因素对患者的刺激。

（四）了解、满足个体需求

不同患者由于年龄、性别、受教育程度与个人爱好、生活习惯的不同，对休息的方式和要求也各不相同。护理人员应仔细观察，区别对待，尽可能满足患者的合理要求，减少对患者的干扰。

（五）施行松弛疗法

美国的赫夫门（Hoffman）1977 年提出，松弛肌肉法可减少耗氧量，降低血压，减慢呼吸速度和心率，降低肌肉紧张度。他建议做以下活动进行自我放松：

1. 选择安静、空气清新的环境，取轻松自然的姿势，使全身肌肉放松。
2. 闭目做一次深呼吸。
3. 头脑中想一幅宁静的景色，每次呼气时重复说一个对自己有特殊意义的字或词，如“安静”。
4. 当进行上述活动时，自足部开始，直到头部，循序放松全身肌肉。
5. 反复进行 15~20 分钟。
6. 静坐数分钟，感受全身轻松。

另外也可采用腹式呼吸放松自己：

1. 取自然舒适的坐位，双手随意放置在膝部。
2. 放松腹肌，行腹式吸气。
3. 同时尽量扩大胸廓。
4. 抬高锁骨，但不要耸肩。

按上述要求，平静地完成一次吸气，然后慢慢呼气，呼气的时间要求比吸气长一倍。在进行腹式呼吸的同时，依次松弛全身肌肉，自下而上，从足部肌肉开始直至头部肌肉。

第三节 睡 眠

睡眠是人和动物共有的一种周期性的、可逆的静息现象。睡眠是休息的一种重要形式，任何人都需要一定量的睡眠。睡眠和觉醒是维持人类生命活动所必需的生理现象，通过睡眠，可以使人体的精力和体力得到恢复，于睡眠后保持良好的觉醒状态。只有在觉醒状态下，人体才能进行劳动和其他活动。

一、影响睡眠的因素

（一）年龄因素

通常睡眠时间与年龄成反比，即随着年龄的增长，个体的睡眠时间逐渐减少。

（二）生理因素

睡眠是一种周期性现象，一般发生在昼夜节律的最低期，与人的生物钟保持一致。

昼夜节律是指人体根据内在的生物性规律，在24小时内规律运行的活动，相当于一个人的生物时钟，每天24小时周期规律运转，形成一个人的日常生活节奏，反映出人体在生理与心理方面的起伏变化，如激素分泌的变化、体温的变化、代谢的变化等，并随个体疾病和情绪的不同而改变。如果人的睡眠不能与昼夜节律协同一致，长时间频繁夜间工作或航空时差，会造成生物节律失调，产生疲劳与不适。适度的疲劳有助于入睡，但是过度疲劳反而会使入睡困难，通常需要3～5天才能恢复。内分泌的变化会影响睡眠，女性在月经期会通过增加睡眠时间来缓解疲劳，补充体力。绝经期女性由于内分泌的变化会引起睡眠紊乱，补充激素可以改善睡眠质量。

（三）病理因素

几乎所有的疾病都会影响原有的睡眠形态。患病的人需要更多的睡眠时间，然而因躯体疾病造成的不适、疼痛、心悸、呼吸困难、瘙痒、恶心、发热、尿频等症状均会影响正常的睡眠。伴有失眠的疾病有高血压、心脏病、哮喘、睡眠呼吸暂停综合征、消化性溃疡、甲状腺功能亢进、关节炎、癌症及过度肥胖等。此外，80%的失眠与精神障碍、精神疾病有关，如神经衰弱、精神分裂症、焦虑症、抑郁症等，同时可伴有中枢交感神经和胆碱能活动平衡紊乱，影响大脑对睡眠的调节功能。

（四）环境因素

环境的改变直接影响人的睡眠状况，大多数人在陌生的环境下难以入睡。医院是为特定人群进行防病治病的场所，其工作性质的昼夜连续性、环境的复杂性和特殊性是影响患者睡眠的重要因素之一。研究发现，在新环境中慢波睡眠和快波睡眠的比例会发生变化，入睡时间延长，快波睡眠减少，觉醒次数增加等。

（五）药物因素

药物影响睡眠过程的作用机制非常复杂，某些神经系统用药、抗高血压药、抗组胺药、平喘药、镇痛药、镇静药、激素等均对睡眠有一定的影响。如应用β受体阻滞剂可以出现失眠、睡眠中断及噩梦等不良反应；利尿药的应用会导致夜尿增多而影响睡眠；安眠药能够加速睡眠，但只能在短时间内（一周）增加睡眠量，长期使用会产生白天嗜睡、疲乏、精神错乱等不良反应。长期不适当地使用安眠药，可产生药物依赖或出现戒断反应，加重原有的睡眠障碍。

（六）情绪因素

任何强烈的情绪变化及不良的心理反应，如焦虑、紧张、喜悦、愤怒、悲哀、恐惧、抑郁等均可能影响正常睡眠。患者由于生病及住院产生的情绪及心理变化，如对疾病的担忧、经济压力、角色转变等，都可能造成睡眠障碍。

（七）食物因素

一些食物及饮料的摄入也会影响睡眠状况。含有较多L－色氨酸的食物，如肉类、乳制品和豆类能促进入睡，缩短入睡时间，是天然的催眠剂。乙醇可加速入睡时间，少量饮酒能促进放松和睡眠，但大量饮酒会抑制脑干维持睡眠的功能，干扰睡眠结构，使睡眠变浅。浓茶、咖啡及可乐中含有咖啡因，饮用后使人兴奋难以入睡，即使入睡也容易中途醒来，且总睡眠时间缩短，对睡眠不好的人应限制摄入，尤其在睡前4～5小时应避免饮用。

（八）个人习惯

睡前的一些习惯如洗热水澡、喝牛奶、阅读报纸、听音乐等均有助于睡眠。任何影响睡眠的不健康的睡前习惯，如处于饥饿、进食过度、饮水过多等状态都会影响睡眠的质量。另外，睡前任何种类的身心强烈刺激，如看恐怖电影或听恐怖故事、严厉的责备、剧烈的活动、过度的兴奋、悲伤、恐惧等也会影响睡眠。

（九）生活方式

长期处于紧张忙碌的工作状态，生活无规律，缺乏适当的运动和休息，或者长期处于单调乏味的生活环境中，缺少必要的刺激，都会影响睡眠的质量。

二、睡眠失调及护理

（一）睡眠失调

1. 失眠

失眠是睡眠形态紊乱最常见的一种。

1）机制：因情绪紧张或脑力活动过度使大脑活动一直处于紧张的醒觉状态。

2）病理心理状态：因失眠担心次日工作，焦虑或疑心自己有病，进而引起紧张，更加重失眠。

2. 睡眠过多

真正原因还不清楚，一般与进食失调和病态肥胖有关，但没有发作性睡眠病那么严重。多数是有过多的睡意，但睡意并不是不可抵抗。当睡眠发生时，持续时间也较发作性睡眠病者长，通常有数小时，其特点是难以唤醒。研究睡眠过多病患者的脑电图，显示其睡眠比例和正常睡眠周期相一致。唯一明显的差异是大部分睡眠过多症患者的总睡眠时间过长。治疗睡眠过多症的方法是直接限制患者的睡眠时间，有时需用药物控制。

3. 睡眠性呼吸暂停

可分两种类型：

1）中枢性呼吸暂停、中枢神经系统功能不良，发生在异相睡眠过程中。因脑干神经元过度极化而影响呼吸中枢，使横膈运动停止，患者出现呼吸暂停。

2）阻塞性呼吸暂停：如严重、频繁打鼾，过度睡眠而使上呼吸道的肌肉松弛，造成上呼吸道萎陷所致。

两种形态的睡眠性呼吸暂停都会并发动脉血氧饱和度下降、低氧血症、高血压、肺动脉高压等。呼吸暂停次数越多，患者越危险。

4. 其他

1）梦游症：发生在正相睡眠第 3、4 期，多见于男孩，与遗传、性格与神经功能失调有关。患者下床后呈蒙眬状态，可走动，甚至完成一些复杂的动作，然后继续上床入睡，早晨醒后对梦游过程不能回忆。

2）遗尿：多发生于正相睡眠第 4 期，儿童多见。可能与大脑发育不全有关。睡前饮水过多而未排空膀胱、过度兴奋都可诱发遗尿。

（二）睡眠的护理

1. 睡眠的评估

为了协助患者睡眠，护士应该首先评估患者的睡眠状况，并通过访谈向患者了解、收集以下与睡眠习惯有关的资料：

1）每晚习惯睡几小时。

2）通常每天什么时间就寝，早晨几点起床。

3）是否需要午睡，需要多长时间。

4）多长时间才能入睡。

5）睡着后容易惊醒吗。

6）夜间起来小便吗。

7）早晨醒来时觉得休息得好吗。

8）睡前是否有特殊习惯，如吃些点心或喝热饮料、洗澡或沐浴、阅读或看电视、背部按摩或其他放松技巧。

9）睡时要用几个枕头。

10）是否需灯光，要多亮。

11）是否有睡眠障碍，如失眠、梦游、说梦话等。

12）睡前是否需要服用安眠药品。

2. 制定促进睡眠的护理措施

护士了解患者有关睡眠情况的主要目的是为了能提供有针对性的护理措施，将睡眠障碍降到最低限度。可以从以下6个方面采取措施：

1）创设良好的休息环境：根据患者习惯和护理计划，创设一个清洁、通风与温度适宜、光线幽暗适于睡眠的环境。

2）采取有效措施消除影响睡眠的因素：对任何观察到、了解到的可能造成睡眠障碍的生理上的情况，都应尽可能的加以控制和去除。如给予舒适的体位、合理的止痛、保暖、按摩、擦浴等护理活动都有助于入睡。对不同睡眠失调患者护理应有侧重点，发作性睡眠或梦游症的患者应注意防护，避免意外损伤；对遗尿患者，睡前应限制饮水，嘱排空膀胱及勿过度兴奋等。

3）减少个体的压力：压力会使患者产生焦虑和恐惧心理，护理人员可通过仔细地观察，找出患者失眠的心理因素，通过有效沟通，如尽可能倾听患者诉说其害怕及挫折感，有助于患者情绪稳定、精神松弛。指导患者正确对待失眠，调整心态，建立对治疗的信心。

4）指导患者养成良好的生活和睡眠习惯：告诉患者睡前不要太饱或太饿，不喝浓茶、咖啡，能活动者鼓励白天多活动，病情严重者可欣赏音乐、阅读书籍，使患者白天保持醒觉。睡前让患者散散步，看看消遣性画册、读物以保持心情平静，还可教会患者一些自我放松、催眠的方法。

5）护理工作应避免扰乱患者睡眠：护理人员在工作时要安排好实施措施的时间，以保护患者既往的睡眠习惯。在查房时走路、说话要轻，电光源不可直对患者。应尽量减轻开、关门及治疗车发出的声音。

6）必要时应用安眠药：对心理障碍引起的睡眠困难，可用安慰剂。用安眠药时须防止患者产生依赖性和抗药性，可与其他方法合用，用药期间应注意病情变化和精心护理，适时改变剂量及药物种类，使患者渐渐脱离药物。

第四章　生命体征与监测技术

生命体征是体温、脉搏、呼吸和血压的总称。生命体征受大脑皮质的控制，是机体内在活动的一种客观反映，是评价机体身心状况的可靠指标。正常情况下，人的生命体征在一定范围内相对稳定，变化很小；但在病理情况下，变化却极其敏感。护理人员通过观察生命体征的变化，可以了解疾病的发生、发展及转归，为预防、诊断、治疗、护理提供依据。因此，掌握生命体征的观察和护理是临床护理中极为重要的内容之一。

第一节 体温监测

人体具有一定的温度，这就是体温。根据生理功能上的体温分布区域，又可分为体核温度和体表温度。体核温度指人体内部——胸腔、腹腔、脏器和脑的温度，因受到神经、内分泌系统的精细调节，通常比较稳定。体表温度指人身体表面——皮肤、皮下组织和肌肉的温度，因受环境温度等的影响，通常不太稳定，会在一定范围发生变化。一般所说的体温是指身体深部的平均温度。正常情况下，人的体温保持在相对恒定的状态，当机体受到致热原的作用或体温中枢的功能发生障碍时，体温可发生变化失去平衡。由于动态平衡的体温是身体进行新陈代谢和正常生命活动的必要条件，因此，体温被视为观察生命活动的重要体征之一。

一、体温的监护

（一）正常体温及其变动范围

临床上正常体温通常以口腔、腋窝、直肠的正常温度为标准。人体的正常温度比较恒定，但在身体不同部位测得温度略有不同，以上 3 个部位进行体温测量，其温度差一般不超过 1℃。其正常值：口腔温度舌下为 36.3 ~ 37.2℃；腋窝温度为 36 ~ 37℃；直肠温度为 36.5 ~ 37.7℃。

体温并不是固定不变的，体温可随性别、年龄、昼夜、运动和情绪的变化等各种因素而出现生理性变动，但在这些条件下，体温的改变往往在正常范围内或呈一过性改变。其变动范围应不超过 1℃。

（二）异常体温

体温高于或低于正常为异常体温。

1. 发热

机体在致热原的作用下，体温调节中枢的调定点上移而引起调节性体温升高，当体温上升超过正常值 0.5℃ 或一昼夜体温波动在 1℃ 以上时，称为发热。

发热的原因甚多，根据致热原的性质和来源不同，可以分为感染性发热和非感染性发热两类。感染性发热较多见，主要由病原体引起；非感染性发热由病原体以外的各种物质引起，目前越来越受到人们的重视。

1）临床分度：以口腔温度为例，按照发热的高低将发热分为4度。

（1）低热：37.5～37.9℃。

（2）中等热：38.0～38.9℃。

（3）高热：39.0～40.9℃。

（4）超高热：41℃以上。

人体最高的耐受热为41.4℃，高达43℃则很少存活。直肠温度持续升高超过41℃，可引起永久性的脑损伤；高热持续在42℃以上2～4小时常导致休克及严重并发症。

2）临床过程：发热的过程常依疾病在体内的发展情况而定，一般分为3个阶段。

（1）体温上升期：其特点为产热大于散热。患者主要表现为畏寒、皮肤苍白、无汗，甚至寒战。

（2）高热持续期：其特点为产热和散热在较高水平上趋于平衡，体温维持在较高状态。患者主要表现为颜面潮红、皮肤灼热、口唇干燥、呼吸和脉搏加快。

（3）退热期：其特点为散热增加而产热趋于正常，此时体温恢复正常的调节水平。患者主要表现为大量出汗和皮肤温度降低。

3）发热形态：根据体温变动的特点，可将发热分为以下几种热型。

（1）稽留热：体温在39℃以上，持续数日或数周，24小时体温波动范围不超过1℃。常见于伤寒、肺炎球菌性肺炎等（图4－1）。

（2）间歇热：体温骤然升高，可达39℃或以上，伴有畏寒与寒战，持续数小时，然后体温恢复正常，并伴有大汗淋漓，经数小时或隔日、隔数日间歇后，体温又突然升高，如此反复发作，见于疟疾、肾盂肾炎等（图4－2）。

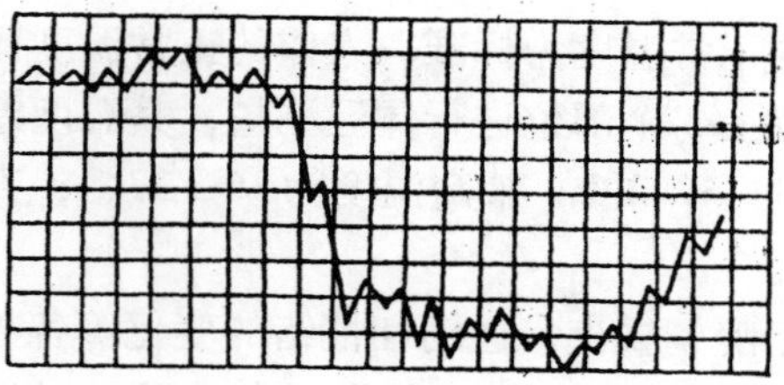

图4－1　稽留热

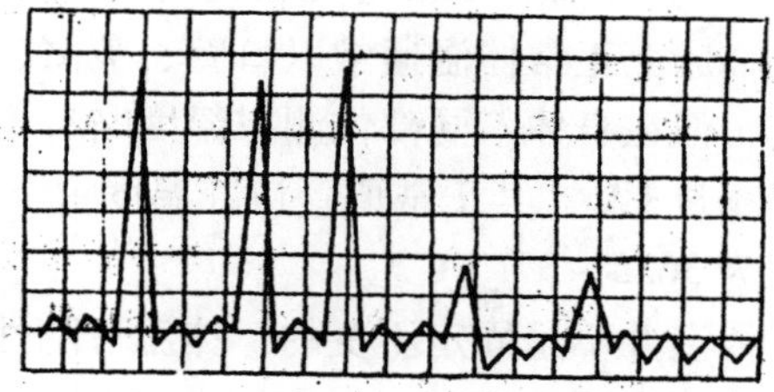

图4－2　间歇热

（3）弛张热：体温高低不一，一天内体温波动较大，在2℃或2℃以上，但在波动中体温始终未降至正常（图4－3）。见于肝脓肿、脓毒血症、败血症等严重感染。

（4）不规则热：发热无一定规律，持续时间也不定（图4－4）。见于流行性感冒、风湿热、支气管肺炎、癌性发热、亚急性细菌性心内膜炎等。

（5）回归热：体温急剧上升至39℃或以上，持续数日后退热至正常，间歇数日，高热又再出现，如此反复。见于回归热、淋巴瘤等。

（6）波状热：体温逐渐上升，达高峰后又逐渐下降至正常，经一段间歇后，体温又逐渐上升，如此反复发作，使体温曲线构成一波浪热型曲线。见于布鲁氏菌病、恶性淋巴肉瘤等。

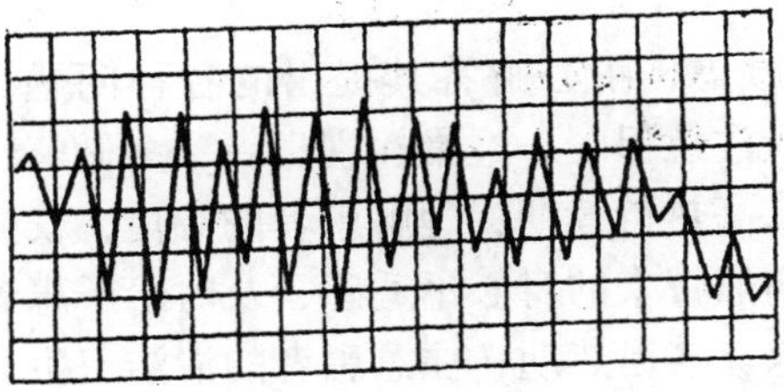

图 4－3　弛张热

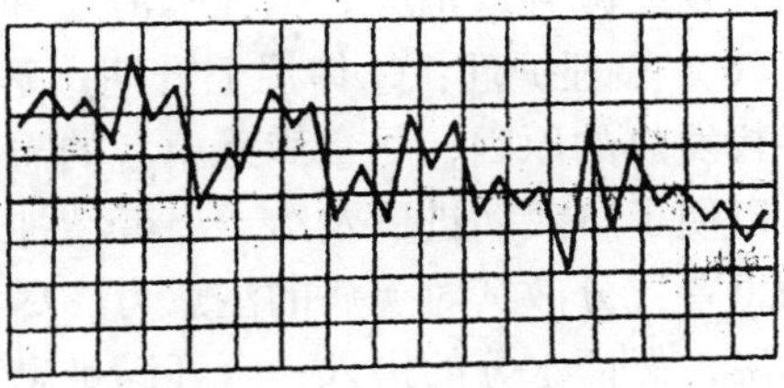

图 4－4　不规则热

（7）消耗热：体温波动幅度大，一日波动在 3～4℃，多见于严重肺结核、败血症等。

4）高热患者的观察与护理

（1）测温：高热患者每 4 小时测量体温 1 次，特别情况可随时测量。待体温恢复正常后连测 3 次，再改正常测温。同时要密切观察患者的面色、脉搏、呼吸和血压变化，如有异常，应分析原因并与医生联系，采取相应的降温措施。

（2）降温：如发热超过 39℃，应首先采取物理降温措施，在头部及大血管走向处敷冷袋、温水擦浴等，如效果不佳时，可遵医嘱采用药物降温。降温时应观察降温效果，采取降温措施半小时后即应观察降温效果。

（3）饮食：高热患者体内消耗热量增加，同时食欲减退，摄入减少。故应给予营养价值高而易消化的高热量、高蛋白、高维生素的流质或半流质饮食，宜少量多餐。禁食油腻、荤腥、辛辣食物。

（4）足够的水分供给：高热时代谢增加，应劝告患者多饮水以补充体内水分，同时还需要予以静脉输液，并补充电解质，以达到补充机体所需要的水分并促进排出致病生物及其毒素的目的。成人每日至少给 3 000 mL 水分。

（5）口腔护理：注意患者口腔清洁，每日用复方硼酸溶液或温淡盐水漱口 3～4 次。高热昏迷的患者，每日应进行口腔护理 2～3 次，口唇干燥时涂以液状石蜡，有疱疹时可涂以甲紫。

（6）皮肤护理：高热患者在退热过程中往往大量出汗，从汗腺排泄的代谢产物刺激皮肤易发生瘙痒；出汗多时浸湿衣衫，应每日早晚进行皮肤护理，及时更换衣服，保持衣被清洁干燥，要注意使腋下、会阴部等汗腺分布多的部位保持清洁。对干燥或汗液浸渍处，多用温水擦洗，但必须避免着凉，随时用干的大毛巾盖好，严防肺炎。冷敷用冰袋时不要直接接触患者皮肤，以免引起不适感，要用毛巾或布套包裹，并随时保持清洁干燥。卧床不起时臀部长期受压，易发生压疮，应定时翻身，更换体位以防止压疮。

（7）密切观察病情变化：①严密观察体温、脉搏、呼吸、血压、神志变化，以了解病情及观察治疗反应。在物理降温或药物降温过程中，应持续测温或每 5 分钟测温 1 次，昏迷者应测肛温。体温的突然下降伴有大量出汗，可导致虚脱或休克，此种情况在老年、体弱患者中尤应注意。②观察与高热同时存在的其他症状，如是否伴有寒战、大汗、咳嗽、呕吐、腹泻、出疹或出血等，以协助医生明确诊断。③观察末梢循环情况，高热而四肢末梢厥冷、发绀者，往往提示病情更为严重。经治疗后体温下降和四肢末梢转暖、发绀减轻或消失，则提示治疗有效。

（8）心理护理：①体温上升期：解除患者顾虑，耐心解答其提出的各种问题，积极寻找发热的原因；尽量满足患者的需要，尤应注意保暖；经常探视患者，多做解释工作，以便了解疾病进展及给予患者精神安慰。②高热持续期：理解患者的心情，安慰和鼓励患者，分散其对疾病的注意力，尽量解除高热带来的身心不适感；及时给予患者物理降温，保证水分的摄入；合理满足患者的要求。③退热期：注意患者的清洁卫生，满足其舒适心理；补充营养，尽快使机体康复；如病情允许，鼓励患者户外活动，呼吸新鲜空气，使之有更多的机会接触大自然。

（9）健康教育：①饮食指导：告知患者发热是一种消耗性疾病，饮食中注意高热量、高蛋白、高维生素的摄取是必要的。鼓励患者多食一些营养丰富、易消化、自己喜爱的流质或半流质饮食，保证每日总热量不低于 3 000 kcal*；同时注意水分和盐分补充，保证每日入水量在 3 000 mL 左右，防止脱水，促进毒素和代谢产物的排出。②正确测量体温：体温测量的正确性对于判断疾病的转归有一定的意义。应教会患者正确测量体温的方法，应告知成人口腔温度和腋下温度测量的方法、时间及测量中的注意事项；应向婴幼儿家属说明婴幼儿肛温测量的方法、时间及注意事项。③发热的自我护理：介绍发热的症状、体征；说明发热时休息的重要意义，指导正确休息的方法；说明保持口腔卫生的重要性，指导正确的口腔护理方法；说明保持皮肤完整的重要性，指导家属做温水擦浴和局部冰敷；说明良好环境对疾病恢复的意义，介绍创造良好环境的方法；加强饮食指导，按发热各期的特点为患者提供有关饮食的参考意见。④发热的用药指导：介绍发热常用药物的作用特点及正确用药的方法；说明药物的反应及不良反应；解释合理用药的重要性；介绍更好的治疗方法。⑤自我保健教育：指导患者建立有规律的生活；介绍适宜的体育锻炼和户外活动的方法，增加机体的耐寒和抗病能力；指导适应环境气温的方法；介绍与发热相关的常见病的基本知识；告诫患者重视病因治疗。

2. 体温过低

体温低于正常范围称为体温过低。若体温低于35℃称为体温不升。

1）原因

（1）散热过多：长时间暴露在低温环境中，使机体散热过多、过快；在寒冷环境中大量饮酒，使血管过度扩张热量散失。

（2）产热减少：重度营养不良、极度衰竭，使机体产热减少。

（3）体温调节中枢受损：中枢神经系统功能不良，如颅脑外伤、脊髓受损；药物中毒，如麻醉药、镇静药；重症疾病，如败血症、大出血等。

2）临床分度：以口温为例。

（1）轻度：32. 1 ~35. 0℃。

（2）中度：30. 0 ~32. 0℃。

（3）重度：30. 0℃瞳孔散大，对光反射消失。

（4）致死温度：23. 0 ~25. 0℃。

---

* 1 kcal =4. 186 kJ。

3）临床过程：皮肤苍白、口唇耳垂呈紫色、轻度颤抖、心跳呼吸减慢、血压降低、尿量减少、意识障碍，甚至昏迷。

4）护理

（1）收集资料：了解患者的一般情况，评估产生体温过低的原因。

（2）去除病因，给予保暖措施：提供合适的环境温度，以24℃左右为宜；新生儿置温箱中。给予毛毯、棉被、热水袋、电热毯等。给予温热饮料，摩擦身体表面可以增加皮肤内的热量。

（3）密切观察病情：监测生命体征的变化，至少每小时一次，直到体温恢复至正常且稳定。如是治疗性体温过低，要防止冻伤。

（4）心理护理：多与患者接触，及时发现其情绪的变化，做好心理护理，同时加强健康教育。

二、体温的测量

（一）目的

通过观察体温的变化，了解患者的一般情况以及疾病的发生、发展规律，协助医生作出正确诊断，为预防、治疗、护理提供依据。

（二）评估

1. 患者的一般情况，如年龄、性别、文化程度、意识、疾病类型、抗生素的使用等，判断适宜采用何种测体温的方法。

2. 30分钟内患者有无进食、活动、坐浴、冷热敷、情绪波动等影响体温的生理因素存在。

（三）计划

目标/评价标准有：

1. 患者能叙述测量体温的目的。

2. 患者能配合测量体温。

3. 患者能说出体温的正常范围及影响体温的生理因素。

（四）实施

1. 体温计的种类

1）水银体温计：此种体温计是由装有汞的真空毛细玻璃管制成。玻璃壁上标有刻度，管的一端为贮汞槽，当贮汞槽受热后，汞膨胀沿毛细玻璃管上升，其上升的高度与受热程度成正比，在毛细玻璃管和贮汞槽之间有一凹陷，防止汞柱遇冷时下降，故可通过玻璃管的刻度值推测体温。

2）电子体温计：此种体温计由电子感温器及显示器等部件组成，采用电子感温探头来测量体温，测得的温度可直接由数字显示器显示。为适应不同需要，有笔式、奶嘴式等。使用时，将探头插入塑胶护套中置于测量部位，当体温计发出蜂鸣声，再持续3秒后，即可读取所显示的体温值，塑胶护套为一次性使用，用毕可丢弃。

3）化学点式体温计：此种体温计为一特殊的纸板条，其上有一定范围的体温坐标点，每个点上都有相对应的化学感温试剂。当体温计受热后，化学点的颜色由白色变为绿色或蓝色，最后的色点，即为测得的体温值。这种体温计为一次性用物，适用于测量口腔温度，放在口内测量1分钟，即可测得体温。

4）红外体温计：红外测温的原理是用红外透镜组成光学系统，将被测目标辐射的红外线汇集在高灵敏的红外探测器上，再对探测器输出的电信号放大、处理、校准成被测目标的温度值。红外体温计具有非接触、快速测温、减少传染概率的优点，但受体表下血液循环及周围环境导热状况的影响极大。因耳道深部的温度接近人体深部温度且受影响因素少，故耳道红外测温仪较体表测温仪准确率高。

2. 测量体温的方法

1）腋下测温法：为患者解开胸前衣纽，擦干腋下汗液，将体温计放于腋窝深处，紧贴皮肤，嘱患者屈臂过胸，10分钟后取出，查看度数，记录。

2）口腔测温法：将口表水银端放于患者舌下，嘱患者闭口，勿用牙咬。3分钟后取出，擦净，查看度数，记录。

3）直肠测温法：患者取屈膝侧卧位，肛表水银端涂以润滑剂，然后将肛表徐徐插入肛门3～4 cm，3分钟后取出擦净，用卫生纸为患者擦净肛门，盖好被，安置患者躺卧舒适，查看度数，记录。

4）注意事项

（1）测温前后，应检查体温计的数目，检查有无破损，水银柱是否甩至35℃以下，甩体温计时，切勿触及他物。

（2）测量体温部位周围，注意是否有冷、热源，如冰袋、热水袋等。患者是否吃过生冷、热食物，是否灌肠、坐浴、冷热敷等，如有上述情况须隔半小时后方可再测。

（3）凡精神异常、昏迷、小儿、口鼻手术、呼吸困难等患者不可测口温。测温时应守护在旁。

（4）凡腹泻、直肠或肛门手术等患者不可测肛温。极度消瘦患者不宜测腋温。

（5）体温与病情不符时，须在监护下重测，必要时可同时作肛温和口温对照，予以复查。

（6）测口温时，如体温计汞槽头被咬破，误服汞，应立即吐出口腔内的汞及玻璃碎片，用水清理残留的汞及玻璃碎片；万一误吞汞，首先要刺激咽喉部催吐；然后立即口服牛奶、蛋清，可延缓汞的吸收，同时可使汞尽快从体内排出。还可用导泻的方法，促使汞排出。

（7）测量完毕，将体温计甩至35℃以下，消毒备用。

3. 体温曲线的绘制

1）将所测体温绘于体温单上，符号为：口温“●”，腋温“⊗”，肛温“⊙”。用蓝笔画于体温单相应格内，相邻两次温度用蓝笔相连。

2）物理降温半小时后所测体温，画在降温前温度的同一纵格内，用红圈表示，以红虚线和降温前的温度相连。

3）如体温和脉搏在体温单的同一点上，则先画上体温符号，再用红笔在其外画一圆圈。

4. 体温计的消毒

为防止交叉感染，对测量体温后的体温计，应采用化学消毒灭菌法中的浸泡消毒法。

1）水银体温计消毒法：将使用后的体温计放入盛有消毒液的容器中浸泡，5分钟后取出，清水冲洗，用离心机将体温计的水银柱甩至35℃以下，再放入另一消毒容器中浸泡30分钟，取出后用冷开水冲洗，擦干后放入清洁容器中备用。消毒液每日更换一次，容器、离心机每周消毒一次。

2）电子体温计消毒法：仅消毒电子感温探头部分，消毒方法应根据制作材料的性质选用不同的消毒方法，如浸泡、熏蒸等。

5. 体温计的检查

在使用新体温计前或定期消毒体温计后，应对体温计进行检查，保证其准确性。

方法：将全部体温计的水银柱甩至35℃以下；于同一时间放入已测好的40℃以下的水中，3分钟后取出检查；若误差在0.2℃以上、玻璃管有裂痕、水银柱自行下降，则不能使用；合格体温计用纱布擦干，放入清洁容器内备用。

第二节 脉搏监测

随着心脏节律性的收缩和舒张，动脉血管壁相应的出现扩张和回缩的搏动，在表浅动脉上可摸到搏动，称为动脉脉搏，简称脉搏。

一、正常脉搏及其生理性变化

（一）脉率

脉率即每分钟脉搏搏动的次数。在正常情况下，脉率和心率是一致的，脉率是心率的指示。健康成人在安静时脉率为60～100次/分，它可随年龄、性别、劳动和情绪等因素而变动。一般女性比男性快，幼儿比成人快，老年较慢，运动和情绪激动时可暂时增快，休息和睡眠时较慢。

（二）脉律

脉律即脉搏的节律。这是反映心搏的规律，也一定程度反映了心脏的功能。正常脉搏节律跳动规则均匀，间隔时间相等。但在正常小儿、青年和一部分成年人，可见窦性心律不齐。其表现为吸气时脉搏增快，呼气时脉搏减慢。

（三）脉搏的强弱

脉搏的强弱或大小取决于动脉充盈度和周围血管的阻力，即与心搏量和脉压大小有关。

（四）动脉壁的情况

在正常情况下，动脉管壁光滑、柔软并富有弹性。

二、异常脉搏

（一）速脉（数脉）

成人脉率每分钟在100次以上称为心动过速。临床多见于发热、甲状腺功能亢进等患者。

（二）缓脉（迟脉）

成人脉率每分钟在60次以下称为心动过缓。临床多见于颅内压增高、房室传导阻滞的患者。

（三）间歇脉

常由期前收缩所致，在一系列正常均匀的脉搏中，出现一次提前的搏动，其后出现一补偿性间歇，称间歇脉，并可有规律的间歇，形成二联律和三联律。中医学对速而不规则的间歇脉称为促脉，缓而不规则的间歇脉称为结脉，有规律的间歇脉称为代脉。

（四）脉搏短绌

其特点是心律完全不规则，心率快慢不一，心音强弱不等，脉搏完全不规则，强弱不等，心率快于脉率，故临床上心房纤颤患者，须同时测量心率和脉率。

（五）丝状脉（细脉）

脉搏如丝，快而细微，多见于心脏功能衰竭、休克的患者。

（六）洪脉

动脉充盈度和脉压较高，脉搏强大有力，多见于高热、高血压、甲状腺功能亢进等患者。

（七）弦脉

脉搏紧张有条索感，如按琴弦。

三、异常脉搏的护理

（一）休息与活动

指导患者增加卧床休息以减少心肌耗氧量。

（二）给氧

根据病情实施氧疗。

（三）准备好急救物品

备齐抗心律失常的药物，除颤器处于完好状态。

（四）密切观察病情

指导患者按时服药，观察用药的不良反应；如有起搏器，应做好相应的护理。

（五）健康教育

教育患者要情绪稳定，戒烟限酒，饮食清淡易消化，勿用力排便，自我观察药物的不良反应，简单的急救技巧等。

四、脉搏的测量

凡表浅靠近骨骼的大动脉均可以用来测量脉搏。常取的部位有桡动脉，其次为颞动脉、颈动脉、面动脉、肱动脉、股动脉、足背动脉及胫后动脉等。测量时护士应备有秒针表和记录单。

（一）目的

通过观察脉搏的变化，可间接了解心脏的情况，观察疾病的发生、发展规律，为诊断、治疗、护理提供依据。

（二）评估

1. 患者的一般情况，如年龄、性别以及目前病情和治疗情况。

2. 患者30分钟内有无剧烈活动、情绪波动等影响脉搏的生理因素存在。

3. 患者有无偏瘫、功能障碍。

（三）计划

1. 目标和评价标准

1）患者能叙述测量脉搏的目的。

2）患者能配合测量脉搏。

3）患者能说出脉搏的正常范围及其生理变化。

2. 用物准备

治疗盘内备有秒针的表、笔、记录本、听诊器（必要时）。

（四）实施

1. 诊脉前使患者处于安静状态，手臂放在舒适的位置。

2. 用示指、中指、无名指的指端按在桡动脉处，压力大小适中，以清楚触到脉搏为度，计数1分钟脉率。

3. 脉搏异常及心脏病患者需复验，以求准确。

4. 注意事项

1）不可用拇指测量，因检查者拇指小动脉搏动易与患者的脉搏相混淆。

2）脉搏细弱者，测量困难时，可改测心率代替触脉。若与病情不符应重测。

3）如患者有脉搏短绌时，应由两人测量，一人数脉搏，一人听心率，同时数1分钟，以分数式记录：心率/脉率/分。

4）7岁以下患者可免数脉搏。

第三节 呼吸监测

机体在新陈代谢过程中，需要不断地从环境中吸取氧，并排出二氧化碳，这种机体和环境之间的气体交换，称为呼吸。

一、正常呼吸及生理变化

（一）正常呼吸

正常成人在安静状态下呼吸次数为16～20次/分，节律规则，频率与深浅度均匀平稳，呼吸与脉率之比为1:5～1:4。

（二）生理变化

呼吸频率和深浅度可随年龄、性别、活动、情绪、意志等因素而改变。一般幼儿比成人快，老人稍慢，同龄女性比男性稍快，活动和情绪激动时增快，休息和睡眠时较慢，意识也能控制呼吸频率与深度。

二、异常呼吸

（一）速率的改变

由于发热、缺氧等原因可使呼吸增至每分钟40次；某些药物中毒、颅内压增高等，可使呼吸减慢至每分钟10次以下。

（二）呼吸困难

由呼吸的速率、深浅度和节律的改变而造成。分为呼气性呼吸困难（见于支气管哮喘、肺气肿等）、吸气性呼吸困难（见于异物、白喉、肿瘤所造成的呼吸道狭窄）、混合性呼吸困难（吸气、呼气均费力，见于肺炎、肺不张、胸膜炎等）。

（三）潮式呼吸

潮式呼吸又称陈—施氏呼吸。是一种周期性呼吸异常，由于高度缺氧、呼吸中枢的兴奋性降低，使呼吸中枢受抑制，呼吸变浅变慢，以至呼吸停止。由于呼吸停止，血液中氧分压进一步下降，二氧化碳分压逐步升高，达到一定程度后，缺氧对颈动脉体与主动脉体的化学感受器刺激作用加强，二氧化碳分压的升高，则刺激延髓的二氧化碳敏感区，两者的共同作用，反射性的刺激呼吸中枢，开始了呼吸，使呼吸加深加快，达到高峰后，由于呼吸的进行，血氧分压升高，二氧化碳分压又降低，减少了对呼吸中枢的刺激作用，呼吸又逐渐减弱以至暂停，从而形成了周期性的变化称潮式呼吸。

（四）间断呼吸

又称毕奥呼吸。表现为呼吸和呼吸暂停现象交替出现。其特点是有规律的呼吸几次后，突然停止呼吸，间断一个短时间后，随即又开始呼吸。如此反复交替。间断呼吸产生的机制同潮式呼吸，为呼吸中枢兴奋性显著降低的表现，但比潮式呼吸更为严重，多在呼吸停止前出现，常见于颅内病变或呼吸中枢衰竭的患者。

（五）深度呼吸

又称库斯莫（Kussmaul）呼吸。是一种深而规则的大呼吸，多见于代谢性酸中毒，如糖尿病酮症酸中毒。

（六）浮浅性呼吸

这是一种浅表性不规则的呼吸，有时呈叹息样，见于濒死的患者。

（七）蝉鸣样呼吸

即吸气时有一种高音调的音响，多由于声带附近阻塞，使空气进入发生困难所致。多见于喉头水肿痉挛、喉头异物时。

（八）鼾声呼吸

由于气管或大气管内有较多的分泌物潴积，使呼气时发出粗糙的鼾声。多见于深昏迷者。

三、异常呼吸的护理

(一) 评估患者目前的健康状况

如有无咳嗽、咳痰、咯血、发绀、呼吸困难及胸痛等主要症状。

(二) 适当的休息与活动

如果病情需要卧床休息，护士应向患者解释其重要性，同时要创造一个良好的休息环境；如病情好转允许增加活动量，要注意患者对增加的活动量的耐受程度，以能耐受、不疲劳为度。

(三) 保持一定的营养与水分

选择易于咀嚼和吞咽的食物，注意患者对水分的需要，记录24小时出入量。指导患者进餐不宜过饱，避免食入产气食物，以免膈肌上抬，影响呼吸。

(四) 吸氧

保持呼吸道通畅。

(五) 心理社会支持

护士应发展和保持与患者之间的治疗性联系，多与患者沟通交流，同时重视患者对群体关系的需求。

(六) 健康教育

戒烟限酒，养成规律的生活习惯；教会患者噘嘴呼吸、腹式呼吸等呼吸训练的方法。

四、呼吸的测量

(一) 目的

测量患者每分钟的呼吸次数，观察、评估患者的呼吸状况。

(二) 评估

1. 患者的一般情况，如年龄、性别、意识，目前病情和治疗情况。
2. 患者30分钟内有无剧烈活动、情绪波动。

(三) 计划

1. 目标和评价标准

1）患者能说出测呼吸的目的。

2）患者能配合测量呼吸。

2. 用物准备

治疗盘内备秒表、笔、记录本、棉签（必要时）。

(四) 实施

1. 测量方法

在患者安静情况下测量，注意观察患者胸部和腹部的起伏，一呼一吸为1次。

2. 计数方法

成人和7岁以上儿童数30秒后乘2，如呼吸不规则数1分钟。

3. 注意事项

观察患者呼吸的节律、频率及深浅度，危重患者呼吸微弱不易观察时，可用少许棉花置于患者鼻孔前，观察棉花吹动情况，记录1分钟呼吸次数。

4. 呼吸曲线的绘制

用蓝“○”表示，相邻的呼吸用蓝线相连。

第四节　血压监测

一、血压的概念

（一）血压的定义

血压（BP）是指血液在血管内流动时对血管壁的侧压力。一般指动脉血压，如无特别注明，均指肱动脉的血压。

1. 收缩压

当心室收缩时，主动脉压急剧升高，至收缩中期达最高值，此时的动脉血压称收缩压。

2. 舒张压

当心室舒张时，主动脉压下降，至心舒末期达动脉血压的最低值，此时的动脉血压称舒张压。

3. 脉压

收缩压和舒张压之差称脉搏压，简称脉压。

4. 平均动脉压

一个心动周期中每一瞬间动脉血压的平均值称平均动脉压。简略估算方法为：

平均动脉压 = 舒张压 + 1/3 脉压。

（二）计量单位

血压以毫米汞柱（mmHg）或千帕（kPa）为计量单位。两者换算公式为：1 kPa = 7.5 mmHg；1 mmHg = 0.133 kPa。

二、血压的生理变化及异常血压的监护

（一）正常血压

1. 血压的范围

正常成年人在安静时，正常范围为：90 mmHg≤收缩压≤139 mmHg，60 mmHg≤舒张压≤89 mmHg，脉压为30～40 mmHg。

2. 生理性变化

1）年龄和性别的影响：动脉血压随年龄的增长而增高。60岁以后，每增加10岁，

收缩压升高 9.8 mmHg。中年以前女性血压比男性的低 7.5 mmHg 左右，中年以后差别较小。

儿童血压的计算公式为：

收缩压 = 80 + 年龄 × 2 mmHg；舒张压 = 收缩压 × 2/3 mmHg。

2）时间：血压在傍晚时较清晨高 5 ~ 10 mmHg，睡眠时逐渐下降。

3）其他：处于运动、愤怒、恐惧、疼痛时血压升高，但以收缩压升高为主，舒张压多无明显变化。由于舒张压不与收缩压按比例升高，脉压的变化足以满足身体各部对各种不同供血情况的需要。

（二）异常血压

1. 高血压

目前基本上采用 1999 年 2 月 WHO/ISH 高血压治疗指南的高血压定义：未服抗高血压药情况下，成人收缩压≥140 mmHg 和（或）舒张压≥90 mmHg。95% 的患者为病因不明的原发性高血压，多见于动脉硬化、肾炎、颅内压增高等，最易受损的部位是心、脑、肾、视网膜。

患者收缩压与舒张压属于不同级别时，应按两者中较高的级别分类；患者既往有高血压史，目前正服抗高血压药，血压虽已低于 140/90 mmHg，也诊断为高血压。

2. 低血压

血压低于 80/50 mmHg 称为低血压。常见于大量失血、休克、急性心力衰竭等。

3. 脉压异常

脉压增大的情况见于主动脉瓣关闭不全、高血压病、主动脉粥样硬化、甲状腺功能亢进、严重贫血等患者；脉压减小者见于低血压、心包积液、严重二尖瓣狭窄、主动脉瓣狭窄、重度心功能不全等。

（三）异常血压的护理

1. 密切监测血压

定时间、定部位、定体位、定血压计。

2. 观察病情

指导患者按时服药，观察药物的不良反应；注意有无潜在的并发症发生。

3. 休息与活动

注意休息，减少活动，保证充足的睡眠时间。

4. 环境

安静、舒适，温湿度适宜。

5. 情绪

保持稳定，减少导致患者情绪激动的因素。

6. 饮食

易消化、低脂、低胆固醇、高维生素，富含纤维素，根据血压的高低限制盐的摄入；避免刺激、辛辣食物。

7. 健康教育

戒烟限酒；保持大便通畅，必要时给予通便剂；养成规律的生活习惯；学会观察有无高血压并发症的先兆。

三、测血压的方法（以测肱动脉血压为例）

（一）目的

通过观察血压的变化，可以了解循环系统的功能状况，为诊断、治疗、护理提供依据。

（二）评估

1. 患者的一般情况，如年龄、性别、意识以及目前的病情、治疗情况、合作程度。
2. 30 分钟内患者有无吸烟、活动、情绪波动。
3. 患者有无偏瘫、功能障碍。

（三）计划

1. 目标/评价标准
1）患者能叙述测血压的目的。
2）患者能配合测量血压。
3）患者能说出血压的正常范围，并判断何为高血压、何为低血压。
2. 用物准备
治疗盘内备血压计、听诊器、笔 、记录纸。

（四）实施

1. 测量前患者须休息片刻，取坐位或卧位。
2. 露出上臂伸直（袖口不宜过紧），掌心向上，使患者心脏、肱动脉与血压计零点处于同一水平。
3. 放平血压计，驱尽袖带内空气，将袖带平整地缠于上臂，使其下缘距肘窝 2 ~ 3 cm，松紧适宜。
4. 戴好听诊器，将其放在肘窝内侧，摸到肱动脉搏动处，用手固定。
5. 打开水银槽开关，关紧橡皮球气门，握住输气球向袖带内打气至肱动脉搏动消失再升高 20 ~ 30 mmHg。注意打气不可过猛、过高。
6. 微开气门，使水银柱缓慢下降，听到第一声搏动，此时水银柱所指刻度即为收缩压，以后搏动渐渐增大，至搏动声突然变弱或消失，此时水银柱所指刻度即为舒张压。
7. 测毕，解去袖带并排尽空气，拧紧气门上开关，按要求将血压计放好。
8. 协助患者穿好衣袖，安置舒适的位置休息。
9. 记录结果，采取分数式，即收缩压/舒张压（mmHg）。
10. 注意事项
1）测量血压前，询问患者有无高血压病史。
2）检查血压计水银有无破损，是否保持在“0”处，橡胶管及气球有无漏气。
3）袖带不宜过宽或过窄，成人一般 10 ~ 12 cm，小儿袖带宽度为上臂的 1/3 ~ 1/2。过宽测得血压偏低，反之偏高。松紧度适宜，过紧测得血压偏低，反之偏高。
4）测量血压时，血压计“0”位与肱动脉、心脏在同一水平，以防肢体过高，测得血压偏低。肢体过低，则测得血压偏高。

5）发现血压听不清或异常时，应重测，使水银柱降至“0”再测。

6）对偏瘫的患者，应在健侧肢体测量；对上肢有大面积烧伤、脉管炎、血管畸形等病变时，可测量下肢腘窝动脉处。

7）测量血压时，应将血压计放平，充气不宜过猛，勿使汞柱超过玻璃管最高刻度。

8）测量完毕，必须将袖带内气体排尽，将血压计向水银槽方向倾斜45°角，使水银全部进入水银槽内，关闭水银槽开关。携带时应保持水平位置，勿震动，应定期检测。

11. 电子血压计的使用方法

应用电子血压计测量血压时，将袖带平整无折地缠于上臂中部，使传感器位于脉搏明显处，开启电源开关，指示灯亮，按下打气电钮，袖带内即自行充气，这时电表指针移动，待稳定时，两指针所指读数分别为收缩压和舒张压，然后记录；如患者须定时测量血压，则按下计时电钮（如每5分钟、15分钟、30分钟……测一次），到时血压计能自动示出读数。

第五章　铺床技术

根据不同的目的要求，铺床有 3 种方法，其原则基本相同，但又各有所异。

第一节 备用床和暂空床

（一）备用床

1. 目的

保持室内整洁美观，准备接收新患者。

2. 用物

床、床垫、床褥、大单、被套、棉被或毛毯、枕芯、枕套、床刷及布袋（消毒液浸泡后）、污物袋。

3. 操作方法

1）三单法

（1）操作者洗手，戴口罩，按使用顺序备齐用物放至床尾垫上。移开床旁桌、床旁椅，将用物放于椅上。

（2）翻转床垫，铺上床褥。

（3）铺床基单，正面向上，中缝对齐床的中线，分别散开。两头包过床垫，折成方角，多余部分塞入垫下，同法铺好对侧。

（4）按上法将贴身单反铺于床上，上端反折 10 cm 与床头齐，铺好床尾；铺毛毯，上端距床头 15 cm，床尾铺成直角；铺罩单正面向上，对准中线，上端与床头齐，床尾折呈 45°斜角垂于床边。转至对侧，整理床头，以同法逐层铺好床尾。

（5）套好枕套，开口背门，双手拖至床头。

（6）将床旁桌、凳移回原处。

2）被套法

（1）依三单法操作顺序（1）～（4）铺好底单。

（2）将被套正面向外，被套中线与床的中线对齐，平铺于床上。开口端在床尾，被套上层翻开向上约 1/3，将棉被或毛毯竖折三折，再按扇形横折三折呈“S”形。将折好的棉被或毛毯放入被套开口处，底边与被套开口边缘对齐，在被套内拉棉被上边至被套封口处，再将竖折的棉被向两边打开，对好两上角，边缘与被套相吻合铺平，将系带系好。然后将套好被套的被子铺成被筒，被头距床头 15 cm，两边向内折叠与床沿平齐，床尾拉平塞于床垫下。转至对侧，以同法折叠另一侧盖被，并整理床尾。

（3）与三单法（5）、（6）相同。

（二）暂空床

1. 目的

保持病室的整洁美观，供新入院的患者或暂离床活动的患者使用。

2. 用物

同备用床，必要时备橡胶中单、中单、水杯、痰杯、脸盆等。

3. 操作方法

1）同备用床。

2）若病情需要铺橡胶中单及中单时，可在一侧大单铺好后，将橡皮中单及中单的中线对齐床中线，上缘距床头 45～50 cm，将多余部分塞于床垫下，转至对侧铺好大单，再将橡皮中单及中单拉紧塞于床垫下。

3）被单法或被套法的盖被铺法同备用床。铺好后将盖被四摺于床尾，将床旁桌、椅放回原处。

第二节 麻醉床

（一）目的

1. 铺麻醉床，便于接受和护理手术后患者。
2. 使患者安全、舒适，同时预防并发症。
3. 防止被褥被玷污，并便于更换。

（二）用物

同备用床，另加橡胶中单和中单各 2 条、别针 2 个、弯盘、纱布数块、血压计、听诊器、护理记录单、笔，根据手术情况备麻醉护理盘或急救车上备麻醉护理用品。

麻醉护理盘用物：无菌巾内置张口器、压舌板、舌钳、牙垫、通气导管、治疗碗、镊子、输氧导管、吸痰导管、纱布数块。无菌巾外放血压计、听诊器、护理记录单及笔、治疗巾、弯盘、胶布、棉签、小剪刀、电筒等。

必要时备输液架、吸痰器、氧气筒、胃肠减压器，天冷时备热水袋及布套各 2 只、绒布毯。

（三）操作方法

1. 用备用床铺好一侧床基单，铺一橡胶单及中单，上端距床头 45～50 cm。床侧多余部分塞于床垫下；根据病情及手术部位需要，再铺另一橡胶中单，中单，上端与床头齐，一并塞于床垫下。转至对侧，以同法铺好床基单、橡胶中单及中单。
2. 三单式或被套式盖被上端铺法与暂空床同，下端向上反折与床尾齐，并折叠整齐。转至对侧，整理床头、床尾，下垂部分向上反折，同床沿齐，并折叠整齐，扇形三折于对侧床边。
3. 套上枕套，系好系带将枕横立于床头。可保护患者头部。
4. 寒冷时，床上可增加毛毯及热水袋。
5. 桌凳归原处，置麻醉盘于床旁桌上。

（四）注意事项

1. 铺麻醉床时，必须更换各类清洁被服。

2. 床头一块橡胶中单，中单可根据病情和手术部位需要铺于床头或床尾。若下肢手术者将单铺于床尾，头胸部手术者铺于床头。全麻手术者为防止呕吐物沾污床单则铺于床头。而一般手术者，可只铺床中部中单即可。

3. 患者的盖被根据医院条件增减。冬季必要时可置热水袋 2 个加布套，分别放于床中部及床尾的盖被内。

4. 输液架、胃肠减压器等物放于妥善处。

第三节 卧有患者床

（一）扫床法

1. 目的

1）使床铺平整无皱褶，患者睡卧舒适，病室整洁美观。

2）协助患者变换卧位，预防压疮及坠积性肺炎。

2. 用物

护理车上放浸有消毒液的半湿扫床巾的盆，扫床巾每床 1 块。

3. 操作方法

1）备齐用物推护理车至患者床旁，向患者做好解释，取得合作。

2）移开床旁桌椅，半卧位患者，病情许可时，暂将床头、床尾支架放平，利于操作。若床垫已下滑，须上移与床头齐。

3）松开床尾盖被，帮助患者翻身侧卧背向护士，枕头随患者翻身移向对侧。松开近侧各层被单，取扫床巾分别扫净中单、橡胶中单后搭在患者身上。然后自床头至床尾扫净大单上碎屑，注意枕下及患者身下部分各层应彻底扫净，最后将各单逐层拉平铺好。

4）帮助患者翻身侧卧于扫净一侧，枕头也随之移向近侧。转至对侧，依上法逐层扫净拉平铺好。

5）帮助患者平卧，整理盖被，将棉胎与被套拉平，掖成被筒，为患者盖好。

6）取出枕头，揉松，放于患者头下，支起床上支架。

7）床旁桌椅移回原处，整理床单位，使病室整洁美观，向患者致谢意。

8）清理用物，归回原处。

（二）更换床单法

1. 目的

使床铺平整、舒适，预防压疮，保持病室整齐美观。

2. 用物

护理车上放大单3条（被套法时备大单被套各1条）、中单、枕套、床刷及套、护理篮（内放50%乙醇、滑石粉等）。

3. 操作方法

1）备齐用物放于护理车上，推车至床尾正中处或便于取物处，如为大房间应备屏风遮挡，按需要给予便盆，半卧位者应放下床上支架。酌情关好门窗。

2）洗手、戴口罩，移床头柜距床20 cm，移椅至适宜处，做好解释以便配合。

3）松开床尾盖被，移枕至对侧，助患者侧卧或平卧于床对侧背向护士，观察受压处的皮肤，必要时给予预防压疮的护理。

4）从上至下松开近侧被单。

5）卷中单掖于患者身下。

6）扫净橡胶单，搭于患者身上。

7）将大单卷塞于患者身下，从上至下扫净床垫上渣屑，将床刷放于对侧床尾垫下。

8）将清洁大单中缝和床中线对齐，一半卷起塞于患者身下，近侧半幅大单，自床头、床尾、中间先后展平。

9）先铺床头，右手托起床垫，左手伸过中线拉紧，将大单塞入床头垫下，铺好床角。

10）依法铺好床尾、床角。

11）依法拉紧大单中间部分，手掌心向上呈扇形将大单塞入床垫下。

12）放平橡胶单，取清洁中单对好中线，铺于橡胶单上，下半幅中单卷起塞入患者身下，下垂橡胶单及中单一起拉平塞入床垫下。

13）移枕至近侧，助患者平卧和侧卧于铺好一侧。

14）转至对侧，依法松开各层床单。

15）将污中单卷好放于床尾适当处。

16）依法扫净橡胶单搭于患者身上。

17）将污大单卷至床尾，折入1/3后做成污衣袋。将污中单放入污衣袋内。

18）依法扫净床垫，床刷放于右侧床尾垫下。

19）依法铺好床尾、床角。

20）依法铺好中部大单。

21）放下橡胶单，依法扫净，多余部分拉紧塞入床垫下。

22）拉出中单，多余部分拉紧平塞入床垫下。移枕助患者平卧，拉好衣服使之躺卧舒适。

23）更换被套

（1）解开污被套尾端带子。

（2）将棉絮（或毛毯）在污被套内竖折三折。

（3）将清洁被套（正面在外）铺于盖被上。

（4）左手伸入污被套内，握住竖折三折的棉絮头端，再扇形横折呈“S”形置于床尾。

（5）将清洁被套开口端上层向上翻 1/3，再将棉絮套入清洁被套内，对好上端两角。

（6）整理床头盖被，将清洁被套往下拉平，盖被上缘压在枕下或请患者握住，撤出污被套。

（7）系带。

（8）折成被筒与床垫齐，适当留有多余部分，将近侧被尾掖于床垫下。

（9）转回原侧，依法将被尾多余部分掖入垫下。

24）更换枕套

（1）一手托起患者头颈部，另一手迅速将枕头取出。

（2）在椅上更换枕套，使四角充实，置于患者头下。

25）如患者需取半卧位，则支起靠背架。

26）放牙刷于病床右侧床尾垫下，还原床头柜及椅。

27）开窗通风换气，询问患者有何需要酌情协助，拆除污衣袋放在护理车下层，送污物室。

28）更换床单时，动作要轻稳敏捷，每个动作不可重复，勿过多暴露患者，以免其受凉，同时要注意观察患者皮肤，必要时进行皮肤护理。

第六章　卧位与变换卧位技术

卧位是指患者休息和适应医疗护理需要所采取的卧床姿势。为了检查、治疗和护理的目的，患者需要取不同的卧位。如妇科检查需取截石位，灌肠时需取侧卧位，呼吸困难时可取半坐卧位等。正确的卧位对治疗疾病、减轻症状、进行各种检查、预防并发症、减轻疲劳和增进舒适均有良好的作用。护士应熟悉各种卧位，掌握维持舒适卧位的基本要求及方法，协助或指导患者取正确、舒适和安全的卧位。

第一节 卧位种类

患者常用的卧位有仰卧位（平卧位）、仰卧屈膝位、侧卧位、俯卧位、半坐卧位、坐位（端坐位）、头低脚高位、头高脚低位、膝胸位、截石位等。

临床上，根据病情给予正确的卧位，不仅使患者感到舒服、减轻疲劳，而且便于检查和治疗，也是对重症患者施行监护的重要内容。

（一）仰卧位

1. 适用范围

仰卧位临床常用，除适用于一般卧床休息，还可用于前胸、躯干前面及颜面、耳、眼、鼻等手术。该体位对组织和神经的损伤机会少，能使身体呈自然松弛状态。

2. 操作程序

嘱患者面向上，头下放枕，两臂放于身体两侧，稍外展，不宜超过90°角，以防因时间过长引起臂丛神经损伤。两腿平伸，脚部盖被不宜过紧，以免压迫足尖向足底弯曲，必要时用支架支撑，保持功能位置，预防垂足；昏迷或全麻患者，应去枕平卧，头偏向一侧，两臂放于身体两侧，将枕头横置于床头，以防呕吐物吸入呼吸道引起呛咳和肺部感染；休克患者取仰卧位时，需抬高头，胸部10°～20°角，以利呼吸，抬高下肢20°～30°角，有利于静脉回流；行肝脏、胆囊手术仰卧位时，在相应体位下垫一沙袋，充分暴露手术视野，便于操作；行腹部检查或导尿术时，患者仰卧，头下放枕，两臂放于身体两侧，两膝屈起并稍向外分开，称屈膝仰卧位。

（二）侧卧位

1. 适用范围

侧卧位临床也较常用。适用于长期卧床休息，需经常更换卧位者，除使患者感觉舒适、减轻疲劳、减低对骶尾骨的压力、防止发生压疮外，还适应于某些检查、手术和护理，如肛门检查、体位引流、灌肠、肌内注射等。

2. 操作程序

患者侧卧，枕头高度与躯干平，并避免脊柱弯曲。屈肘放于胸前或枕旁，上侧手臂用枕垫好，以防牵拉肩部影响呼吸。两腿自然下伸，屈髋屈膝，上侧下肢髋关节屈曲度要大于下侧下肢髋关节屈曲度。昏迷、瘫痪或全身衰竭不能自主控制卧位的患者，在后背、胸前和两膝之间用软枕支撑，这样既可使患者舒适，又可保持正确的卧位。另外，用于肺、食管和动脉导管结扎等手术，多采用90°侧卧位；用于二尖瓣扩张、食管中段手术、右半肝切除及胸腹联合手术等，多采用45°半侧卧位。侧卧位时由于患者髋部承受压力大，如需长时间手术，会造成局部血液循环障碍，引起缺血、缺氧，导致组织坏死。因此，手术床铺应松软，并达到一定的厚度。瘦弱患者在骨突部位放置气圈或软垫。

（三）俯卧位

1. 适用范围

1）腰背部检查或配合胰、胆管造影检查时。

2）脊椎手术后或腰背、臀部有伤口，不能平卧或侧卧的患者。

3）胃肠胀气引起腹痛的患者。

2. 操作程序

置患者胸、腹部着床，头偏向一侧，头及肩下垫一软枕，两上肢屈曲放于头两侧，腹下垫一气圈或海绵，以维持腰椎正常弯曲，尤其女患者可减轻对乳房的压迫。下肢膝关节处垫以棉垫或海绵，避免因局部受压发生组织坏死。小腿下1/3处垫一软枕，使足抬高，维持膝关节正常弯曲，保持患者舒适。

3. 注意事项

1）各部垫的软枕或海绵厚度需适宜，过高或过低均会影响生理弯曲和舒适度。

2）对危重患者、患儿及新生儿，要随时注意观察病情变化，尤其注意有无呼吸阻塞情况。

3）俯卧位易致患者疲劳，需随时协助患者活动肢体。

（四）半坐卧位

1. 适用范围

用于心肺疾患所引起的呼吸困难的患者，半卧位时，由于重力作用，可减轻肺部淤血和心脏负担，改善呼吸困难；对腹腔、盆腔手术后或有炎症的患者取半坐卧位，可使腹腔渗出物流入盆腔，使感染局限化，同时可减轻腹部刀口缝合处的张力，减轻疼痛，有利于刀口愈合；还可用于某些面部、颈部手术后，以减少局部出血；恢复期体质虚弱患者，采用半坐卧位可使患者有一个逐渐适应站立起来的进程。

2. 操作程序

1）摇床：先摇起床头支架呈40°～50°角，再摇起膝下支架。放平时先摇平膝下支架，再摇平床头支架。

2）靠背架：将患者上半身抬高，在床头垫褥下放一靠背架，下肢屈膝，膝下垫软枕。放平时应先放平下肢，再放平床头。

（五）坐位

1. 适用范围

因心力衰竭、心包积液、支气管哮喘发作而引起极度呼吸困难的患者。

2. 操作程序

扶患者坐起，抬高床头支架，患者身体稍向前倾。可在床上放一张小桌，桌上放一软枕，让患者伏案休息。

（六）头低脚高位

1. 适用范围

头低脚高位系将卧有患者的床尾抬高的一种卧位。应用于：

1）支气管扩张、肺脓肿体位排痰或支气管碘油造影前的准备。

2）十二指肠引流。

3）产妇早期破膜和预防脐带先脱。

4）跟骨牵引或胫骨结节牵引时，利用人体重力作为反牵引力，防止下滑。

2. 操作程序

患者仰卧，头偏向一侧，枕头横立于床头，以防碰伤头部，用木墩或支架将床尾抬高 15 ~ 30 cm，形成头低脚高位。

3. 注意事项

1）床尾高度需适宜，过高可使患者不适，过低达不到治疗目的。

2）床尾抬高后，可根据需要改为侧卧位，如十二指肠引流、体位排痰等。

3）此卧位不宜时间过久，以免患者疲劳和不适。

（七）头高脚低位

1. 适用范围

床头抬高 15 ~ 30 cm。能减少头部血流量，减轻颅内压力，预防脑水肿与脑出血等。开颅术后、颈椎骨折行颅骨牵引治疗时多采用此种体位。

2. 要求

患者仰卧，床头用支撑物垫高 15 ~ 30 cm。

（八）膝胸卧位

1. 适用范围

用于结肠、直肠、肛门的检查及治疗，矫正子宫后倾及纠正臀先露的胎位。

2. 要求

患者跪卧，两小腿稍分开平放于床上，两大腿和床面垂直，臀部抬高，两臂上伸抱头，胸部紧贴于床上。这种体位易于疲劳，体质虚弱者不能维持很长时间。采取该体位时应注意保暖和遮挡。

（九）截石位

1. 适用范围

截石位系指患者仰卧在手术台上的一种卧位。主要用于普通外科、妇产科、泌尿外科等的手术和检查。如直肠癌根治术、经阴道切除子宫、正常分娩、刮宫术、臀牵引或产钳术以及膀胱镜、膀胱取石等。

2. 操作程序

患者仰卧于检查台上，两腿分开放在支腿架上（支腿架上放一软垫），臀部齐检查台边，两手放于胸部或身体两侧，注意保暖及遮挡。

第二节　协助患者变换卧位

患者若长期卧床不动，心身压力很大，易出现精神萎靡、消化不良、便秘、肌肉萎缩等；由于局部皮肤长期受压，血液循环障碍，呼吸道分泌物不易咳出，有些患者易出现压疮、坠积性肺炎等。故护士应定时为患者变换卧位，以预防并发症。

（一）评估

1. 患者的年龄、目前健康状况、需变换卧位的原因。

2. 患者的神志状况、生命体征、躯体及四肢活动能力、局部皮肤受压情况、手术部位、伤口及引流情况等。

3. 患者及家属对变换卧位的作用和操作方法的了解程度、配合能力等。

（二）计划目标/评价标准

1. 患者感觉舒适，无压疮、坠积性肺炎等并发症的发生。

2. 患者及家属了解预防卧床并发症的知识和技能。

（三）实施

1. 协助患者翻身侧卧

1）目的

（1）协助不能起床的患者更换卧位，使患者感觉舒适。

（2）减轻患者局部组织受压程度，预防压疮的发生。

（3）减少其他并发症的发生，如坠积性肺炎。

（4）适应诊断、治疗和护理的需要。

2）方法

（1）单人协助法：适用于体重较轻的患者。①患者仰卧双手放于腹部，两腿屈膝。②护士一前臂伸入患者腰部，另一臂伸入股下，用臂的力量迅速将患者抬起移近护士侧。③翻转患者，使患者背向护士，必要时移动髋部，以纠正重心，移动患者头肩部转向对侧。④患者背后放一软枕以维持体位，胸前放一软枕支持前臂。⑤协助患者将上腿弯曲，下腿微屈，两膝间放一软枕，防止两腿间相互受压或摩擦。

（2）二人扶助患者翻身法：适用于身体胖重，且不能自己活动的患者。①患者仰卧，两臂放于腹部，两腿屈膝。②护士两人站在床的同一侧，一人托住患者肩部和胸背部，另一人托住腰部和臀部，两人同时将患者抬起移近自己。③分别托扶患者肩、背、腰、臀部位，使患者翻转侧卧。④其他操作同一人扶助翻身法。

2. 扶助患者向床头移动法

1）目的：扶助滑至床尾的患者移动卧位，使之舒适。

2）操作方法

（1）一人扶助患者移向床头法：适用于自己能活动身躯的患者。视病情放平靠背架，将枕头横立于床头，避免撞伤患者。患者仰卧屈膝。护士一手伸入患者肩下，另一手托住患者臀部，在抬起患者的同时嘱其用双手握住床头栏杆，脚蹬床面，挺起身体，使之上移。放好枕头。

（2）二人扶助患者移向床头法：适用于不能自理或体重较重的患者。护士两人分别站在床的两侧，对称地托住患者的一侧肩部和臀部，两人同时行动，协调地将患者抬起移向床头。亦可一人托住肩及腰部，另一人托住背及臀部，同时抬起患者移向床头。放回枕头，整理床铺，协助患者取舒适的卧位。

3. 注意事项

1）翻身间隔时间，根据患者病情及局部皮肤受压情况而定。

2）变换卧位时，务必将患者稍抬起后再行翻转或移动，绝不可拖、拉、推，以免损伤患者的皮肤，同时应注意保暖和安全，防止着凉或坠床。

3）变换卧位的同时需注意患者的病情变化及受压部位的皮肤情况，根据需要进行相应的处理。

4）患者身上带有多种导管时，应先将导管安置妥当，防止变换卧位后脱落或扭曲受压。

5）有特殊情况的患者翻身时应注意

（1）一般手术患者翻身前应检查敷料是否脱落及有无分泌物外渗情况。如分泌物浸湿敷料应先更换敷料并固定好后再协助翻身，翻身后要注意伤口不可受压。

（2）颅脑手术的患者应取健侧卧位或平卧。翻身时注意头部不可剧烈翻动，以防引起脑疝，压迫脑干而致猝死。

（3）颈椎或颅骨牵引的患者翻身时不可放松牵引，翻身后注意牵引位置、方向及牵引力是否正确。

（4）石膏固定的患者应注意翻身后的石膏位置及局部肢体的血循环情况，防止受压。

第三节　保护具及约束带的应用

凡神志不清、意识模糊的患者，烦躁不安的患者，精神病躁狂者、癫痫发作需治疗的患者，儿科护士在给患儿行静脉穿刺或缝合等操作需患儿静止合作时，以及癔症发作治疗期的患者，均应给予保护性约束，以保护患者安全。

（一）评估

1. 患者的年龄、病情、意识状态、生命体征、肢体活动情况。

2. 患者及家属对保护具的作用及使用方法的了解程度、配合程度。

（二）计划

1. 目标/评价标准

1）患者及家属理解应用保护具的重要性、安全性，同意并配合使用。

2）患者处于安全保护之中，无血循环不良、皮肤破损、骨折等意外发生。

2. 用物准备

根据需要准备床档、约束带、支被架。

（三）实施

1. 床档法

医院内常用的床档有数种，一种为多功能床档，不用时可插于床尾，使用时，可插入两边床沿，必要时还可置于患者背部下，做胸外心脏按压。有一种为半自动或全自动床档，可按需升降。目前，国内最为常见的仍为铁制和木制床档，使用时需人工操作，不用时可移别处存放。

1）目的：预防患者从床上跌落，预防小儿患者爬出或跌落床下。

2）操作步骤

（1）核对床号、姓名，向患者及家属解释使用床档的目的及过程。

（2）将床档横放于床旁两侧，床头及床尾用带子牢固固定。小儿患者，还应将床栏罩网固定于床架上。

（3）如有必要，可在床档两侧放置软枕，预防躁动不安的患者撞伤。

3）注意事项

（1）要事先做好解释，取得合作。

（2）床档应双侧同时使用，确保安全。

（3）注意观察及记录，谨防意外。

2. 约束带应用法

1）约束带及棉垫法：常用于固定手腕和踝部。先用软棉垫裹住患者手腕或踝部，再用宽绷带或折成长条的三角巾，打成双结，套在棉垫外侧，其松紧度以手、足既不易脱出又不影响肢体血运为宜。然后将带子系于床栏或床缘，不宜使用活结。

2）肩部大被单固定法：将枕头横立于床头，将大单斜折成长条，横放于患者背部双肩下，然后自腋窝各拉出大单的一头，绕过肩部上方，再穿过横在肩下的被单，缚于床头栏杆上。

3）两上肢大被单固定法：将大被单叠成宽带状，横铺在患者肩、背下，将带自躯干和上臂当中拉出，绕过上臂系于床边上。

4）双膝固定法：用膝部约束带常用于固定膝部，限制患者下肢活动。膝部约束带，宽 10 cm，长 250 cm，用布或大被单制成。操作时，两膝衬棉垫，将约束带横放在两膝上，宽带下的两头带各缚住一侧膝关节，然后将宽带两端系于床缘。

5）注意事项

（1）使用约束带前，应先向患者或家属解释应用目的，取得合作。

（2）安置患者于舒适的卧位，并经常更换体位，保持肢体正常的功能位置。

（3）应用约束带的过程中，注意观察局部肢体的血液循环情况，定时松解约束带，避免长时间受压，引起肢体坏死。

第七章　患者清洁卫生护理技术

第一节　口腔护理技术

正常人的口腔中存在大量的致病菌和非致病菌，当身体健康时，由于抵抗力强及饮水、漱口等活动，对细菌起到一定的清除作用，因此很少致病。患病时，抵抗力减弱，饮水、进食减少，常引起口腔炎，使口腔发臭，影响食欲及消化功能，甚至由于感染导致并发症的发生，所以保持口腔卫生对人体健康是很重要的。口腔护理是针对高热、昏迷、危重、禁食等不能自理的患者。

一、口腔护理技术操作规程

（一）目的

1. 使患者口腔清洁、湿润，去除口臭，使患者感到舒适，预防口腔感染，防止并发症。

2. 防止口臭，促进食欲，保持口腔正常功能。

3. 观察口腔黏膜和舌苔的变化及特殊的口腔气味，提供病情的动态信息。

（二）评估

不管患者的牙齿是天生的，或是戴义齿，或完全没有牙齿，护士都要做口腔评估，收集口腔的基本资料。主要包括几方面。

1. 口唇

颜色、潮湿情况、结构变化，如疱疹、营养不良等。

2. 牙齿

是否有义齿，牙齿的排列是否规整，牙齿的数目，龋齿、齿石、碎屑等。

3. 牙龈

颜色、光滑，有无水肿、出血、牙龈萎缩、牙周病等。

4. 舌

颜色、舌面的潮湿情形，舌面是否过度粗糙，有无裂缝、舌苔情况，以及是否有齿痕。

5. 口腔表面

包括腭部、颊部的黏膜，黏膜是否有出血、疱疹、溃疡、鹅口疮等。

6. 唾液分泌情况

唾液多、少、性质，是否存在脱水等。

7. 口腔中是否有异味

口臭等。

8. 其他

口腔炎、扁桃体、悬雍垂等。

（三）计划

1. 工作人员准备

衣帽鞋整洁，戴好口罩，洗净双手。

2. 用物准备

治疗盘内盛治疗碗、漱口液、棉球、弯曲管钳 2 把、弯盘 2 个、压舌板、吸水管、液状石蜡、棉签、甲紫或冰硼散、毛巾、开口器、手电筒。

3. 漱口液应选择适当

1）清洁口腔，预防感染：等渗盐水、2% ~3% 硼酸液、0.02% 呋喃西林液。

2）轻度口腔感染：复方硼砂含漱液。

3）口腔感染、口臭：1% ~3% 过氧化氢液。

4）真菌感染：1% ~4% 碳酸氢钠液。

5）绿脓杆菌感染：0.1% 醋酸溶液。

（四）操作步骤

1. 根据患者的病情备齐用物携至床旁，向患者做好解释，以取得合作。

2. 协助患者侧卧，面向护士，取治疗巾铺于颌下，弯盘放口角旁，嘱患者用温开水漱口后，将漱口水吐于弯盘或床旁的痰盂中。

3. 口唇干燥者先用湿棉球湿润嘴唇后，再用压舌板撑开颊部，用手电筒照光观察口腔黏膜、齿龈有无病变。

4. 嘱患者咬合上下齿，用压舌板轻轻撑开右侧颊部，以弯血管钳夹住湿棉球，纵向擦洗左侧牙齿外侧面，按顺序由内洗向门齿。以同法擦洗右外侧面。

5. 嘱患者张开上下齿，用压舌板轻轻撑开对侧颊部，以弯血管钳夹住湿棉球，先擦洗牙齿左上内侧咬合面，并以弧形擦洗左侧颊部。以同法擦洗右侧，然后擦洗舌面、舌下，擦洗硬腭部时，勿触及咽部，以免引起恶心。

6. 每擦一处应更换棉球 1 次，并应注意观察，认真清理齿缝间的污垢。昏迷患者需用开口器及牙垫，并按上法进行操作。

7. 擦洗完毕，助患者漱口，昏迷患者应用手电筒照光检查有无遗漏棉球，然后擦干口角。口腔有炎症、溃疡者，可涂药。口唇干裂者，涂以甘油或液状石蜡。撤去治疗巾，清理用物，协助患者取舒适卧位。

8. 注意事项

1）对住院患者应根据病情做好口腔护理的卫生指导，一般患者应督促或协助其刷牙。对重患者应做好口腔护理。

2）口腔须彻底洗净，如昏迷患者口腔分泌物较多时，事前可行抽吸。擦洗时须夹紧棉球（每次 1 个），防止棉球遗留在口腔内。药液棉球不宜过湿，以防患者将溶液吸入呼吸道。

3）擦洗时动作要轻巧，防止镊尖碰伤黏膜及牙龈，特别是凝血功能差、容易出血及口腔有溃疡的患者。

4）如患者有活动性义齿，应助患者取下用冷水刷洗（禁用热水，以免龟裂或变形），让患者漱口后戴上，暂时不用的义齿可浸泡于清水内备用。

二、口腔护理技术操作并发症

（一）恶心、呕吐

1. 发生原因

1）擦洗口腔时棉签、镊子、钳子等物品触及软腭、咽部，易引起恶心、呕吐。

2）操作物伸入口腔过深，刺激咽反射。

2. 临床表现

恶心为上腹不适，紧迫欲吐的感觉并伴有迷走神经兴奋的症状，如皮肤苍白、流涎、出汗、血压降低及心动过缓等；呕吐则是部分小肠的内容物，通过食管逆流经口腔而排出体外的现象，呕吐物为胃及部分肠内容物。

3. 预防和处理

1）擦洗时动作要轻柔，擦洗舌部和硬腭时不要触及软腭、咽部，以免引起恶心。

2）选择合适的口腔护理工具，操作物伸入口腔不宜过深。

3）止吐药物的应用，常用的有：

（1）多潘立酮：口服，每次 10 mg，3 ~4 次/日，饭前半小时服。

（2）甲氧氯普胺：口服，每次 5 mg，3 次/日；针剂，每次 10 mg，肌内注射。

（二）口腔黏膜损伤

1. 发生原因

1）擦洗口腔过程中，护理人员操作动作粗暴，止血钳碰伤口腔黏膜及牙龈，尤其是进行放疗的肿瘤患者，更易引起口腔黏膜损伤。

2）为昏迷、牙关紧闭、张口受限患者进行口腔护理时，使用开口器协助张口方法欠正确或力量不当，造成口腔黏膜损伤。

3）漱口液温度过高，造成口腔黏膜烫伤。

4）给患者刷牙的牙刷质量差，牙刷毛过硬，损伤口腔黏膜。

2. 临床表现

1）口腔黏膜充血、水肿、炎症、溃疡形成。

2）严重者出血、脱皮、坏死组织脱落。

3）患者感到口腔疼痛。

3. 预防及处理

1）为患者进行口腔护理时，动作要轻柔，不要使血管钳或棉签的尖部直接与患者的口腔黏膜接触。

2）正确使用开口器，操作者从患者的臼齿处放入，并套以橡皮套或布套，牙关紧闭者不可使用暴力使其张口。

3）选择温度适宜的漱口液，使用过程中，加强对口腔黏膜的观察。

4）有口腔黏膜损伤者，应用复方硼酸溶液、呋喃西林液或 0.1% ~0.2% 过氧化氢含漱。

5）如有口腔溃疡疼痛时，溃疡面用西瓜霜喷敷，必要时用 2% 利多卡因喷雾止痛或将醋酸氯己定（洗必泰）漱口液用注射器直接喷于溃疡面，每天 3 ~4 次，预防感染。

（三）口腔及牙龈出血

1. 发生原因

1）患有牙龈炎、牙周病的患者，龈沟内皮组织充血，炎性反应使肉芽组织形成，口腔护理对患处的刺激极易引起血管破裂出血。

2）操作时动作粗暴，也易造成口腔及牙龈出血，尤其是凝血机制障碍的患者。

3）为昏迷、危重患者进行口腔护理时，开口器应用不当，造成口腔及牙龈损伤、出血。

4）为烦躁不安、不合作的患者进行口腔擦洗时，弯止血钳易碰伤口腔黏膜与牙龈而导致出血。

5）使用长棉签为口腔癌手术患者擦洗口腔，如长棉签上包裹的棉团过少或棉团脱落，裸露的棉签杆易擦伤患者口腔黏膜与牙龈。

2. 临床表现

1）在口腔护理操作过程中，可见唾液中带血丝，或牙龈持续性出血，一般在停止刺激后，出血可自行停止。

2）轻微刺激引起牙龈大量出血不止，常见于出凝血功能障碍患者。

3. 预防及处理

1）进行口腔护理时，动作要轻柔、细致，特别对凝血机制差、有出血倾向的患者，擦洗过程中，要防止碰伤黏膜及牙龈。

2）正确使用开口器，应从患者臼齿处放入，牙关紧闭者不可使用暴力强行使其张口，以免造成损伤，引起出血。

3）少量、轻度出血予冷盐水漱口。

4）若口腔及牙龈出血不止时，首先采用局部止血如吸收性明胶海绵、牙周袋内碘酚烧灼或加吸收性明胶海绵填塞，然后敷盖牙周塞治疗剂。

5）严重持久出血给予止血剂静脉或肌内注射，同时针对原发疾病进行治疗。

（四）窒息

1. 发生原因

1）医护人员为昏迷或使用了某些抗精神病药物致吞咽功能障碍的患者行口腔护理时，由于粗心大意，棉球遗留在口腔，导致窒息。

2）有义齿的患者，操作前未将义齿取出，操作时义齿脱落，严重者造成窒息。

3）为兴奋、躁动、行为紊乱患者进行口腔护理时，因患者不配合操作，造成擦洗的棉球松脱。

4）为吞咽功能不全、延髓性麻痹、饮水呛咳及吞咽反射差的老年人行口腔护理时，如残留在患者口中的漱口液或分泌物过多，因吞咽困难误吸入呼吸道而导致窒息。

2. 临床表现

窒息患者起病急，轻者呼吸困难、缺氧、面色发绀，重者出现面色苍白、四肢厥冷、大小便失禁、鼻出血、抽搐、昏迷，甚至呼吸停止。

3. 预防及处理

1）操作前后清点棉球，每次擦洗时只能夹一个棉球，以免遗漏棉球在口腔，操作结束后，认真检查口腔内有无遗留物。

2）认真评估，检查有无义齿；对于昏迷患者，操作前仔细检查牙齿有无松动、脱落等。如为活动义齿，操作前取下存放于有标记的冷水杯中。

3）对于兴奋、躁动、行为紊乱的患者，尽量在其较安静的情况下进行口腔护理，且操作时最好取坐位。

4）昏迷、吞咽功能障碍的患者，应采取侧卧位，此类患者禁止漱口且棉球不宜过湿。

5）夹取棉球宜使用弯止血钳，不易松脱。

6）如患者出现窒息，应迅速有效清除吸入的异物，及时解除呼吸道梗阻。采用一抠、二转、三压、四吸的方法。“一抠”即用中、食指从患者口腔中抠出或用血管钳取出异物，这是最迅速有效的办法。“二转”即将患者倒转180°，头面部向下，用手拍击背部，利用重力作用使异物滑落。“三压”是让患者仰卧，用拳向上推压其腹部，或让患者站立或坐位，从身后将其拦腰抱住，一手握拳顶住其上腹部，另一手握住此拳，以快速向上的冲力反复冲压腹部，利用空气压力将异物冲出喉部，如果让腹部对准椅背或桌角用力向上挤压，效果更佳，但应注意避免腹腔内脏器，尤其是肝脏挤压伤。“四吸”即利用吸引器负压吸出阻塞的痰液或液体物质。

7）如果异物已进入气管，患者出现呛咳或呼吸受阻，先用粗针头在环状软骨下1~2 cm处刺入气管，以争取时间行气管插管，在纤维支气管镜下取出异物，必要时行气管切开术解除呼吸困难。

（五）口腔感染

1. 发生原因

1）上述引起口腔黏膜损伤、口腔及牙龈出血的原因，如患者机体抵抗力下降、营养代谢障碍、年老体弱等，均可继发口腔感染。

2）口腔护理清洗不彻底，尤其是颊黏膜皱襞处不易清除干净，成为细菌生长繁殖的场所。经口气管插管限制了护理人员为患者进行充分彻底的口腔护理操作，极易出现口咽部细菌定植，发生口腔感染。

3）口腔护理用物被污染、治疗操作中无菌技术执行不严格等，也易造成口腔感染。

2. 临床表现

1）轻度感染：溃疡发生在舌前1/2处，独立溃疡少于3个，溃疡面直径 <0.3 cm，无渗出物，边缘整齐，有疼痛感，可进低温饮食。

2）中度感染：舌体有多处溃疡，大小不等，溃疡面直径 <0.5 cm，可融合成片，并见炎性渗出物，边缘不规则，有浸润现象，疼痛厉害，常伴颌下淋巴结肿大，进食受限。

3）重度感染：溃疡面直径 >0.5 cm，弥漫全舌、上腭、咽弓、牙龈，颊部充血肿胀、糜烂，张口流涎、疼痛剧烈并有烧灼感，舌肌运动障碍、进食严重受限。

3. 预防及处理

1）操作时避免引起口腔黏膜损伤、口腔及牙龈出血的发生。

2）严格执行无菌操作原则及有关预防交叉感染的规定。

3）认真、仔细擦洗，不使污物或残渣留于齿缝内，以确保患者口腔清洁。

4）操作前后注意观察口唇、口腔黏膜、舌、牙龈等处有无充血、水肿、出血、糜烂，及时采取治疗护理措施。

5）清醒患者选用软毛牙刷刷牙，血小板低下或牙龈肿胀糜烂时，禁用牙刷刷牙，改用漱口液含漱。

6）加强营养，增强机体抵抗力。

7）表浅溃疡：可予西瓜霜喷剂喷或涂口腔。

8）溃疡较深较广者除加强护理外，应根据感染类型予相应药液和生理盐水冲洗、漱口，以加快溃疡面的修复。例如，对口腔真菌感染者可选用碳酸氢钠漱口液，铜绿假单胞菌感染选用0.1%醋酸溶液，厌氧菌感染选用0.08%甲硝唑溶液，普通细菌感染选用0.02%呋喃西林溶液等。

9）疼痛较剧烈者可在漱口液内或局部用药中加普鲁卡因减轻疼痛。

（六）吸入性肺炎

1. 发生原因

多发生于意识障碍患者与吞咽反射差的老年人，口腔护理的清洗液和口腔内分泌物容易误入气管成为肺炎的主要原因。

2. 临床表现

主要临床表现有发热、咳嗽、咳痰、气促、胸痛等，叩诊呈浊音，听诊肺部有湿啰音，胸部X线片可见斑片状阴影。

3. 预防和处理

1）为昏迷患者与吞咽反射差的老年人进行口腔护理时，患者取仰卧位，床头抬高30°，将头偏向一侧或取侧卧位，防止漱口液流入呼吸道。

2）进行口腔护理的棉球要拧干，不应过湿；昏迷患者不可漱口，以免引起误吸。

3）已出现肺炎的患者，必须根据病情选择合适的抗生素积极抗感染治疗，并结合相应的临床表现采取对症处理。高热者可采用物理降温或用小量退热剂，气急、发绀者可给予氧气吸入，咳嗽、咳痰者可使用镇咳祛痰剂。

第二节 皮肤护理技术

一、淋浴与盆浴

病情较轻，能自理的患者可采用淋浴或盆浴。护士应根据患者需要与病情选择洗浴的方式、时间与次数，并给予适当的帮助。

（一）目的

淋浴、盆浴能清除皮肤污垢，放松肌肉，减轻疼痛，保持皮肤清洁，促进身心舒适。此外，能刺激血液循环，增强皮肤排泄功能，预防皮肤感染及压疮等并发症的发生。

（二）评估

1. 患者皮肤情况，如皮肤清洁度、颜色、温湿度、柔软度、厚度、弹性、感觉功能；有无水肿、破损、斑点、丘疹、水疱和硬结等改变。

2. 患者病情、意识状态、肢体活动能力、自理能力。

3. 患者的清洁习惯；患者及家属对皮肤清洁卫生知识的了解程度和要求。

（三）计划

1. 目标/评价标准

患者皮肤清洁卫生，感觉舒适；患者无皮肤感染、损伤及并发症的发生；患者养成良好的卫生习惯。

2. 用物

脸盘、面巾、浴巾、大毛巾、肥皂、清洁衣裤、拖鞋。

（四）实施

1. 操作步骤

1）向患者做好解释，取得合作。

2）将室温调节至22～24℃。

3）携带用物，送患者入浴室，交代注意事项。

4）盆浴时，应事先将浴盆清洁好，浴水应在40～43℃，放好踏板。

5）浴毕，整理浴室，取去污衣。

2. 注意事项

1）浴前应向患者交代好有关事项，如调节水温的方法、呼叫铃的应用、安全等。

2）对于患者的贵重物品如钱包、手表等，应代为保管。

3）对于体质虚弱的患者应给予必要的协助，以免患者过度劳累。

4）进餐前后1小时内避免淋浴。7个半月以上孕妇禁用盆浴。

二、床上擦浴

（一）目的

1. 促进卧床或不能自理患者的身体清洁。

2. 维持患者关节、肌肉活动，促进肌肉松弛，增进患者的舒适。

3. 观察和评估患者的皮肤状况及病情。

4. 维护与增进患者的自尊。

5. 加强患者与护理人员的沟通。

（二）用物准备

清洁衣、裤、大单、被套、浴巾（酌情）、橡皮布、大毛巾、指甲刀、大水壶（内盛45~50℃热水)、便器、屏风、脸盆、毛巾、肥皂、50%乙醇、滑石粉。

(三) 实施

1. 操作步骤

1)操作者洗手、戴口罩，护理车移至患者床旁，向患者做好解释，关好门窗，调节室温，移开床头桌、凳子，遮挡患者，需要时给予便盆。

2)倒热水于脸盆中，浸湿毛巾，先为患者洗脸、颈部，注意洗净耳后。

3)松开盖被，盖好浴毯，为患者脱下衣服，将擦洗部位下铺好橡皮单及大毛巾，依次擦洗两臂、手、胸、腹、背、臀部，洗毕擦干，更换上衣。

4)换水，脱去衬裤，遮挡会阴，擦洗下肢。协助患者屈膝，放上脸盆，将两脚浸泡于盆中，洗净擦干，需要时为患者剪指/趾甲。

5)换水，擦洗外阴，洗毕更换下衣，撤去橡皮单、大毛巾、浴毯，为患者盖被，整理床铺，按需要更换床单，清理用物。

2. 注意事项

1)掌握用毛巾擦洗干净的方法及顺序。

2)操作时护士两脚要分开，重心应在身体中央或稍低处。拿水盆时盆要靠近身体，以减少体力消耗。

3)擦洗胸、腹部时要超过两侧腋后线，肋间凹陷处，应顺方向擦洗，注意皮肤皱襞处清洁及皮肤有无皮疹情况等。

4)保持适当水温防止受凉。

5)擦洗过程要注意观察病情变化，动作要敏捷、轻柔，减少翻动和暴露。发现有面色苍白、寒战、脉速征象时，应立即停止及给予适当处理。

6)工作人员双手或患者足部及阴部有真菌感染时，应戴手套操作，防止交叉感染。

3. 头发护理

头发护理是全身卫生护理的一部分，通过头发护理，不仅可以更全面地观察患者的病情，而且可以使头发整洁美观，增进患者舒适，预防感染等。

三、床上梳发

(一) 目的

1. 去除皮屑及污物，使头发整齐、清洁，减少感染机会，维护患者的自尊和自信。

2. 刺激局部的血液循环，促进头发的代谢。

(二) 评估

1. 头发情况

健康的头发应该有光泽、浓密适度、分布均匀、清洁无头屑。评估时注意观察毛发的分布、颜色、密度、长度、脆性与韧性、干湿度、卫生情况等，注意毛发有无光泽、发质是否粗糙、尾端有无分叉、头发有无虱虮，头皮有无瘙痒、抓痕、擦伤等情况。

2. 头发护理知识及自理能力

患者及家属对有关头发清洁及护理知识的了解程度，患者的自理能力等。

3. 患者病情及治疗情况。

（三）计划

1. 目标/评价标准

患者头发整洁、美观、无异味、无虱虮、感觉舒适，患者及家属获得头发卫生的知识和头发护理的有关技巧。

2. 用物准备

梳子（患者自备）、治疗巾、纸袋、30% 乙醇、发夹（必要时）。

（四）实施

1. 操作步骤

1）给患者做好解释，争取合作。

2）将大毛巾铺于枕上，帮助患者侧卧或使头偏向一侧，如病情允许，可采用半坐卧位。

3）用温水或 50% 乙醇将患者头发湿润后做分股梳理，长发梳通后，也可编成辫子。

4）梳理完毕，整理用物，归还原处。

2. 注意事项

梳理过程中，遇有头发打结，应慢慢梳理，避免牵拉过紧给患者造成疼痛。

四、床上洗发

（一）目的

保持患者头发清洁，使患者舒适，增进头皮血液循环。

（二）用物

热水（水温 43 ~ 45℃）、面盆、大毛巾、小毛巾、橡皮单、搪瓷杯或支头架、棉球、纱布块、污水桶、梳子、洗发液、洗脸巾（可由患者自备）。

（三）实施

1. 操作步骤

1）将用物置于患者床旁。先向患者解释，争取合作。

2）必要时关闭门窗，将枕头垫于患者肩下，把油布及大毛巾铺于床头和枕头上缘。

3）患者仰卧，头下放面盆，盆内扣置搪瓷杯，杯底用折成四折的毛巾垫之，患者枕于其上，使头、颈、肩处同一水平位，解开衣领，颈围毛巾，两耳塞棉球。

4）操作者站于床头左侧，用湿水洗透头发，再用肥皂水搓洗，最后用清水冲净。擦干头发及面部，取出耳内棉球，撤去颈部毛巾，整理床铺，为患者梳理头皮。

2. 注意事项

1）注意保持室温 22 ~ 24℃，水温适宜，及时擦干头发，防止受凉。

2）洗发时间不宜过长，以免患者疲劳。操作应轻柔、迅速。

3）防止水流入眼及耳内，避免粘湿衣服和被单。

4）随时观察病情变化，如有异常及时处理。

五、压疮的防治技术

压疮是由于局部组织持续受压，血液循环障碍，局部持续缺血、缺氧、营养不良而致的软组织溃烂和坏死。压疮是对卧床患者威胁较大的主要并发症之一。预防压疮是一项重要的护理工作。临床实践证明，只要认真负责，做好重危患者和长期卧床患者的护理，压疮是完全可以避免的。如果护理不当，一旦发生压疮，不但给患者增加痛苦，加重病情，甚至可因继发感染，引起败血症而危及生命。因此，预防压疮的发生就显得尤为重要。

（一）压疮发生的原因

发生压疮的原因主要是由于长时间不变换体位，使局部组织受压过久，导致血液循环障碍，而发生的组织营养不良。常见于昏迷、瘫痪、极度消瘦、年老、体弱、营养不良、水肿等患者。

正常人在坐位时，坐骨结节表面皮肤的压力，有关实验测量提示超过40 kPa。而正常皮肤毛细血管的平均血压变动在1.4～9.3 kPa，由此可见任何骨突起所负的压力都足以阻滞相当范围软组织的血流，并导致受累软组织局限性缺血，虽然各组织细胞仍继续进行正常的生理代谢，但其所产生的毒性物质却积聚于局部，加速了局部细胞的死亡。此时，如局部仍存在压力因素，则局部软组织对压力的损害更为敏感，此即为发生压疮的机制。此外由于皮肤受到粗糙器械的磨损和体表皮肤分泌或大小便污染、浸渍，又加速了压疮的发生和发展。

近年来国内外有关文献资料对压疮的病因、治疗提出了一些新的认识，认为压疮的最基本病因是受压，强调了压力是形成溃疡的主要原因，摩擦力和剪切力也可引起压疮。通常是2～3种力联合作用所致，仅一种力致压疮者较少见。Landis发现正常皮肤的毛细血管压力为2.7 kPa，Mclennan使用体积描记器测得毛细血管压在2.1～4.3 kPa。若压力超过此限，即可阻断毛细血管对组织的灌流，引起组织缺氧。Dinsdule等研究发现，人体持续受到2小时以上9.3 kPa的压力就会产生组织不可逆损害，引起压疮。

摩擦力作用于皮肤，易损害皮肤的保护性角质层，当患者在床上活动时，皮肤可受到床单的逆性阻力摩擦，而皮肤被擦伤后，受到汗液、尿液、血液或渗出液的浸渍时易发生压疮。同时，摩擦可使局部组织湿度增加，加快组织代谢并增加氧的需要。在持续压力组织缺氧的情况下，湿度的增高将更增加压疮的易发性。

剪切力是因两层组织相邻表面间的滑行，产生进行性的相对移位所引起，是由摩擦力与压力相加而成。它与体位关系甚为密切，临床上当床头抬高而使身体滑下时可产生与皮肤相平行的摩擦力和皮肤垂直方向的重力，从而导致剪切力的产生，引起皮肤的血供障碍而发生压疮。

因此，在临床护理中，应考虑几种力的综合因素，实施恰当的护理。

（二）压疮的病理改变

主要是局部组织细胞的坏死。

（三）压疮的易发部位

多在易于受压的骨突出部位，如骶尾部、髂骨突部、肩胛骨突部、大粗隆、肘部、足跟、内外踝、两膝盖及枕骨耳郭等部位。压疮的好发部位往往因疾病不同而异，如偏瘫患者易发生在患侧骶部、肩部和足外踝等部位。脑瘤患者术后易在耳郭发生压疮。

（四）压疮的分期

根据压疮的发展过程、轻重程度不同，可分为3期。

1. 淤血红润期

此期为压疮初期。局部皮肤受压或受潮湿刺激后，开始出现红、肿、热、麻木或有触痛。也有在初期时，没有肿、热者。此时，如能及时去除致病原因，则可阻止压疮的发展。

2. 炎性浸润期

红肿部位如果继续受压，血液循环仍得不到改善，静脉回流受阻，局部静脉淤血。受压表面呈紫红色，皮下产生硬结，皮肤因水肿而变薄，可出现水疱，此时极易破溃，如表皮松懈、剥脱，可显露出潮湿红润的创面，此时如果仍不采取积极措施，压疮则将继续发展。

3. 溃疡期

静脉血液回流受到严重障碍，局部淤血致血栓形成，组织缺血缺氧。轻者浅层组织感染，脓液流出，溃疡形成，严重者坏死组织发黑，脓性分泌物增多，有臭味，感染向周围及深部扩展，可达骨面，甚至细菌侵入血液循环引起败血症。

（五）压疮的护理

压疮的护理应抓住“预防为主，立足整体，重视局部”3个主要环节。

1. 预防措施

1）避免局部长期受压

（1）鼓励和协助卧床患者经常更换卧位，使骨突出部位交替地减轻压迫。翻身时，应将患者的身体抬起，再挪动位置，避免在床上拖、拉、推等动作，以免擦破患者的皮肤。翻身时间应根据患者的病情及局部受压情况和医嘱而定，一般每2小时翻身1次，最长不超过4小时，必要时每小时翻身1次。翻身的同时，应整理床铺和进行皮肤护理。为便于了解病情与操作，可在易发生压疮患者的床头，挂翻身记录单或卡片。

（2）保护骨隆突处和支持身体的空隙处。将患者安置好卧位后，可在身体的空隙处垫软枕或海绵垫，如仰卧位时可在踝窝处垫一软枕，侧卧位时可在两臂之间、两腿之间、后背等处垫软枕，使身体稳固，并使患者舒适。还可给患者使用海绵垫褥、气垫褥、水褥等。但仍需给患者经常翻身，因为即使相当小的压力，如果时间过久，也可阻碍血流而导致组织损伤。另外，还可酌情在骨隆突处及受压部位垫以橡胶气圈或海绵垫。

（3）对使用石膏、夹板、牵引的患者，衬垫应松软适度，尤其要注意骨骼突起部位的衬垫，要仔细观察局部皮肤变化和肢端皮肤改变的情况，认真听取患者反映，适当给予调节，如发现石膏绷带凹凸不平，应立即通知医生，及时配合修整。

2）避免潮湿、摩擦及排泄物的刺激

（1）床铺要经常保持清洁、干燥、平整、无碎屑。伤口若有分泌物，要及时更换敷料；有大小便失禁、呕吐及出汗等情况者，应及时擦洗干净，被服随湿随换，不可让患者直接卧于橡胶单或塑料布上；小儿要勤换尿布。

（2）不可使用破损的便盆，使用便盆时不可硬塞硬拉，必要时在便盆边缘上垫以软纸或布垫，以防擦伤皮肤。

3）增进局部血液循环：对容易发生压疮的患者，要经常检查受压部位，定时用50%乙醇按摩背部及受压处。经常用温水擦澡、擦背或用湿热毛巾行局部按摩，以促进血液循环，改善局部营养状况。

4）增进营养的摄入：长期卧床者或病重者，应注意全身营养，根据病情给予高蛋白、高维生素膳食，鼓励多进食，不能自理者应及时喂食、喂水，加强饮食护理，以增强抵抗力和组织修复能力。

2. 局部处理

1）Ⅰ度压疮应以改变体位为主，不宜按摩。通常患者仰卧1小时后背部受压部位变红，变换体位后一般可在30～40分钟内褪色，不会使软组织损伤形成压疮，所以无须按摩。如持续发红，软组织已受损伤，此时按摩将导致更严重的创伤。

2）Ⅱ度压疮需勤换敷料，可用湿性敷料或涂有抗菌作用的油脂性软膏。研究表明，无菌湿润状态更有利于创面上皮细胞形成，促进肉芽组织生长，加速愈合。

3）Ⅲ、Ⅳ度压疮，清除坏死组织，然后用促进肉芽形成、干燥伤口、促进表皮再生的药物局部治疗。对于难治性的创口，还可用高压氧疗法。

4）常用的药物

（1）碘酊：这是一种具有强大杀菌能力的化学毒剂。它是通过卤化及氧化作用与细菌蛋白质的氨基结合而使其变性死亡。此药可杀死真菌、病毒及芽孢，并具有使组织脱水促进创面干燥、软化和消散硬结作用。文献报道用碘酊涂创面，加烤灯照射每日2次，治愈7例3期压疮患者。

（2）1:5 000呋喃西林液：该药是临床使用多年的外用药，具有较强的广谱抗菌作用及引流作用。成都军区昆明疗养院有一例骶尾部3期压疮患者，创面深，组织发黑坏死，经多种方法治疗无效，后改用此药湿热敷，11日后压疮愈合。

（3）1%甲紫：表皮破溃，创面新鲜，可涂1%甲紫，以起杀菌、收敛、保护创面的作用。

（4）0.1%～0.3%雷凡诺尔：创面较大，分泌物较多时，除按外科无菌换药法处理外，可用0.1%～0.3%雷凡诺尔清洁创面或局部湿敷。

（5）甲硝唑：该药是通过厌氧菌细胞内的还原作用产生一种有活性的衍生物，对厌氧菌菌体有杀灭之特效，并能扩张血管，增强血液循环。解放军某医院采用此药冲洗并湿敷创面，每日4次加红外线灯照射20分钟，治愈重度压疮7例，其中1例压疮面积为15 cm×15 cm，深达骨膜，予以清创，甲硝唑治疗，配合支持疗法，3周后创面愈合。

（6）磺胺嘧啶银：国外将此药作为压疮清创后创面的消毒剂，目的是为了降低创面的细菌数。国内有人将该药用于经久不愈、肉芽生长不佳的压疮创面，效果很好。方法为按外科常规对创面彻底清创，除去坏死组织，创面要用过氧化氢冲洗至有渗血才能涂磺胺嘧啶银。通常用药后3日，新鲜肉芽组织即可开始生长。

（7）胰岛素：该药能促进细胞代谢和脂肪蛋白质的合成，有利于肉芽组织生长，从而加速创面愈合。方法：创面彻底清创，用生理盐水清洗后，选用（根据分泌物培养及药敏结果）较敏感的抗生素喷洒10余日，创面新鲜后改用胰岛素注射液1.0 IU加生理盐水5～10 mL（用药量可根据创面适当增加）浸渍于单层纱布，然后将纱布贴于创面，外加一层凡士林油纱布，用无菌纱布覆盖，每日换药1次，效果显著。

（8）倍他司汀：有人观察18例老年压疮患者，9例用倍他司汀，每日32 mg；9例用安慰剂治疗，连续3个月。结果，倍他司汀治疗组病情显著改善，可能是因倍他司汀能扩张周围血管，改善皮肤营养所致。

（9）多抗甲素：多抗甲素是近年用于临床的一种新型免疫增强剂。它能刺激机体的免疫细胞增强免疫功能，促进创面组织修复。对创面较大者，先用无菌生理盐水清创，然后用红外线灯照射20分钟，创面干燥后用多抗甲素液湿敷，再用红外线照射10分钟，最后用灭菌紫草油纱布覆盖，对渗出液多者，每日换药3次。

（10）胎盘：将新鲜胎盘去膜后置于无菌弯盘中，用无菌剪刀剪成小碎块，备好消毒棉球和无菌敷料携至床旁，用75%乙醇消毒压疮周围皮肤，先用生理盐水冲洗创面，再用8万U庆大霉素或氯霉素0.25 g稀释在生理盐水200 mL中冲洗压疮创面，然后用小碎块胎盘均匀贴于创面上，用消毒敷料包好，每日更换1次，效果显著。

（11）50%乙醇：红斑未溃者，做局部按摩，促进气血通畅，并用50%乙醇湿敷后外扑滑石粉。

（12）云南白药：先用3%过氧化氢清洗创面，后用艾卷灸10～15分钟，再把云南白药涂在创面上，轻者隔日1次，重者每日1次，2～4日即结痂，1周后痂落痊愈。适用于2～3期压疮。

（13）七厘散：有人采用疮面撒布七厘散治疗6例压疮获得满意的效果。方法是先清创，再将七厘散撒布于创面上，盖上凡士林纱条，每日换药1次，3日后渗液即明显减少，20～30日能痊愈。

（14）3%红花乙醇：局部涂擦后按摩。

（15）鸡蛋内膜：据现代化学分析证实新鲜鸡蛋内膜含有一种溶菌酶能分解异种生物的细胞壁，杀死活体，起破坏入侵细菌的作用，可作为消炎药和杀菌剂。同时鸡蛋内膜还含有蛋白，能使局部形成一层无色薄膜覆盖创面，防止不洁物质污染和刺激，减轻疼痛，促进炎症局限化，具有明显的收敛作用。济南部队总医院除用鸡蛋内膜外，还同时用鸡蛋清涂创面，加红外线照射，治愈老年患者的压疮103例。

（16）蜂蜜：先用3%过氧化氢或生理盐水清洗创面待干。取蜂蜜适量直接涂于患处，外用敷料固定。每日更换1次。对久不愈合深达肌层的大面积溃疡，先用毛白杨树叶煎汁冲洗或湿敷后，取适量蜂蜜加入云南白药0.5～2.0 g调成糊状，然后填入伤口或外涂创面，用无菌纱布块覆盖固定，隔日换药1次，至愈为止。溃疡一般在2～8周愈合。

（17）白糖：利用白糖造成创面局部为高渗环境破坏细菌的生长，减轻伤口水肿，有利于肉芽生长，促进伤口愈合。

第八章　氧气吸入技术

氧气吸入是一项改善呼吸功能的护理措施，更是一项重要的急救措施。通过给氧，可提高血氧含量及动脉血氧饱和度，纠正各种原因造成的缺氧状态，促进代谢，维持机体生命活力。

一、缺氧原因

缺氧也可说是氧的供应与消耗间的不平衡，组织细胞处于缺氧状态，一般由 4 个方面因素造成。

（一）动脉血氧合不全

原因有肺泡通气量下降、肺泡与肺毛细血管间氧的弥散不良、肺泡通气与血流灌注比值失常。

（二）血液带氧能力下降

原因有贫血或红细胞变性、心排血量下降或血由右向左分流。

（三）组织细胞处氧释放障碍

包括微循环障碍、氧解离曲线左移、2，3－二磷酸甘油酸降低等。

（四）组织细胞氧耗增加或组织细胞中毒

不能摄取和利用氧。

二、缺氧症状及评估

氧是维持生命的必要物质，但人体氧的储量极少，有赖于外界环境氧的供给和通过呼吸、血液、血液循环，不断完成氧的摄取和运输，以保证细胞生物氧化的需要。如果人体在氧的摄取、携带、运输及组织利用中的任何环节上发生障碍，就会出现缺氧。缺氧的主要临床症状有发绀、呼吸困难、脉搏增快、神志改变等。评估缺氧症状，并结合血气分析的结果，可判断缺氧的程度。

（一）轻度缺氧

无明显的呼吸困难，仅有轻度发绀，神志清楚。血气分析为动脉血氧分压 6.6～9.3 kPa，动脉血二氧化碳分压大于 6.6 kPa。

（二）中度缺氧

发绀明显，呼吸困难，神志正常或烦躁不安。动脉血氧分压为 4.6～6.6 kPa，动脉血二氧化碳分压大于 9.3 kPa。

（三）重度缺氧

显著发绀，极度呼吸困难，明显三凹征（即胸骨上、锁骨上和肋间隙凹陷），失去正常活动能力，呈昏迷或半昏迷状态。动脉血氧分压在 4.6 kPa 以下，动脉血二氧化碳分压大于 11.9 kPa。

三、给氧方法及操作步骤

（一）鼻导管法

鼻导管为一橡胶管，插入的一端有多个小孔。将鼻导管从患者鼻孔经鼻腔底部插入一定深度给氧的方式为鼻导管法。

1. 用物准备

治疗盘内放弯盘1个，内盛鼻导管1根；治疗碗1个，内盛生理盐水；别针、棉签、胶布。

2. 操作方法

1）向患者解释吸氧的目的：简要介绍插管步骤，告诉患者插管过程中可能稍有不适，望其配合。操作者洗手，备好胶膏，检查筒内是否有氧气和有无漏气，并挂上安全标记。

2）安装氧气表：先打开总开关，使小量氧气流出，将气门处的灰尘吹净，随即关好，然后将表向后倾斜，接入气门上，再用扳手旋紧。

3）湿化瓶内盛冷开水或蒸馏水1/3～1/2瓶。

4）掌握氧气开关方法（关流量表，开总开关，开流量表）。

5）连接鼻导管，检查氧气流出是否通畅，全套装置是否漏气，关闭流量表，分开鼻导管。

6）将备齐的用物和氧气筒推至床旁，向患者解释。

7）用湿棉签擦清鼻腔，将鼻导管连接于氧气导管上，然后调节氧流量表，检查氧气流出是否畅通。

8）分离导管，鼻导管蘸水后从鼻孔轻轻插入至鼻咽部，其长度应是从鼻尖至耳垂的2/3。

9）观察患者有无呛咳等现象，然后用胶布将鼻导管固定于鼻翼两侧及面颊部。嘱患者不要张口呼吸，以免影响氧浓度。

10）调节流量表，成人轻度缺氧者每分钟1～2 L，中度缺氧者每分钟2～4 L，严重缺氧者每分钟4～6 L；小儿每分钟1～2 L。接通导管给患者用氧。

3. 鼻导管法的优、缺点

1）优点：操作简便，固定较好不易脱出，适合于持续吸氧患者。并可通过吸入氧流量计算吸入氧浓度。

公式为：吸入氧浓度（%）＝21＋吸入氧流量（L/min）×4。

2）缺点：鼻导管长时间放置会刺激局部黏膜，且易被鼻腔分泌物堵塞，故每8小时需更换鼻导管1次，并更换鼻孔插管。另外，插管过深会引起上消化道胀气。

（二）面罩法

先检查面罩各部功能是否良好，然后将面罩边缘充气，连接呼吸囊及氧气，打开流量表，流速一般为每分钟3～4 L。

（三）鼻塞法

用鼻塞代替鼻导管，鼻塞大小以恰能塞入鼻孔为宜。连接鼻塞与长胶管，接通氧气，将鼻塞置于鼻孔。

（四）口罩法

以漏斗代替鼻导管，连接橡皮管，调节好流量。将漏斗置于口鼻处，其距离为1～3 cm，用绷带适当固定，以防移动。此法较简便，且无导管刺激呼吸道黏膜的缺点。但耗氧量大，一般每分钟4～5 L。多用于婴幼儿及气管切开术后的患者。

（五）氧帐法

氧气帐虽有能控制温度、湿度、氧浓度等优点，但帐内氧浓度不易维持恒定，需定时换气，否则有二氧化碳蓄积之虑。对于高浓度氧治疗的患者，此法常不理想，因为必须给予高流量（大约 20 L/min）才能提高帐内氧浓度，且往往需要 30 分钟才能达到 60%。若氧帐漏气，氧浓度便会下降。同时护理不便，价格昂贵。目前已很少应用。

改进式的氧头帐，节省了耗氧量（10 ~ 20 L/min），在患者肩部及颈部用胶布固定，使不漏气，氧浓度可在 60% ~ 70%。但清醒患者不能很好耐受，且有重复吸入、二氧化碳蓄积的缺点，临床上应用亦不广。

（六）氧枕法

以氧枕代替氧气筒，先将枕内充满氧，枕角的橡胶管连接于鼻导管，输给患者枕内的氧。适用于平时、战时短途转运中的重危患者。

（七）人工呼吸机给氧法

此法用于无自主呼吸的危重患者或极度衰竭的患者。控制潮气量及呼吸频率，或虽有自主呼吸，但通气不足需要机械辅助以增大潮气量的患者。使用时须熟悉人工呼吸机的性能与掌握使用方法。

（八）气管插管加压给氧

用于突然呼吸骤停或突然窒息的患者，行气管插管，连接呼吸囊或麻醉机加压给氧。此法用于紧急抢救的患者。

（九）氧气管道法

氧气管道法是一种用管道供氧的方法。医院设氧气总供应站，通过管道输送到各用氧单位（如急症室、病室、手术室等）。供应站设总开关、压力表和有关装置，负责供应管理。各用氧单位必须有一般用氧装置，如病室患者用氧，病床床头设一氧气开关，通过湿化瓶，供患者用氧。用时可先打开床头氧气开关，再打开氧气流量开关，调节流量，接上导管供患者用氧，其余方法同鼻导管法。

四、氧气治疗中注意事项

1. 要有高度的责任心，严格执行操作规程，做好四防，即防火、防热、防震、防油。

2. 用氧过程中，需调节流量时，应先分离导管或移开面罩进行调节。防止大量氧气突然冲入呼吸道损伤肺部组织。

3. 给氧一般应从低浓度开始（1 ~ 2 L/min），尤其肺部疾患所致的呼吸衰竭更为重要，因其常伴有二氧化碳潴留，故在吸氧开始阶段，易引起呼吸抑制。

4. 用氧过程中，要经常观察缺氧状况有无改善，氧气装置有无漏气，是否通畅。持续用氧应经常检查鼻导管管口是否被鼻腔分泌物堵塞，并每 8 ~ 12 小时更换导管 1 次，由另一鼻孔插入，以免固定一处局部黏膜因受氧的刺激而发生糜烂。

5. 氧气筒内的氧气是以 150 个大气压 * 灌入的，筒内压力很高，因此在搬运时切勿

* 1 个大气压≈101 kPa。

震动、倾倒撞击，以免引起爆炸。氧气助燃，使用时周围应禁烟火，至少离火炉 5 m，离暖气 1 m。氧气表及螺旋口上勿涂油，也不可用带油的手拧螺旋，以免引起燃烧。

6. 氧气筒内氧气不可用尽，压力表上指针降至 5 kg/cm^2 时，即不可再用，以防止灰尘进入筒内，于再次充气时引起爆炸。

7. 对未用或已用空的氧气筒，应分别悬挂“满”或“空”的标志，以便及时调换氧气筒，并避免急用时搬错而影响抢救速度。

8. 给氧是抢救患者常用的技术操作，护理人员不但要熟练掌握给氧的方法，而且要了解氧对人体的重要性和缺氧对人体的危害性，还要善于发现缺氧的早期症状，严格掌握给氧的浓度、流量和时间，做到及时准确地给氧，主动积极配合治疗，才能使患者转危为安。

9. 给患者输氧，必须按医嘱执行，不可随意乱用，例如严重的肺源性心脏病并发肺性脑病有二氧化碳麻醉状态的患者，如大量给氧则会抑制呼吸中枢而导致死亡，因此必须慎重。

五、氧气吸入技术操作并发症

（一）无效吸氧

1. 发生原因

1）中心供氧站或氧气瓶气压低，吸氧装置连接不紧密。

2）吸氧管扭曲、堵塞、脱落。

3）吸氧流量未达到病情要求。

4）气管切开患者采用鼻导管/鼻塞吸氧，氧气从套管溢出，未能有效进入气管及肺。

5）气管内分泌物过多，氧气不能进入呼吸道。

2. 临床表现

1）患者自感空气不足、呼吸费力、胸闷、烦躁、不能平卧。

2）胸闷、呼吸急促、缺氧症状无改善、氧分压下降、唇及指/趾甲床发绀、鼻翼扇动等。

3）呼吸频率、节律及深浅度均发生改变。

3. 预防及处理

1）检查供氧装置、供氧压力、管道连接是否漏气，发现问题及时处理。

2）吸氧前检查吸氧管的通畅性，将吸氧管放入冷开水中，了解气泡溢出情况。妥善固定吸氧管，避免脱落、移位。吸氧过程中随时检查吸氧导管有无堵塞，尤其是对使用鼻导管吸氧者，鼻导管容易被分泌物堵塞，影响吸氧效果。

3）遵医嘱或根据患者病情调节吸氧流量。

4）对气管切开的患者，采用气管内套管供给氧气。

5）及时清除呼吸道分泌物，保持气道通畅。

6）吸氧过程中，严密观察患者缺氧症状有无改善，并定时监测血氧饱和度。

7）查找原因，采取相应的处理措施，恢复有效的氧气供给。

8）报告医生，对症处理。

（二）气道黏膜干燥

1. 发生原因

1）氧气湿化瓶内无湿化液或湿化液不足，氧气湿化不充分，尤其是患者发热、呼吸急促或张口呼吸，导致体内水分蒸发过多，加重气道黏膜干燥。

2）吸氧流量过大，氧浓度 >60%。

3）因氧气是一种干燥气体，长期、持续吸氧易引起呼吸道黏膜干燥。

2. 临床表现

1）刺激性咳嗽，无痰或痰液黏稠，不易咳出。

2）部分患者有鼻出血或痰中带血。

3. 预防及处理

1）及时补充氧气湿化瓶内的湿化液。对发热患者，及时对症处理；对习惯张口呼吸的患者，做好解释工作，取得患者配合，改用鼻腔呼吸，利用鼻前庭黏膜对空气加温加湿的功能，减轻气道黏膜干燥的发生；对病情严重者，可用湿纱布覆盖口腔，定时更换。

2）根据患者缺氧情况调节氧流量。吸氧浓度控制在 45% 以下。

3）可使用加温加湿吸氧装置，防止气道黏膜干燥。

4）给予超声雾化吸入。

（三）氧中毒

1. 发生原因

1）氧疗中氧中毒临床上极为少见。患者在情绪波动、精神紧张、睡眠不足等情况下都能降低对高压氧的耐受性。

2）患者运动量过大、体力活动过强，因劳动强度加大促使氧中毒的发生。

3）患者高热，因高热可降低机体对高压氧的耐受性。

4）吸氧持续时间超过 24 小时、氧浓度高于 60%，或在高压氧环境下，超过 5 小时有可能发生氧中毒。高浓度氧进入人体后产生的过氧化氢、过氧化物、羟基和单一态激发氧，能导致细胞酶失活和核酸损害，从而使细胞死亡。这种损伤最常作用于肺血管，早期毛细血管内膜受损，血浆逸入间质和肺泡中引起肺水肿，最后导致肺实质的改变。

2. 临床表现

氧中毒的程度主要取决于吸入气的氧分压及吸入时间。氧中毒的特点是肺实质改变，如肺泡壁增厚、出血。一般情况下，连续吸纯氧 6 小时后，患者即可有胸骨后灼热感、咳嗽、恶心、呕吐、烦躁不安、面色苍白、胸痛；吸纯氧 24 小时后，肺活量可减少；吸纯氧 4 天后，可发生进行性呼吸困难，有时可出现视力或精神障碍。

3. 预防及处理

1）严格掌握吸氧指征、停氧指征，选择恰当给氧方式。

2）严格控制吸氧浓度，一般吸氧浓度不超过 45%。根据氧疗情况，及时调整吸氧流量、浓度和时间，避免长时间高流量吸氧。

3）吸氧过程中，经常行血气分析，动态观察氧疗效果。

4）立即降低吸氧流量。

5）报告医生，对症处理。

（四）二氧化碳麻醉

1. 发生原因

1）见于Ⅱ型呼吸衰竭者。因慢性缺氧长期二氧化碳分压高，其呼吸中枢失去了对二氧化碳的敏感性，呼吸的调节主要靠缺氧刺激颈动脉体化学感受器，沿神经上传至呼吸中枢，反射性地引起呼吸。高浓度给氧，解除缺氧对呼吸的刺激作用，使呼吸中枢抑制加重，甚至呼吸停止，而二氧化碳潴留更严重。

2）吸氧过程中，患者或家属擅自调节氧气装置，调高吸氧浓度。

2. 临床表现

神志模糊，嗜睡，面色潮红，呼吸浅、慢、弱，皮肤湿润，情绪不稳，行为异常。

3. 预防及处理

1）对缺氧并发二氧化碳潴留者，应低流量、低浓度持续给氧为宜。

2）对慢性呼吸衰竭患者，采用限制性给氧，氧浓度24%～33%，氧流量1～3 L/min。

3）加强病情观察，将慢性呼吸衰竭患者用氧情况列为床旁交接内容。避免患者和家属擅自调大吸氧流量。

4）在血气分析动态监测下调整用氧浓度，以纠正低氧血症、不升高二氧化碳分压为原则。

5）调整氧流量，加强呼吸道管理，促进二氧化碳排出。

6）经上述处理无效者，报告医生，建立人工气道进行人工通气。

（五）腹胀

1. 发生原因

1）多见于新生儿，鼻导管插入过深，因新生儿上呼吸道相对较短，易误入食管。

2）全麻术后患者咽腔收缩、会厌活动度差、食管入口括约肌松弛，舌体后移，咽腔因插管而水肿，使气体排出不畅，咽部成为一个气体正压区。此时氧气的吸入流量大，正压更加明显，迫使气体进入消化道。

2. 临床表现

缺氧症状加重。患者烦躁、腹胀明显，腹壁张力大，呼吸急促表浅、胸式呼吸减弱、口唇青紫、脉搏细速，呈急性表现，严重者危及生命。

3. 预防及处理

1）正确掌握鼻导管的使用方法。插管不宜过深，成人在使用单鼻孔吸氧时鼻导管插入的深度以2 cm为宜。新生儿鼻导管吸氧时，必须准确测量长度，注意插入方法、插入鼻导管时可将患儿头部稍向后仰，避免导管进入食管，插入不可过深。

2）用鼻塞、鼻前庭或面罩吸氧法能有效地避免此并发症的发生。

3）如发生急性腹胀，及时进行胃肠减压和肛管排气。

（六）感染

1. 发生原因

1）传统的吸氧装置由于长期频繁使用，不易消毒处理，导致吸氧管道、氧气湿化瓶、湿化瓶内湿化液等容易发生细菌生长而造成交叉感染。

2）插管动作粗暴导致鼻黏膜破损，而患者机体免疫力低下，抵抗力差，易发生感染。

3）患者鼻腔分泌物多，吸氧的鼻导管被分泌物包绕而未及时、彻底清洁。

2. 临床表现

出现局部或全身感染症状，如畏寒、发热、咳嗽、咳痰等。

3. 预防及处理

1）每天更换吸氧管、氧气湿化瓶及湿化瓶内湿化液，湿化瓶每天消毒。

2）湿化瓶内湿化液为灭菌用水。

3）每天口腔护理 2 次。

4）插管动作宜轻柔，以保护鼻黏膜的完整性，避免发生破损。

5）去除引起感染的原因。

6）应用抗菌药物抗感染治疗。

（七）鼻出血

1. 发生原因

1）部分患者鼻中隔畸形，插鼻导管动作过猛或反复操作，易导致鼻黏膜损伤。

2）鼻导管过粗或质地差。

3）长时间吸氧者，鼻导管与鼻咽部分泌物粘连、干涸，在更换鼻导管时，鼻咽部的黏膜被外力扯破导致出血。

4）长时间较高浓度吸氧，且湿化不足，导致鼻黏膜过于干燥、破裂。

5）鼻导管固定不牢，患者头部活动时牵拉鼻导管机械刺激鼻黏膜，易导致鼻黏膜损伤。

2. 临床表现

鼻黏膜干燥、出血，血液自鼻腔流出。

3. 预防及处理

1）正确掌握插管技术，插管时动作轻柔，如遇阻力，应排除鼻中隔畸形的可能，切勿强行插管，必要时改用鼻塞法吸氧或面罩法吸氧。

2）选择质地柔软、粗细合适的吸氧管。

3）长时间吸氧者，注意保持室内湿度，做好鼻腔湿化，防止鼻黏膜干燥。

4）拔除鼻导管前，如发现鼻导管与鼻黏膜粘连，应先用湿棉签或液状石蜡湿润，再轻摇鼻导管，等结痂物松脱后才拔管。

5）报告医生，进行局部止血处理，如使用血管收缩剂或局部加压止血。

6）对鼻出血量多、经上述处理无效者，请耳鼻喉科医生行后鼻孔填塞。

（八）肺组织损伤

1. 发生原因

给患者进行氧疗时，在没有调节氧流速的情况下，直接与鼻导管连接进行吸氧，导致大量高压、高流量氧气在短时间内冲入肺组织。

2. 临床表现

呛咳、咳嗽，严重者出现气胸。

3. 预防及处理

1）在调节氧流量后，再将供氧管与鼻导管连接供患者使用。

2）原面罩吸氧患者改用鼻导管吸氧时，应及时将氧流量减低。

3）及时报告医生，对症处理。

（九）晶状体后纤维组织增生

1. 发生原因

新生儿，尤其是早产低体重儿、早产儿视网膜尚未发育完整，以周边部最不成熟。长时间高浓度氧气吸入，使患儿处于高氧环境下，视网膜血管收缩、阻塞，使局部缺血、缺氧，诱发视网膜血管异常增生，从而引起渗出、出血、机化等一系列改变。吸氧时间越长，发病率越高。

2. 临床表现

视网膜血管收缩，视网膜纤维化，临床上可造成视网膜变性、脱离，继发性白内障、青光眼、斜视、弱视，最后出现不可逆的失明。

3. 预防及处理

1）对新生儿，尤其是早产低体重儿，勿长时间、高浓度吸氧，吸氧浓度应小于40%。

2）对于曾长时间高浓度吸氧后出现视力障碍的患儿，应定期行眼底检查。

3）报告医生，尽早手术治疗。

第九章　吸痰技术

吸痰是利用机械吸引的方法，经口、鼻或人工气道将呼吸道分泌物吸除，以保持呼吸道通畅的一种治疗手段。适用于无力咳嗽、排痰的患者，如昏迷、新生儿、危重、气管切开、会厌功能不好等。紧急状态下可用50～100 mL的注射器抽吸痰液，或者是口对口深吸气吸取呼吸道分泌物。

一、吸痰技术操作规程

（一）目的

清除呼吸道分泌物，保持呼吸道通畅。

（二）操作步骤

1. 物品准备

电动吸引器及电插板。治疗盘内放有盖无菌罐1个（内放12～14号消毒吸痰管，气管插管患者用6号吸痰管），无菌生理盐水1瓶，治疗碗1个，弯盘1个，镊子1把（浸置消毒液中），纱布，必要时备压舌板、开口器、舌钳、盛有消毒液的试管1个。

2. 操作方法

1）电动吸引器吸痰法

（1）吸引前检查吸引器的橡皮管是否接错或漏气。先接电插板再接通电源，打开开关，检查吸引器性能是否良好。连接吸痰管，用温开水或生理盐水检查吸痰管是否通畅。

（2）将患者头侧向操作者，并略向后仰。用无菌镊夹持吸痰管，插入口腔颊部、咽喉部及气管内将口腔、咽喉部及气管内的分泌物吸尽。如口腔吸痰有困难，可由鼻腔插入（颅底骨折者禁用）。如痰或分泌物的部位较深时可将吸痰管直接插入气管将痰吸出。插入吸痰管前先打开吸引器开关，控制负压，将吸痰管插入到一定深度时，再放松控制，将吸痰管自下慢慢上提，并左右旋转，以吸净痰液。每次抽吸不超过15秒，并随时将导管头端插入生理盐水中吸水冲洗，以保持导管的通畅。

（3）吸痰完毕，关上吸引器开关。冲洗吸痰管，将吸痰管放入治疗碗内侍浸泡煮沸或高压消毒后备用。用盐水棉签清洁口腔或鼻腔，同时检查黏膜有无损伤，用纱布擦净患者面颊部分泌物。将贮液瓶、皮管消毒冲洗干净备用。

目前，墙壁管道化吸引装置已广泛应用于大、中型医院。其方法是将电动吸引器固定在机房，然后连接多项吸引管道，通过墙壁管道装在患者床头，经导管连接贮液瓶。使用时，拧开开关，先调节负压控制钮，连接吸痰管，吸痰方法及注意事项同电动吸引器吸痰。

2）注射器吸痰术：用50～100 mL注射器，连接吸痰管，当吸痰管插入至有痰液处，用力拉筒栓将痰液吸入注射器内。

3）口吸术：当患者生命受到严重威胁，又无吸痰设备，可进行口对口吸痰。

4）中心吸引装置吸痰法：该装置利用管道通路到达各病室单位，应用时装上吸痰管，开动小开关即可抽吸。用物及操作方法同电动吸引器吸痰法。

（三）注意事项

1. 使用前须检查吸引器效能是否良好，电源的电压和吸引器的电压是否相等，各管连接是否正确，吸气管和排气管不能弄错。

2. 严格执行无菌操作。贮液瓶内出液不宜过满。应及时倾倒，以免液体吸入电动机内损坏机器。

3. 电动吸引器连续使用时间不宜过长，每次不可超过 2 小时。用后要清洁、消毒其管道和贮液瓶。

4. 治疗盘内的吸痰用物应每日更换 1 次，气管切开所用治疗盘应保持无菌。

5. 小儿吸痰时，吸痰管宜细，吸力要小些。

6. 患者痰液潴留于喉或气管内，可于患者吸气时，迅速将吸痰管送入气管内进行吸痰。或用拇指指尖点压胸骨上窝天突穴处，诱发患者咳嗽，使痰液排到咽部，再用吸痰管吸痰。

二、吸痰技术操作并发症

（一）低氧血症

1. 发生原因

1）吸痰过程中供氧中断，导致缺氧或低氧血症。

2）气管黏膜受到吸痰管的直接刺激，使巨噬细胞释放炎性介质，迷走神经兴奋，以及在吸痰过程中，患者易产生剧烈咳嗽，均可导致气道痉挛狭窄，使气体经过吸痰管周围进入肺内的阻力增加而发生低氧血症。

3）吸痰中断了机械通气的正压，加之气道抽吸出现负压，将肺内富含氧的气体吸出，因此从吸痰管周围进入肺泡气体的氧浓度远低于机械通气时或空气中的氧浓度，使肺泡内气体氧浓度降低。

4）吸痰操作使肺泡内的正压消失，肺泡萎陷而致肺容积下降，氧合面积减少。肺萎陷、肺容积减少导致通气不足，肺内分流增加，即便由于胸内负压及胸腹压差的改变，使回心血量及肺血流量增加，亦可因通气/血流比例失调导致低氧血症。

5）患者原有肺癌、肺纤维化等影响肺换气功能的器质性疾病，以及气道肿物、慢性阻塞性肺疾病等影响肺通气功能疾病，原发病本身即易导致低氧血症，吸痰时则可加重缺氧。

6）吸痰时负压过高、时间过长、吸痰管外径过粗、置管过深等均可造成低氧血症。

7）使用呼吸机的患者，在吸痰过程中脱离呼吸机的时间不宜过长。

2. 临床表现

其临床表现因缺氧程度的不同而有所差异。

1）轻度缺氧时表现为呼吸加深加快、心率加快、血压升高、肢体协调动作差等。

2）中度缺氧时表现为疲劳、精细动作失调、注意力减退、反应迟钝、思维紊乱。

3）严重缺氧时表现为头痛、发绀、眼花、恶心、呕吐、耳鸣、全身发热，不能自主运动和说话，很快出现意识丧失、心跳减弱、血压下降、抽搐、张口呼吸甚至呼吸停止，继而心脏停搏，甚至死亡。

3. 预防及处理

1）吸痰时密切观察患者心率、血压和血氧饱和度的变化，及时发现患者缺氧的症状。

2）吸痰过程中尽量避免造成患者缺氧。

（1）吸痰管口径的选择要适当，使其既能够将痰液吸出，又不会阻塞气道。成人一般选用12～14号吸痰管；婴幼儿多选用10号；新生儿常选用6～8号，如从鼻腔吸引尽量选用6号。有气管插管者，可选择外径小于1/2气管插管内径的吸痰管。

（2）吸痰前后给予高浓度氧，进行机械通气的患者可给予100%纯氧5分钟，以提高血氧浓度。

（3）吸痰管不宜反复刺激气管隆嵴处，避免引起患者剧烈咳嗽；不宜深入至支气管处，否则易堵塞呼吸道。

（4）吸痰过程中患者若有咳嗽，可暂停操作，让患者将深部痰液咳出后再继续吸痰。

（5）每次吸痰时间小于15秒。若痰液一次未吸净，可暂停3～5分钟再次抽吸。

3）及时吸痰，避免痰多引起气道堵塞，造成低氧血症。

4）对于出现低氧血症者，应立即停止吸痰并加大吸氧流量或给予面罩加压吸氧，酌情适时静脉注射阿托品、氨茶碱、地塞米松等药物，必要时进行机械通气。

（二）呼吸道黏膜损伤

1. 发生原因

1）吸痰管选择不当：吸痰管质量差，质地僵硬、粗糙；吸痰管管径过大，容易损伤气管黏膜。

2）吸痰次数过多、过频，插管过深，增加对气管黏膜的机械性刺激。

3）吸痰次序不当：先吸气管内分泌物，后吸口鼻腔分泌物，常引起呛咳，口鼻腔分泌物呛入气道，需再次吸痰，反复吸痰加重黏膜损伤。

4）负压调节不当：负压过小，痰液难以吸尽，需反复吸引；负压过大，吸痰管易吸附于气道，吸痰管移位时易擦破黏膜。

5）忽略痰液的黏稠度及位置：痰液越是黏稠，吸痰所需负压越大，负压越大，越易损伤气道黏膜。痰液所处位置越深，越不容易吸出，吸痰时，会加大负压，增加吸痰的频率。

6）吸痰操作动作粗暴，吸痰管移位过快，造成气道黏膜机械性损伤。

7）吸痰前未充分进行体位引流：如患者取仰卧位单纯性吸痰，无论吸痰管插入多深，都很难吸清深部痰液，加重气道黏膜损伤。

8）固有鼻腔黏膜柔嫩，血管丰富：如有炎症时充血肿胀，鼻腔更加狭窄，加上长时间吸入冷气/氧气，使鼻腔黏膜干燥，经鼻腔吸痰时易造成损伤。

9）患者不配合：烦躁不安、不合作患者，由于头部难以固定，在插吸痰管过程中，其头部摆动过大容易刮伤气管黏膜，造成黏膜损伤。

10）患者有呼吸道感染：病毒、支原体、真菌感染诱发气道炎症而破坏气道黏膜上皮的完整性，削弱了气道防御能力，吸痰易导致气道黏膜损伤。

2. 临床表现

1）口腔黏膜受损可见表皮破溃，甚至出血。

2）气道黏膜受损可吸出血性痰，纤维支气管镜检查可见受损处黏膜糜烂、充血肿胀、渗血甚至出血。

3. 预防及处理

1）使用优质、前端钝圆并有多个侧孔、后端有负压调节孔的吸痰管，吸引前先蘸无菌蒸馏水或生理盐水使其润滑。

2）每次吸痰前调节合适的吸引负压。一般成人40.0～53.3 kPa，儿童<40.0 kPa，婴幼儿13.3～26.6 kPa，新生儿<13.3 kPa。在吸引口腔分泌物时，通过手控制负压孔，打开、关闭反复进行，直至吸引干净。

3）吸痰管插入的长度为患者有咳嗽或恶心反应即可，有气管插管者，则超过气管插管1～2 cm，避免插入过深损伤黏膜。

4）插入吸痰管时应动作轻柔，特别是从鼻腔插入时，不可蛮插，不要用力过猛；禁止带负压插管；抽吸时，吸痰管必须旋转向外拉，严禁提插。

5）对于不合作的患儿，告知家属吸痰的必要性，取得家属的合作；固定好患儿的头部，避免头部摇摆。对于烦躁不安和极度不合作者，吸痰前可酌情予以镇静。

6）发现患者口腔黏膜糜烂、渗血等，可用复方氯己定含漱液或硼砂漱口液、过氧化氢（双氧水）、碳酸氢钠洗口以预防感染。发现患者牙齿松动时，应及时提醒医生处置，以防松动的牙齿脱落引起误吸。

7）鼻腔黏膜损伤者，可外涂四环素软膏。

8）发生气管黏膜损伤时，可用生理盐水加庆大霉素或阿米卡星（丁胺卡那霉素）等抗菌药物进行超声雾化吸入。

（三）感染

1. 发生原因

1）未严格执行无菌技术操作：①没有戴无菌手套。②使用的吸痰管消毒不严格或一次性吸痰管外包装破裂致使吸痰管被污染。③吸痰管和冲洗液更换不及时。④用于吸口鼻咽与吸气管内分泌物的吸痰管混用等。

2）经口腔吸痰失去了鼻腔对空气的加温作用，特别是黏膜中的海绵状血管，当冷空气流经鼻腔时则发生热交换，将气流的温度提高，未加温的空气直接进入下呼吸道，致使黏膜血管收缩，血供减少，局部抵抗力下降导致感染；失去了鼻腔对空气的清洁作用，致使空气中的细菌进入到肺内；失去了鼻腔对空气的加湿作用，致使下呼吸道分泌物黏稠，使纤毛运动障碍，分泌物不易咳出、结痂，可致下呼吸道炎症改变。

3）吸痰存在漏吸、误吸。

4）原发呼吸系统疾患未得到有效控制，患病期间患者机体抵抗力下降。

5）前述各种导致呼吸道黏膜损伤的原因，严重时均可引起感染。

2. 临床表现

口鼻局部黏膜感染时，出现局部黏膜充血、肿胀、疼痛，有时有脓性分泌物；肺部感染时出现寒战、高热、痰多、黏液痰或脓痰，听诊肺部有湿啰音，X线检查可发现散在或片状阴影，痰液培养可找到致病菌。

3. 预防及处理

1）吸痰时严格遵守无菌技术操作原则：采用无菌吸痰管，使用前认真检查有无灭菌，外包装有无破损等。准备2套吸痰管，一套用于吸气管内分泌物，一套用于吸口腔及鼻咽腔分泌物，二者不能混用。如用一套吸痰管，则应先吸气管内的痰后吸口、鼻腔分泌物。吸痰管及用物专人使用，放置有序。每次吸痰前后洗手，吸痰时戴口罩，戴无菌手套或持无菌镊子，吸痰管一次性使用，插管前后必须用生理盐水或灭菌蒸馏水冲洗吸痰管腔，生理盐水或灭菌蒸馏水开启后注明口腔、气道。冲洗液8小时更换1次。吸引瓶内吸出液不超过其高度的80%，及时更换。

2）条件许可时，采用密闭式吸痰法：密闭式吸痰管一般24～48小时予以更换。

3）痰液黏稠者，可行超声雾化吸入：应用生理盐水40 mL加庆大霉素8万U加糜蛋白酶4000 IU行超声雾化吸入，每日3次，必要时根据患者的症状给予地塞米松或氨茶碱，以便稀释痰液，易于排痰或吸痰。

4）加强口腔护理：一般常规使用生理盐水和1:2 000氯己定溶液。当培养出致病菌时，可根据药敏试验结果，选择适当的抗生素局部应用。

5）加强医护人员的责任感，防止漏吸：吸痰过程中，认真观察吸出液体的颜色、气味、性状及呼吸状况的变化，发现误插或误吸，应立即更换吸痰管再行插管。

6）积极治疗原发呼吸系统疾患，密切观察体温与血常规变化，做好痰培养，以便选择敏感抗菌药物。

7）防止呼吸道黏膜损伤：吸痰所致的感染几乎都发生在呼吸道黏膜损伤的基础上，所有防止呼吸道黏膜损伤的措施均适合于防止感染。

8）发生局部感染者，给予对症处理：出现全身感染时，行血培养，做药物敏感试验，根据药物敏感试验结果选择抗生素静脉用药。

（四）心律失常

1. 发生原因

1）在吸痰过程中，吸痰管在气管导管内反复吸引时间过长，造成患者短暂性呼吸道不完全阻塞以及肺不张引起缺氧和二氧化碳蓄积，引起迷走神经兴奋性增强致冠状动脉痉挛。

2）吸引分泌物时吸痰管插入较深，吸引管反复刺激气管隆凸引起迷走神经反射，严重时致呼吸心搏骤停。

3）吸痰的刺激使儿茶酚胺释放增多或导管插入气管刺激其感受器所致。

4）患者有原发心脏疾病，吸痰导致的低氧血症，加重了心肌的缺氧。

5）前述各种导致低氧血症的原因，严重时均可引起心律失常甚至心搏骤停。

2. 临床表现

1）轻者可无症状，重者可影响血流动力学而致乏力、头晕等症状。

2）原有心绞痛或心力衰竭患者可因此而诱发或加重病情。

3）听诊心律不规则，脉搏触诊呈间歇性缺如；严重者可致心搏骤停，确诊有赖于心电图检查。

3. 预防及处理

1）因吸痰所致的心律失常几乎都发生在低氧血症的基础上，所有防止低氧血症的措施均适用于预防心律失常。

2）如发生心律失常，立即停止吸痰，退出吸痰管，并给予吸氧或加大吸氧浓度。

3）一旦发生心搏骤停，立即施行准确有效的胸外心脏按压，开放静脉通道，同时准备行静脉或心内注射肾上腺素等复苏药物。持续心电监测，准备好电除颤器、心脏起搏器，心率恢复后予以降温措施行脑复苏。

（五）阻塞性肺不张

1. 发生原因

1）吸痰管直径过大，吸引时氧气被吸出，同时进入肺内的空气过少。

2）吸痰时间过长、负压过大，导致肺泡内的正压消失，肺泡萎陷而致肺容积下降。

3）痰痂形成阻塞吸痰管，造成无效吸痰。

2. 临床表现

肺不张的临床表现轻重不一。急性大面积的肺不张，可出现咳嗽、喘鸣、咯血、脓痰、畏寒和发热，或因缺氧出现唇、甲发绀。X 线胸片呈按肺叶、段分布的致密影。

3. 预防及处理

1）根据患者的年龄、痰液的性质选择型号合适的吸痰管：有气管插管者，选用外径小于气管插管 1/2 内径的吸痰管，有利于空气进入肺内；成年患者用 30 ~ 38 号（7 ~ 9 mm）的气管插管，可选用 10 ~ 16 号（2 ~ 3 mm）的吸痰管，预防过高的负压而致的肺不张。

2）控制气管内吸痰的持续时间：吸痰持续时间要根据分泌物的清除情况及患者对吸痰的反应和对缺氧的耐受能力。一般每次吸痰时间不超过 15 秒，间歇 3 ~ 5 分钟。可采用间歇吸引的办法：将拇指交替按压和放松吸引导管的控制口，可以减少对气道的刺激。

3）调节合适的吸引负压：一般成人 40.0 ~ 53.3 kPa，儿童 < 40.0 kPa，婴幼儿 13.3 ~ 26.6 kPa，新生儿 < 13.3 kPa，避免压力过高。吸引管拔出应边旋转边退出，使分泌物脱离气管壁，可以减少肺不张和气道痉挛。

4）插入吸痰管前检测吸痰管是否通畅：吸痰过程中必须注意观察吸痰管是否通畅，防止无效吸痰。

5）加强肺部体疗：每 1 ~ 2 小时协助患者翻身 1 次，翻身的同时给予自下而上，自边缘而中央的叩背体疗，使痰液排出。翻身时可以仰卧—左侧卧—仰卧—右侧卧来交替翻身，使痰液易于通过体位引流进入大气道，防止痰痂形成。还可利用超声雾化吸入法湿化气道，稀释痰液。

6）吸痰前后听诊肺部呼吸音的情况，并密切观察患者的呼吸频率、呼吸深度、血氧饱和度、血气分析结果及心率的变化。

7）对于机械通气患者，可采用膨肺吸痰法：即一名护士将储氧呼吸囊一端连接氧气管，一端与人工气道连接，然后均匀挤压呼吸囊，潮气量为患者平时潮气量的 1.5

倍，频率10～12次/分钟，每次送气后屏气10～15秒，呼气时以较快的速度放气，使肺内部与外部之间产生压力差，以利分泌物排出。持续2分钟后，另一护士按无菌操作迅速插入吸痰管吸痰。按照膨肺—吸痰—膨肺—湿化气道—膨肺—吸痰的循环过程操作，直至把痰吸完。膨肺吸痰时，缓慢吸气使通气量增加，扩张了小气道，使原有塌陷萎缩的肺泡恢复正常。

8）肺不张一经明确，根据引起的原因采取必要的措施：如及时行气管切开，以保证进行充分的气道湿化和吸痰，必要时借助纤维支气管镜对肺不张的部位进行充分灌洗、吸引，以排除气道阻塞，并嘱患者深呼吸以促进肺复张。

9）阻塞性肺不张常并发感染，需酌情应用抗生素。

（六）气道痉挛

1. 发生原因

有哮喘病史长期发作的患者，因插管刺激，使气管痉挛加重缺氧。

2. 临床表现

气道痉挛常表现为呼吸困难、胸闷不适、喘鸣和咳嗽。

3. 预防及处理

1）为防止气道痉挛，对气道高度敏感的患者，可于吸引前用1%利多卡因少量滴入，也可给予组胺拮抗剂如氯苯那敏4 mg口服，每日3次。

2）气道痉挛发作时，应暂停气道吸引，给予β_2受体兴奋剂吸入。

（七）窒息

1. 发生原因

1）痰液过于黏稠：黏稠的痰液易形成痰痂阻塞咽喉部，吸痰时难以吸出或无效吸痰，造成窒息。

2）吸痰次序不当：口鼻分泌物多的患者，先吸气管内分泌物，后吸口鼻腔分泌物，口鼻腔分泌物呛入气道而引起窒息。

3）痰液黏稠患者，湿化过度：过度湿化可导致干痂分泌物湿化后突然膨胀，阻塞咽喉部引起窒息。

4）吸痰过程中造成喉头水肿：吸痰管外径过粗，吸痰时插管动作粗暴，损伤患者咽喉部造成喉头水肿，导致窒息。

2. 临床表现

躁动不安、大汗、呼吸困难、呼吸活动度大、呼吸时有很强的声音、发绀、呛咳、脉搏加快等，血氧饱和度急剧降低，严重者可致心搏骤停。

3. 预防及处理

1）加强气道湿化

（1）应用空气湿化器，以保持室内空气湿度在60%～70%，避免使用取暖器，气候干燥时室内多洒水。

（2）采用间断湿化法：先将吸痰管插入气道深处，从吸痰管中注入湿化液，以减少逆行污染，加强湿化效果，并且在吸痰后每次注入3～5 mL湿化液于气道内。

（3）使用输液泵持续气道湿化法，湿化液滴入的速度为6～8 mL/h。

（4）雾化湿化法，雾化3~4次/天，20分钟/次。

（5）对人工气道进行机械通气的患者，采用湿化疗法，湿化罐温度为31~35 ℃，持续进行气道湿化，以防止痰液过于黏稠。

2）掌握吸痰的顺序：先吸口鼻腔分泌物，更换吸痰管后再吸气管内分泌物；先吸气管套管内口分泌物，再吸气管深部的分泌物，以防止口鼻腔分泌物呛入气道引起窒息。吸痰过程中必须注意观察吸痰管是否通畅，防止无效吸痰。

3）气道湿化与吸痰过程中，严密观察面色、呼吸频率、节律、血氧饱和度变化。

4）根据患者的年龄、痰液的性质，选择型号合适的吸痰管。

5）培训医护人员熟练掌握吸痰技术：吸痰管插入时动作轻柔，不要用力过猛。应用轻柔旋转式吸痰法。

6）备好氧气、吸引器、气管插管、呼吸机、心脏起搏器等装置。如发现患者出现窒息症状，立即清理呼吸道，用口咽通气管吸痰法或纤维支气管镜下将口咽部痰液吸出，必要时行紧急气管切开取痰。给予高流量面罩吸氧，及时报告医生，进行心、肺复苏抢救及必要的措施。

（八）误入食管

1. 发生原因

1）吸痰时需要经咽部至气管与支气管，但咽部是呼吸道与消化道共同通道。由于操作者插管技术欠熟练，易将吸痰管插入食管。

2）昏迷患者的舌根后坠，尤其是取平卧位时阻塞咽部，插管时遇阻力，易误入食管。

2. 临床表现

部分患者在插管时出现恶心、呕吐，插管后可抽吸出少量食物残渣或黄绿色胃液。

3. 预防及处理

1）加强培训医护人员的操作技术。

2）昏迷患者吸痰前，先将患者床头抬高30°，头偏向一侧。

3）吸痰过程中，认真观察吸引出液体的颜色、气味、性质及呼吸状况的变化。发现误入食管，立即更换吸痰管再行插管。

（九）吸痰管拔出困难

1. 发生原因

气管插管患者痰液黏稠，使吸痰管在上提时被痰液黏附在气管插管内壁，吸痰管的侧孔与气管插管内壁粘在一起，由于负压吸引，加上痰液极其黏稠，使吸痰管前后壁粘在一起，吸痰管内呈真空状态，吸痰管管腔变扁平，停止负压吸引后，吸痰管管腔亦未能恢复原状，导致吸痰管被紧紧吸附在气管插管内壁而无法拔出。

2. 临床表现

从吸痰管内抽吸不出痰液，负压抽吸后吸痰管管腔变扁平，按常规方法不能顺利拔出吸痰管。

3. 预防及处理

1）对于气管插管痰液黏稠者，吸痰前充分湿化气道 可用生理盐水加特布他林

2.5 mg加异丙托溴铵1 mL雾化吸入，每4小时1次。亦可在吸痰前将1 mL无菌生理盐水沿气管插管内缘环形注入，并用无菌生理盐水充分湿润吸痰管后，再将吸痰管插入气管内吸痰，这样可以减少吸痰管插入气管的阻力，减少痰液与吸痰管、气管插管的黏附。还可采用间歇湿化法。

2）积极治疗原发病：根据医嘱给予呼吸机辅助通气治疗，积极抗感染、解痉、祛痰、补液等治疗。

3）如出现吸痰管拔出困难，立即报告医生：先沿气管插管内壁注入无菌生理盐水1 mL湿化痰液，然后给予气管插管气囊放气，气囊上的痰液松脱落入呼吸道，刺激患者出现呛咳，吸痰管出现松动，立即边吸引边旋转将吸痰管取出。

第十章　胃肠及排尿活动的观察与护理技术

第一节 胃活动的观察与护理技术

一、恶心、呕吐

呕吐是指胃及肠内容物经过食管逆流出口腔的一种反射动作。恶心常是呕吐的先兆，是上腹部的一种不适感。

（一）恶心、呕吐的评估

1. 呕吐的病因和机制

呕吐的病因大致可分为以下几种：

1）胃肠及腹腔脏器疾病：如急、慢性胃炎，胃黏膜脱垂症，急性胰腺炎，反流性食管炎，贲门痉挛，幽门痉挛或梗阻，胃、十二指肠溃疡，食管癌，胃癌，肠梗阻，小肠缺血坏死性肠炎，肠系膜上动脉综合征等。

2）急性感染：如病毒性或细菌性急性胃肠炎、食物中毒、急性病毒性肝炎等。

3）中枢神经系统疾病：如中枢神经系统感染、脑瘤、脑出血等。

4）内分泌代谢疾病：如糖尿病酮症酸中毒、甲状腺功能亢进、尿毒症等。

5）妊娠呕吐：青年妇女出现原因不明的呕吐时，首先要想到妊娠呕吐（特别是发生于晨间），询问停经史，并采用尿妊娠试验，即可明确诊断。

6）药物引起：如氯化铵、奎宁类、水杨酸类、磺胺类、异烟肼、氨茶碱、吗啡类、呋喃类、驱虫药、洋地黄类、锑剂、抗癌药物或药物过量等，对部分敏感患者均可引起呕吐。如疑与药物有关，可停用可疑药物，予以观察，如系该药引起，停药后大多即能好转。

7）中毒性疾病：如 DDT 中毒，有机磷中毒，杀鼠药中毒，夹竹桃、乌头碱、毒蕈中毒，亚硝酸盐中毒及毒蛇咬伤，蟾蜍中毒，均可引起呕吐及其他系统的症状。

8）其他：如晕动病、梅尼埃病、精神性呕吐等。

2. 对患者呕吐物的观察

呕吐物为大量食物残渣者，多为幽门梗阻所致；呕吐物为酸性食物残渣者，多为消化性溃疡；食物残渣不酸者，多为胃癌或食管癌；呕吐物为黄绿色者，多为十二指肠梗阻；呕吐物含有血液者，见于消化性溃疡、肝硬化或胃癌；呕吐物为粪臭味者，多见于小肠梗阻。

3. 注意呕吐发生的时间和特点

1）晨间呕吐多见于尿毒症、乙醇中毒。

2）已婚妇女有停经史者为早期妊娠。

3）餐后立即呕吐常见于神经性呕吐。

4）餐后少顷呕吐提示贲门失弛缓症。

5）餐后 60 ~ 90 分钟呕吐多见于胃、十二指肠溃疡。

6）餐后 6 小时以上呕吐，胃内容物为大量宿食者常见于胃潴留。

7）喷射性呕吐多见于颅内疾病。顽固性呕吐，吐后无舒适感，甚而胃内容物排空后仍有干呕者，多见于腹膜炎、急性阑尾炎、胰腺炎、胆囊炎等。

4. 有无伴随症状

1）伴有发热和相应部位腹痛见于急性炎症。

2）伴发热、头痛、昏迷者，多为脑炎或脑膜炎。

3）伴发热、腹痛、腹泻者，多见于急性胃肠炎。

4）伴有吞咽困难者见于食管癌、贲门失弛缓症。

5）伴眩晕、眼球震颤者多见于内耳眩晕症、急性迷路炎。

6）剧烈呕吐伴腹部绞痛、排便排气停止者，多为肠梗阻。

7）呕吐伴皮肤苍白、冷汗、少尿者，多见于休克。

8）伴有其他神经症表现，发病与精神因素有关者，多见于女性的神经性呕吐。

5. 评估人体对呕吐的反应

据患者呕吐发生的方式、时间及原因评估患者发生电解质紊乱、吸入性肺炎及窒息等并发症的概率。

（二）制定护理计划

根据患者原有的恶心、呕吐的原因、诱因种类及程度等确定适合于患者的确实可行的计划。呕吐可以是将胃肠内有害物吐出的一种防御机制，因此并不是所有的呕吐都要加以预防或治疗。所以护理目标的设定可以是以下一种或数种。

1. 避免严重并发症，如电解质紊乱、营养不良、吸入性肺炎及窒息等发生。

2. 减少伴随症状的种类及程度。

3. 更改治疗方案，如用药量及用药次数的减少。

4. 减少恶心、呕吐的次数及程度。

（三）护理措施

1. 一般护理

1）加强心理护理，安慰、鼓励患者消除紧张情绪，创造良好环境，减少精神、心理刺激，保证充分的休息和睡眠，预防由精神心理刺激所引发的呕吐。

2）频繁严重的呕吐可暂时禁食，及时给予静脉补液，以补充营养、水和电解质。

3）对于大量频繁呕吐，应每 15 ~ 30 分钟测量 1 次呼吸、血压、脉搏，如有异常，及时报告医生。准确记录 24 小时出入量。

4）做好口腔及皮肤的护理。

2. 病情观察与护理

1）观察呕吐物的性质、颜色、气味、量及次数。呕吐物常为消化液和食物，如有大量胆汁混合呈绿色，混有时间较久的血液呈咖啡色，时间短血量多呈鲜红色；一般的呕吐物有酸臭味，在胃内滞留过久的食物有腐臭味，肠梗阻时有粪臭味；注意伴随症状，如呕吐伴有眩晕、眼球震颤、恶心、面色苍白、冷汗、心悸、血压下降等应及时通知医生。

2）失水、酸碱失衡的患者应遵医嘱及时补充液体、电解质或静脉内高能营养；应用止吐药如硫乙拉嗪、甲氧氯普胺等，应注意止吐效果和不良反应，如乏力、口渴、心动过缓、食欲缺乏、直立性低血压等；积极配合治疗原发病，如颅内压增高、前庭功能障碍、胃神经症、胃黏膜炎症、幽门梗阻、肠梗阻等。

3. 健康教育

注意饮食卫生，积极治疗引起呕吐的原发病。

二、洗胃技术

（一）护理评估

1. 适应证

1）清除胃内各种毒物。如服毒物6小时以内者或服大量毒物、胃排空较慢、24小时以内者，若闻及明显的毒物气味，即使达72小时，也有洗胃的必要。

2）治疗完全或不完全性幽门梗阻，为胃肠道手术做准备。

3）治疗急、慢性胃扩张。

2. 禁忌证

1）腐蚀性胃炎（服入强酸或强碱）。

2）患有食管或胃底静脉曲张、胃癌、上消化道出血。

3）食管或贲门狭窄或梗阻。

4）严重心肺疾患。

5）胃穿孔或抽搐、惊厥剧烈尚未控制者。

此外，还要详细评估毒物的种类、性质，密切观察病情变化以及口腔、头部有无腐蚀现象，并配合医生抢救患者。

（二）计划

根据洗胃目的及毒物性质采取不同的洗胃法，采取的用物有所区别。

1. 漏斗胃管洗胃法

漏斗洗胃器、量杯、橡胶单及治疗巾、弯盘、液状石蜡、棉签、纱布、胶布、污物桶、压舌板、开口器。洗胃液根据洗胃目的和毒物性质来选择。

2. 电动吸引器洗胃法

电动吸引器1台，胃管，开放性静脉输液器，Y形管，夹子2个，5 000 mL以上贮液瓶1个，瓶盖上有2根玻璃管及连接橡皮管。其他同漏斗胃管洗胃法。

（三）实施步骤

1. 胃管洗胃

1）备齐用物，携至患者床旁，向患者解释清楚，以取得合作。

2）患者取坐位或半坐位，中毒较重的取左侧卧位，取橡胶围裙围于胸前，如有活动义齿应先取下，水桶放于头部床下，置弯盘于患者口角处。

3）多采用经鼻腔插入，将涂有润滑剂的胃管缓缓经鼻孔向内推进，至口咽部时（相当于鼻翼至同侧耳垂前长度），清醒患者嘱其做吞咽动作，及时同步插入食管，对昏迷者应取头前倾位嘱助手固定患者，术者在患者呼气时插入。插管中如患者出现刺激性咳嗽、呼吸困难，说明已插入气管，应立即退出重插。

4）当胃管已插入50 cm，表示胃管已进入胃内。如从胃管中抽出酸性胃内容物，或用注射器向管内快速注入空气，于胃部闻及气过水声时，则证明胃管已插入胃内。然后需先将胃内容物抽出，必要时留取标本送检，再行灌洗。

5）将胃管末端的漏斗提高50 cm，注入洗胃液（500～1 000 mL）后，将漏斗放低，利用虹吸原理将胃中液体吸出。如液体流出不畅，可挤压胃管中部橡皮囊以增快流速。洗胃液一般可用1∶5 000高锰酸钾溶液、生理盐水或清水，或根据毒物性质选用其他洗胃液。当流出量基本等于灌入量时，再抬高漏斗、重新注入洗胃液，如此反复，直到洗出液清亮为止。

2. 洗胃机洗胃

洗胃机洗胃术是利用洗胃机的电磁泵作为动力源，通过自控电路的控制，使电磁阈自动转换，分别完成向胃内冲洗药液和由胃内吸出内容物的洗胃过程。洗胃机洗胃术能迅速而有效地清除毒物，并且节省人力，准确计算洗胃的液量和避免患者的呕吐物污染衣物，防止毒物再被吸收。

1）按照自动洗胃机装置要求，备好洗胃机，携其他所需用物至患者床旁。向患者解释取得合作。

2）按胃管洗胃法给患者作准备，并插入胃管。按胃管上的进出标记与洗胃机胃管接嘴处进出标记相配接好。

3）洗胃时，按“连续”键，机器工作，在向胃内注入洗胃液的同时，从胃内吸出污水。在洗胃过程中如发现胃管堵塞，可即交替按“手冲”和“手吸”键，重复冲洗数次，直至管路畅通，按“连续”键，连续进行洗胃。

4）洗胃完毕，将胃管与药水管同时放入清水中，污水管放到下水道口，按“连续”键进行清洗。清洗完毕将机内存水排净再关机。

（四）评价

1. 毒物不明的患者应选用温开水或等渗盐水洗胃，毒物明确者可采用对抗剂洗胃。

2. 为腐蚀性毒物中毒者洗胃时，按医嘱给予物理性对抗剂，如牛奶、豆浆、蛋清、米汤等，以保护胃黏膜。

3. 洗胃过程中应密切观察病情。患者有腹痛或吸出血性液体或有血压下降时，应立即采取有效措施，停止洗胃，通知医生紧急处理，配合抢救，并做好记录。

4. 为昏迷患者洗胃应谨慎、细致，取去枕平卧位，头偏向一侧，防止分泌物或液体吸入气管而窒息。

5. 每次灌入量为300～500 mL。灌入量太大可引起胃扩张，使胃内压上升，加速毒物的吸收。胃扩张又能兴奋迷走神经，引起反射性心脏骤停。

6. 幽门梗阻患者洗胃应注意在饭后4小时后进行，并记录胃内潴留量。

7. 电动吸引器洗胃负压保持在－16.0 kPa，注意不要损伤胃黏膜。

（五）洗胃技术操作的并发症

洗胃技术是将胃管由鼻腔或口腔插入胃内，将大量溶液灌入或注入胃内以冲洗胃的方法。临床上常用来清除胃内毒物或刺激物，避免毒物吸收，利用不同灌洗液进行中和解毒；对于幽门梗阻的患者，通过洗胃能将胃内滞留食物洗出，同时给予生理盐水冲洗，可减轻胃黏膜水肿与炎症；还可用于手术或某些检查前的准备。但是，消化道溃疡、食管阻塞、食管静脉曲张、胃癌等患者一般不做洗胃，昏迷患者洗胃宜谨慎。

目前，洗胃法有胃管洗胃法、洗胃机洗胃法等，可根据患者的病情及医院的条件选用。由于洗胃法是一项侵入性操作，不论采取哪种方法洗胃，因患者自身、操作者的技术水平等原因均可产生一些并发症，如急性胃扩张、上消化道出血、窒息、吸入性肺炎、电解质紊乱、急性水中毒等。本节将分别进行叙述。

1. 急性胃扩张

1）发生原因

（1）洗胃管孔被食物残渣堵塞，造成活瓣作用，使洗胃液体只进不出，多灌少排，进液量明显大于出液量，导致急性胃扩张。

（2）患者精神紧张、疲惫或意识障碍，反复洗胃造成大量溶液潴留在胃内。

（3）洗胃过程中未及时添加洗胃液，药液吸空或药管吸头一部分甚至全部浮出药液面，使空气吸入胃内，造成急性胃扩张。

2）临床表现：腹部高度膨胀，呕吐反射消失，洗胃液吸出困难。

3）预防及处理

（1）遇餐后中毒，洗胃前应先刺激咽喉部，加速催吐，以防食物阻塞胃管。

（2）对昏迷患者，小剂量灌洗更为安全可靠。

（3）洗胃过程中，保持灌入液量与抽出液量平衡。当抽吸无液体流出时，及时判断是胃管阻塞还是胃内液体抽空。如属前者，可上下移动或转动胃管，做适当调整；应用电动吸引法或自动洗胃机洗胃则关掉“自控”，打开“手冲”和“手吸”，反复几次，直至液体流出通畅。如系胃内液体抽空，及时换挡，由“手吸”改为“手冲”。并严格记录出入洗胃液量。

（4）洗胃前备好足量药液，以防洗胃过程中因药液不足导致空气吸入胃内。

（5）正确掌握手术切开洗胃指征，对呕吐反射减弱或消失的昏迷患者，洗胃过程中只能灌入不能抽出者，应立即请外科会诊切开洗胃。

（6）洗胃过程中应严密观察病情变化，如神志、瞳孔、呼吸、血压及上腹部是否膨隆等。

（7）对于已发生急性胃扩张的患者，协助患者取半卧位，将头偏向一侧，并查找原因对症处理。如因洗胃管孔被食物残渣堵塞引起的急性胃扩张，应立即更管重新插入将胃内容物吸出；如为洗胃过程中空气吸入胃内引起，则应用负压吸引将空气吸出等处理。

2. 上消化道出血

1）发生原因

（1）插管创伤。

（2）有慢性胃病经毒物刺激使胃黏膜充血、水肿、糜烂。

（3）患者剧烈呕吐造成食管黏膜撕裂。

（4）当胃内容物基本吸、排尽后，胃腔缩小，胃前后壁互相贴近，使胃管直接吸附于局部胃黏膜，极容易因洗胃机的抽吸造成胃黏膜破损和脱落而引起胃出血。

（5）烦躁、不合作的患者，强行插管引起食管、胃黏膜出血。

2）临床表现：洗出液呈淡红色或鲜红色，清醒患者主诉胃部不适、胃痛，严重者脉搏细弱、四肢冰凉、血压下降、呕血、黑便等。

3）预防及处理

（1）插管动作要轻柔，快捷；插管深度要适宜，成人距门齿 50 cm 左右。

（2）做好心理疏导，尽可能消除患者过度紧张的情绪，积极配合治疗，必要时加用适当镇静剂。

（3）抽吸胃内液时负压适度，洗胃机控制在正压 0.04 MPa，负压 0.03 MPa。对昏迷、年长者应选用小胃管、小液量、低压力抽吸（0.01～0.02 MPa）。

（4）如发现吸出液混有血液应暂停洗胃，经胃管灌注胃黏膜保护剂、制酸剂和止血药，严重者立即拔出胃管，肌内注射镇静剂，用生理盐水加去甲肾上腺素 8 mg 口服，静脉滴注止血药。

（5）大量出血时应及时输血，以补充血容量。

3. 窒息

1）发生原因

（1）清醒患者可因胃管或洗胃液的刺激引起呕吐反射，昏迷患者因误吸而窒息。

（2）口服毒物对咽喉部的刺激损伤造成喉头水肿，尤其是严重有机磷中毒的患者，有机磷毒物引起的毒蕈碱样症状主要表现为平滑肌痉挛及腺体分泌亢进，气道分泌物增多，流涎，容易导致呼吸道阻塞，造成呼吸困难、缺氧。

（3）胃管的位置判断错误，洗胃液误入气管引起窒息。

2）临床表现：躁动不安、呼吸困难、发绀、呛咳，严重者可导致心搏骤停。

3）预防及处理

（1）插管前在胃管上涂一层液状石蜡，以减少对喉头的摩擦和刺激。

（2）患者取侧卧位，及时清除口腔及鼻腔分泌物，保持呼吸道通畅。

（3）培训医务人员熟练掌握胃管置入技术，严格按照证实胃管在胃内的 3 种方法：①用注射器抽取胃内容物，用试纸检查呈酸性。②用注射器快速注入 10～20 mL 空气，同时用听诊器在胃区听到气过水声。③置管末端于水中，看到无气泡逸出。进行以上检查后，确认胃管在胃内后，方可进行洗胃操作。

（4）备好氧气、吸引器、气管插管、呼吸机、心脏起搏等装置和设备。如发生窒息，立即停止洗胃，及时报告医生，进行心、肺复苏及必要的抢救措施。

4. 咽喉、食管黏膜损伤、水肿

1）发生原因：患者在插管过程中不合作，反复拔出后强行插管，致使咽部及食管黏膜损伤。

2）临床表现：口腔内可见血性分泌物，洗胃后 1 天诉咽喉疼痛、吞咽困难。

3）预防及处理

（1）清醒的患者做好解释工作，尽量取得其配合。

（2）合理、正确使用开口器，操作必须轻柔，严禁动作粗暴。

（3）咽喉部黏膜损伤者，可给予消炎药物雾化吸入；食管黏膜损伤者可适当使用制酸剂及黏膜保护剂。

5. 吸入性肺炎

1）发生原因：轻中度昏迷患者，因意识不清，洗胃不合作，洗胃液大量注入未被吸出，引起反射性呕吐，洗胃液被吸入呼吸道或拔除胃管时没有捏紧胃管末端，而使胃管内液体流入气管内导致吸入性肺炎。

2）临床表现：患者表现为呛咳，肺部听诊湿啰音和水泡音。

3）预防及处理

（1）洗胃时采用左侧卧位，头稍低偏向一侧。

（2）烦躁患者可适当给予镇静剂。

（3）昏迷患者洗胃前行气管插管，将气囊充气，可避免胃液吸入呼吸道。

（4）洗胃过程中，保持灌入液量与抽出液量平衡，严密观察并记录洗胃出入液量。

（5）一旦有误吸，立即停止洗胃，取头低右侧卧位，吸出气道内吸入物，气管切开者可经气管套管内吸引。

（6）洗胃毕，协助患者多翻身、拍背，以利于痰液排出，有肺部感染迹象者及时应用抗生素。

6. 低钾血症

1）发生原因：洗胃液量大、时间长，使胃液大量丢失，K^+、Na^+被排出，同时因脱水治疗及应用糖皮质激素和输入过多葡萄糖等，可引起和加重低血钾。

2）临床表现：低血钾患者可出现恶心、呕吐、腹胀、神志淡漠和低钾血症的心电图改变，如T波低平或倒置，ST段降低，QT间期延长，U波出现等表现。

3）预防及处理

（1）可选用生理盐水洗胃。

（2）洗胃后常规检查血清电解质，及时补充钾、钠等。

7. 急性水中毒

临床上把脑细胞水肿、肺水肿、心肌细胞水肿，统称为水中毒。

1）发生原因

（1）洗胃时，食物残渣堵塞胃管，洗胃液不容易抽出，多灌少排，导致胃内水贮存，压力增高，洗胃液进入肠内吸收，超过肾脏排泄能力，使血液稀释，渗透压下降，从而引起水中毒。

（2）洗胃导致失钠，水分过多进入体内，使机体水盐比例失调，发生水中毒。

（3）洗胃时间过长，增加了水的吸收量。

2）临床表现：早期患者出现烦躁，神志由清楚转为嗜睡，重者出现球结膜水肿，呼吸困难，癫痫样抽搐、昏迷。肺水肿者出现呼吸困难、发绀、呼吸道分泌物增多等表现。

3）预防及处理

（1）选用粗胃管，对洗胃液量大的患者常规使用脱水剂、利尿剂。

（2）对昏迷患者用小剂量灌洗更为安全。洗胃时每次灌注液为300～500 mL，并保持灌洗出入量平衡。

（3）洗胃过程中应严密观察病情变化，如神志、瞳孔、呼吸、血压及上腹部是否饱胀等。对洗胃时间相对较长者，应在洗胃过程中常规查血电解质，并随时观察有无球结膜水肿及病情变化等，以便及时处理。

（4）在为急性中毒患者洗胃时，如相应的洗胃液不容易取得，最好先用1 000～1 500 mL温清水洗胃后，再换为0.9%～1.0%的温盐水洗胃至清亮无味为止，避免造成水中毒。

（5）一旦出现水中毒应及时处理，轻者经禁水可自行恢复，重者立即给予3%～5%的高渗氯化钠溶液静脉滴注，以及时纠正机体的低渗状态。

（6）如已出现脑水肿，及时应用甘露醇、地塞米松纠正。

（7）出现抽搐、昏迷者，立即用开口器、舌钳（纱布包缠）保护舌头，同时加用镇静药，加大吸氧流量，并应用床栏保护患者，防止坠床。

（8）肺水肿严重、出现呼吸衰竭者，及时行气管插管，给予人工通气。

8. 胃肠道感染

1）发生原因：洗胃物品、水不洁引起。

2）临床表现：洗胃后1天内出现恶心、呕吐、腹泻、发热。

3）预防及处理

（1）选用无菌胃管，避免细菌污染洗胃用物及洗胃液。

（2）发生胃肠炎后及时应用抗生素治疗。

9. 虚脱及寒冷反应

1）发生原因：洗胃过程中患者恐惧、躁动不安、恶心、呕吐，机械性刺激迷走神经，张力亢进，心动过缓加之保温不好，洗胃液过凉等因素造成。

2）临床表现：患者面色苍白、口唇发绀、周身皮肤湿冷、寒战、脉搏细弱。

3）预防及处理

（1）清醒患者洗胃前做好心理疏导，尽可能消除患者紧张恐惧的情绪，以取得合作，必要时加用适当镇静剂。

（2）注意给患者保暖，及时更换浸湿的衣物。

（3）洗胃液温度应控制在25～38℃。

10. 顽固性呃逆

1）发生原因：洗胃液温度过低刺激膈神经，胃部反复机械性冲吸影响膈肌功能。

2）临床表现：喉间呃呃连声，持续不断，声短而频频发作，令人不能自制。轻者数分钟或数小时，重者昼夜发作不停，严重影响患者的呼吸、休息、睡眠。

3）预防及处理

（1）洗胃液温度要适宜，以25～38℃为宜。

（2）一旦发生呃逆，轮流拇指重按患者攒竹穴，每侧1分钟，多能缓解，或舌下含服硝苯地平10 mg。

（3）如上述措施仍不能缓解，可应用盐酸氯丙嗪25～50 mg肌内注射。

11. 胃穿孔

1）发生原因

（1）多见于误食强酸、强碱等腐蚀性毒物而洗胃者。

（2）患者患有活动性消化性溃疡、近期有上消化道出血、肝硬化并发食管静脉曲张等洗胃禁忌证者。

（3）洗胃管堵塞，出入量不平衡，短时间内急性胃扩张，继续灌入液体，导致胃壁过度膨胀，造成破裂。

（4）医务人员操作不慎，大量气体被吸入胃内致胃破裂。

2）临床表现：腹部隆起，剧烈疼痛，腹肌紧张，肝浊音界消失，肠鸣音消失，脸色苍白，脉细速。腹部X线片可发现膈下游离气体，腹部B超检查可见腹腔有积液。

3）预防及处理

（1）误服腐蚀性化学品者，禁止洗胃。

（2）加强培训医务人员洗胃操作技术，洗胃过程中，保持灌入与抽出量平衡，严格记录出入洗胃液量。

（3）洗胃前详细询问病史，有洗胃禁忌证者，一般不予洗胃。有消化性溃疡病史但不处于活动期者洗胃液应相对减少，一般一次300 mL左右，避免穿孔。

（4）电动洗胃机洗胃时压力不宜过大，应保持在13. 33 kPa左右。

（5）洗胃过程中应严密观察病情变化，如神志、瞳孔、呼吸、血压及上腹部是否饱胀，有无烦躁不安、腹痛等。

（6）胃穿孔者立即行手术治疗。

12. 中毒加剧

1）发生原因

（1）洗胃液选用不当，如敌百虫中毒者，应用碱性洗胃液，使敌百虫转化为毒性更强的敌敌畏。

（2）洗胃液灌入过多，造成急性胃扩张，增加胃内压力，促进毒物吸收。

（3）洗胃液过热，容易烫伤食管、胃黏膜或使血管扩张，促进毒物吸收。

2）临床表现：清醒患者意识可逐渐变模糊，昏迷患者脉搏细速、血压下降等。

3）预防及处理

（1）毒物的理化性质不明者，选用温清水洗胃。

（2）洗胃时先抽吸胃内浓缩的毒物后再灌注洗胃液，避免毒物被稀释后进入肠道内吸收。

（3）保持灌入与抽出量平衡，严格记录出入洗胃液量。

13. 急性胰腺炎

1）发生原因：大量的洗胃液能促进胰腺分泌，十二指肠乳头水肿，胆管口括约肌痉挛，胰管梗阻致急性胰腺炎。

2）临床表现：中上腹疼痛，发热、恶心、呕吐，血、尿淀粉酶增高。腹部B超或CT检查可发现胰腺水肿，严重者胰腺坏死液化，胸、腹腔积液。

3）预防及处理

（1）洗胃过程中，保持灌入与抽出量平衡，严格记录出入洗胃液量。

（2）如有急性胰腺炎症状者，及时给予禁食、胃肠减压，使用抑制胰腺分泌药物，如醋酸奥曲肽注射液，解痉止痛药物，如阿托品、山莨菪碱等治疗。

14. 呼吸心搏骤停

1）发生原因

（1）心脏病患者，可由于插管给患者带来痛苦、不适、呕吐，甚至挣扎，情绪紧张，心脏负荷加重，诱发心力衰竭。

（2）胃管从口腔或鼻腔插入经食管移行处时，刺激迷走神经，反射性引起呼吸心搏骤停。

（3）患者处于深昏迷、抽搐、呼吸衰竭状态，强行洗胃可导致缺氧加重引起心搏骤停。

2）临床表现：患者意识消失，大动脉搏动和心音消失，呼吸停止。

3）预防及处理

（1）昏迷及心脏病患者洗胃宜慎重。

（2）出现呼吸心搏骤停应立即拔出胃管，予人工呼吸和胸外按压等方法进行抢救。

第二节　大肠活动的观察与护理技术

一、对大肠排泄活动的评估

（一）影响排便因素的评估

正常的排便是一个不会造成疼痛的过程，它受很多生理和心理因素的影响。

1. 心理因素

一个人排便形态的改变与情绪有关联。精神抑郁的人常伴有便秘，而情绪激动和神经质者则可能造成腹泻。

2. 环境因素

排便有很强的隐私性。住院的患者，由于排便的环境发生了改变，尤其是同室居有2个以上的患者而又必须在室内便器或便盆中排便时，因为缺乏隐私环境，很多人会尽可能避免排便或减少排便次数来降低窘迫感，从而造成排便困难或便秘。

3. 排泄习惯

在日常生活中，许多人都有自己固定的排便时间，使用某种固定的便具，排便时从事某些活动如阅读等，当这些生活习惯由于环境的改变无法维持时，就可能影响正常排便。

4. 食物与液体摄入

均衡饮食与足量的液体是维持正常排便的重要条件。富含纤维的食物可提供必要的粪便容积，加速食糜通过肠道，减少水分在大肠内的再吸收，使大便柔软而能轻易排出。每日摄入足量液体，可以液化肠内容物使食物能顺利通过肠道。当摄食量过少、食物中缺少纤维或水分不足时，无法产生足够的粪便容积和液化食糜，食糜通过回肠速度减慢、时间延长，水分的再吸收增加，导致粪便变硬、排便减少而发生便秘。

5. 器质性病变

1）各种感染引起的肠炎、痢疾，直肠与肛门病变引起肛门括约肌痉挛及排便疼痛等，则影响排便。

2）肠道肿瘤、各种原因引起的肠梗阻、肠粘连，先天性巨结肠以及腹腔或盆腔内肿瘤的压迫。

3）肝、胆、胰腺疾病的影响，如胆石症。

4）全身性感染及全身性疾病引起的肠肌松弛或肠肌痉挛，内分泌及代谢障碍性疾病等。

6. 中枢神经系统病变或损伤

如脑和脊髓炎症、肿瘤、脊髓或马尾部损伤以及脊髓结核运动性共济失调等，因其神经传导被阻断，直肠反射功能消失，排便随意肌失去控制而引起神经性便秘。

7. 药物对中枢神经的作用

如阿片酊、吗啡等药物，可作用于肠壁平滑肌，影响肠管蠕动而引起便秘。

（二）对粪便的评估

1. 排便次数

排便是人体基本生理需要，排便次数因人而异。一般成人每天排便1～3次，婴幼儿每天排便3～5次。每天超过3次（成人）或每周少于3次，应视为排便异常。

2. 量

每日排便量与膳食种类、数量、摄入液体量、大便次数及消化器官的功能有关。正常成人每天排便量为100～300 g。进食少纤维、高蛋白质等精细食物者粪便量少而细腻；进食大量蔬菜、水果等粗粮者粪便量较多。当消化器官功能紊乱时，也会出现排便量的改变。

3. 颜色和性状

正常人的粪便呈黄褐色，成形，软便。稀糊状或稀汁样便见于感染性或非感染性腹泻，如急性胃肠炎时。大量黄绿色稀汁样便且含有膜状物时，可能为假膜性肠炎。艾滋病患者伴有肠道隐孢子虫感染时，可排出大量稀水样粪便。

1）柏油样便：见于上消化道出血。上消化道出血量在50～75 mL时，可出现柏油样便。

2）陶土色便：见于胆管梗阻性疾病。

3）胆绿色便：见于乳儿肠炎。

4）混有新鲜血便：见于下消化道出血。

5）柱状硬便：见于习惯性便秘。

6）羊粪样硬便：见于痉挛性便秘。

7）扁平带状便：见于肛门狭窄及肛门附近新生物挤压所致。

8）糊状便：见于消化不良症。

9）液体便：见于食物中毒、急性肠炎。

10）泔水样便：见于霍乱。

11）脓血便：见于菌痢、溃疡性结肠炎、局限性肠炎、结肠或直肠癌。

12）黏冻便：见于慢性结肠炎。

13）血样便：见于消化道出血。如直肠息肉、结肠癌、肛裂及痔疮等均可见鲜红色血便。

14）粪便表面有黏液：见于急性肠炎、慢性结肠炎等。

15）寄生虫虫体：肠道寄生虫病患者的粪便中有时可见成虫排出，如蛔虫、蛲虫、绦虫节片及姜片虫等。钩虫虫体需将粪便用水冲洗过筛后才能找到。驱绦虫时需注意寻找有无虫头。

16）气味：正常粪便因含吲哚及粪臭素等故有臭味。消化不良时粪便有酸臭味，慢性胰腺炎或直肠癌时粪便可有恶臭味。

二、排便异常的护理

（一）便秘

便秘的特征是排出过于干硬的粪便。不能单纯依靠排便次数确定患者有无便秘存在。有人每日排便也可能有便秘症状，另外一些人虽每周只规律地排便3次但可无干硬、排便费力等便秘症状。

1. 促进排便的方法

1）一般方法：积极去除病因，适当地增加体力锻炼及医疗气功疗法或腹部按摩，养成良好的大便习惯。保持情绪稳定，生活要有规律。多吃一些粗纤维的食物及蔬菜、水果，多饮水及服用蜂蜜等润滑之品。不宜过于依赖药物。积极治疗肛裂、痔疮、肛周感染、盆腔炎症等疾病。

2）药物疗法

（1）肛门栓剂：肛门栓剂是一种圆形或椭圆形制剂，插入肛门后在体腔温度下熔化，刺激肠蠕动而排便。一般15～30分钟见效。其作用主要是软化粪便，或直接作用于黏膜神经末梢，刺激肠蠕动。使用肛门栓剂时，用手垫纱布或戴指套，捏住栓剂底部，轻轻插入肛门直肠内，抵住肛门处轻轻按揉，嘱患者忍耐5～10分钟后再排便。

（2）甘油栓：适用于儿童及老人、体弱者的排便治疗。

（3）液状石蜡：不被肠道吸收，能润滑肠壁及软化粪便。10～30 mL，睡前服用。适于粪便特别干结或年老体弱、排便动力减弱的患者。也可服用甘油10～30 mL。

（4）硫酸镁：亦称盐类泻药，系通过不容易被肠壁吸收的盐类借其在肠道的高渗作用，吸住水分，引起水泻。用法：10～20 g，配成50%溶液口服。服时多饮水以稀释之，孕妇忌用。

（5）山梨醇：5～10 g，每日2～3次。

（6）镁乳：15～30 mL 口服。

（7）酚酞片：2 片，每日 3 次口服。

（8）多库酯钠：为表面活性剂，口服在肠道内使水分和脂肪渗入粪便，促其软化，适用于排便无力及粪便干结的患者。用法：每日 50～240 mg。

（9）开塞露：使用时取 1 支将药液挤入肛门内，即可排便。

（10）牛黄解毒片：2 片，每日 3 次口服。

（11）温盐水 2 000～3 000 mL，或温水 500～1 000 mL，或肥皂水 75 mL 加温开水至 1 000 mL 灌肠。

（12）番泻叶 3～10 g，泡茶饮。用于气虚或津液不足便秘者。

（13）麻黄 25 g，白术 20 g，杏仁 15 g，甘草 5 g。每日 1 剂，水煎服，一般服 3 剂后大便即通畅。

（14）生大黄粉 3～6 g，每晚睡前用温水送服，2～4 周为 1 个疗程，其中药量以每日可无困难排便一次为准，有较好疗效。

3）医疗气功疗法：简单的医疗气功，对部分患者往往能取得良好的效果。

（1）便前用双手食指和中指按摩迎香穴，两掌心相对，全身放松，双目轻闭，意守鼻尖和丹田。每次按摩 5 分钟即可。

（2）意识诱导：取盘坐式内视体内四心（两足心的涌泉穴，两手心的劳宫穴），使其有麻、热胀感。臆想口服蜂蜜随肠而下。早晚各练 1 次。

2. 护理措施

1）一般护理

（1）提高饮食中纤维素的含量，多给患者吃含纤维素高的饮食，粗粮如玉米面、荞麦面、豆类等，蔬菜如芹菜、洋葱、蒜苗、菠菜、萝卜、生黄瓜等，水果如香蕉、梨等，还应增加花生油、豆油、香油等油脂的摄入。

（2）每日应给予充足的饮水，至少要保证入量 2 000 mL，可喝些淡盐水或蜂蜜水，也可每日空腹喝一杯温水。

（3）每日进行适当的运动，长期卧床患者如身体情况允许，也可进行一定范围的活动锻炼。待病情好转后早日下床活动。

（4）培养定时排便习惯，养成良好的规律。

（5）热水坐浴，也可有效地促进肠蠕动。

2）病情观察与护理

（1）观察伴随症状，了解原发病因：如便秘伴消瘦、贫血、粪便扁小同时便血者，结肠癌与直肠癌的可能性大。便秘伴剧烈腹痛、腹胀、呕吐或腹部肿块，需考虑肠梗阻的可能，如急性腹膜炎、肠套叠、铅中毒、血卟啉病等引起。新生儿出生后就无粪便排出，即应考虑新生儿直肠闭锁或无肛门。出生后有粪便排出，而后伴发严重腹胀的便秘，多考虑先天性巨结肠症。中老年期出现进行性加重的便秘和伴有腹痛、腹泻与便秘交替出现，多考虑为肠结核、结肠癌、结肠过敏等。便秘伴下肢水肿，甚至腹腔积液者，多见于肝硬化和右心衰竭。便秘伴慢性咳、痰、喘，甚至呼吸困难，应考虑为肺气肿、膈肌疲劳无力所致。

（2）按医嘱应用药物或灌肠：如应用上述措施无效的严重便秘，可与医生讨论治疗方案，如应用甘油栓、开塞露，临时用一次缓泻剂如通便灵胶囊、通泰等，必要时灌肠或用手指挖大便。应用缓泻剂应注意药物起作用时间，避免影响患者休息，另外还应注意用药量因人而异，以免剂量过大造成患者腹泻。

3）健康教育

（1）向患者及家属讲明不良生活方式和饮食习惯、运动量不足、滥用药物、精神因素等与便秘的关系。

（2）教会患者观察病情。

（3）教会患者及家属简单处理便秘的方法和使用泻剂的原则。

（4）建议患者逐渐减少泻药用量，鼓励其采用其他通便措施。

（二）粪结石

多是由于便秘未及时处理而形成。护理措施包括：预防和及时处理便秘；必要时灌肠，灌肠无效时，戴手套取出。

（三）肠胀气

胃肠道内有过量气体积聚而不能排出时称为肠胀气。

1. 原因

产生肠胀气原因有 2 种：一种是气体产生过多，如摄入过多产气食品（豆类）或吃饭、饮水时吞入大量气体；另一种是气体排出障碍，如便秘或术后麻痹性肠梗阻。

2. 护理措施

包括协助患者活动或更换体位、腹部热敷、肛管排气及灌肠等。

（四）排便失禁

1. 原因

排便失禁是由于某种器质性病变或支配肛门括约肌的神经作用失常，造成肛门括约肌的控制功能发生障碍的表现。任何引起肛门括约肌功能完整性受损的情况均可导致大便失禁。

2. 护理措施

对大便失禁的护理主要是予以心理支持，局部皮肤护理，并针对其原发病予以相应治疗。

三、灌肠法

灌肠法是将一定量的溶液，借助灌肠器具，由肛门经直肠灌入肠腔内的方法。根据不同目的，可将灌肠法分为不保留灌肠法和保留灌肠法两大类。

（一）护理评估

1. 大量不保留灌肠

用于：①刺激肠蠕动，软化和清除粪便，排除肠胀气，减轻腹胀。②清洁肠道，为手术检查或分娩前做准备。③稀释和清洁肠道内的有害物质，减轻中毒。④灌入低温溶液为高热患者降温。

2. 小量不保留灌肠

用于软化粪便，排除肠内积存气体，以减轻腹胀。适用于腹部手术及盆腔手术后肠胀气及老年、小儿、孕妇、心脏病患者等。

3. 清洁灌肠

用于彻底清除肠腔内粪便。常用于直肠、结肠检查、造影、摄片或手术前的准备。

4. 保留灌肠

主要是供给药物治疗肠道疾病或给予镇静剂。

（二）计划

各种灌肠法在用物准备上要做好安排。

1. 大量不保留灌肠

灌肠筒1套、肛管、弯盘、夹子（或血管钳）、润滑剂、卫生纸、橡胶单，治疗巾、便盆、输液架、水温计等。溶液为39～41℃清水，或0.9%盐水，或0.5%～1.0%肥皂水。

温度不可过高，以免损伤肠黏膜；温度过低可导致肠痉挛（降温患者除外）。降温时水温为28～32℃，中暑患者水温为4℃，成人用量为500～1 000 mL，小儿用量为200～500 mL。

2. 小量不保留灌肠

治疗盘内备注洗器，药杯或量杯盛医嘱指定的溶液，肛管用14～16号，温开水5～10 mL，弯盘，卫生纸，橡胶单、治疗巾，润滑剂，夹子或血管钳，便盆。

常用溶液："1、2、3"溶液，即50%硫酸镁30 mL，甘油60 mL，温开水90 mL；甘油和水各60～90 mL；各种植物油120～180 mL，溶液温度为38℃。

3. 清洁灌肠

用物同大量不保留灌肠，还应准备"Y"形管、引流管、夹子及污水桶。

4. 保留灌肠

按医嘱备药液，用物与小量不保留灌肠相同，肛管要选择更细的，药量不超过200 mL，药液温度为39～41℃。

（三）实施步骤

1. 大量不保留灌肠

1）护士服装整洁，戴好帽子、口罩，洗手。

2）配制溶液，如用肥皂水灌肠，则取20%肥皂水25 mL加温开水至1 000 mL，配成0.5%的肥皂水溶液，测温度（39～41℃较宜）。

3）备齐用物，携至患者床旁，向患者说明灌肠目的，以取得合作。嘱患者排尿。关闭门窗，遮挡患者后嘱其取左侧卧位，臀下垫油布与治疗巾。患者肛门括约肌失去控制能力时，可取仰卧位，臀下垫便盆。

4）肛管前端涂润滑油后轻轻插入肛门7～10 cm，一手固定肛管，另一手抬高灌肠筒或将筒吊挂于输液架上，使液面距肛门50～60 cm。放开夹子，固定肛管，使液体缓缓流入肠道。如果进液受阻，可将肛管移动一下。

5）患者有便意时，嘱患者张口深呼吸并放低灌肠筒，以降低腹压。

6）待溶液将要流完时，或患者不能忍受时，夹住橡皮管并拔出肛管置于弯盘内，嘱患者平卧5～10分钟，以利粪便软化再排便。

7）不能下床者，给予便器，将卫生纸及呼叫器放于易取处。排便后及时取出便器。

8）便毕，记录其结果。

2. 小量不保留灌肠

1）备齐用物，携至患者床旁，准备工作同大量不保留灌肠。

2）灌肠液加温至38℃。润滑肛管前端，用注射器（50～100 mL）抽吸灌肠液，连接肛管，排气后，用止血钳夹住肛管，轻轻插入直肠内7～10 cm，松开止血钳，把注射器内的溶液缓缓注入（注射完毕、将肛管末端抬高，使溶液全部注入），然后灌入温水5～10 mL，反折肛管，轻轻拔出，放于弯盘中。

3）嘱患者尽可能10～15分钟排便。

3. 清洁灌肠

1）操作前患者准备同大量不保留灌肠。

2）患者取右侧卧位，使溶液能达结肠深部。

3）先用0.5%～1%肥皂水1 000 mL按大量不保留灌肠法灌入。待排便后再用生理盐水和清水交替进行灌肠，直至排出液体清亮无粪块为止。

4. 保留灌肠

1）备齐用物，携至患者床旁。解释及准备工作如前。

2）保留灌肠前半小时先行清洁灌肠，以便药物溶液灌入后易于吸收。药量较少时（15～20 mL），可不行清洁灌肠。

3）灌液前臀部应抬高10 cm，使液体易于保留。

4）卧位依病情而定，如慢性痢疾，病变部位多在乙状结肠及直肠，故应采用左侧卧位；阿米巴痢疾，病变部位多见于回盲部，以采用右侧卧位为宜。

5）其他操作方法同小量不保留灌肠，但肛管插入要深，15～20 cm，推注溶液速度要慢，以便药物的保留。

6）拔出肛管后，用卫生纸在肛门处轻轻按揉，嘱患者保留1小时以上，以利药物吸收，并做好记录（包括药名、药量及注入时间等）。

7）行肛门、直肠、结肠等手术后的患者或排便失禁者均不宜保留灌肠。

（四）灌肠技术操作并发症

常见并发症包括肠黏膜损伤、肠穿孔、虚脱、大便失禁、肛周皮肤损伤。

1. 肠黏膜损伤

1）发生原因

（1）选用的肛管型号不合适或质地较硬，反复插管导致肠黏膜损伤。

（2）操作者插管时动作粗暴、肛管润滑不够即强行插管。

（3）插管时患者紧张，配合不好，肛门括约肌痉挛，插入困难而致损伤。

2）临床表现：肛门部位疼痛，排便时加剧，局部有压痛；损伤严重时可见肛门溢血或大便带血，局部水肿厉害可致排便困难。

3）预防及处理

（1）操作前耐心向患者做好解释，取得患者的配合；选择型号合适、质地优良的肛管，插管前充分润滑肛管前端。

（2）操作时动作要轻，顺应肠道的解剖结构，缓慢插入，尽量避免反复插管。

（3）插入深度要合适，成人插入深度 7～10 cm，小儿插入深度 4～7 cm。

（4）肛门疼痛和已发生肠出血者遵医嘱给予止痛、止血等对症治疗。

2. 肠穿孔

1）发生原因

（1）灌肠时所选肛管质地粗硬，型号不合适，反复多次插管。

（2）插管时动作粗暴，用力过猛，穿破肠壁。

（3）1 次灌入液量过多，肠道内压力过大。

2）临床表现：灌肠过程中患者突发腹痛、腹胀，查体腹部有压痛和反跳痛。

3）预防及处理

（1）选用型号适宜、质地优良的肛管。

（2）插管时动作应轻缓，遇有阻力时应调整肛管位置或变换患者的体位，避免强行插管。

（3）严格控制灌肠液流入速度，灌肠袋内液面距患者肛门高度 45～60 cm。

（4）一旦发生肠穿孔，应立即转外科行手术治疗。

3. 虚脱

1）发生原因

（1）灌肠者年老体弱、全身营养状况差或患有严重心肺疾患。

（2）灌肠液流入过快、液量过多。

（3）灌肠液温度过低引发肠道痉挛。

2）临床表现：灌肠过程中患者突然头晕、恶心、面色苍白、全身出冷汗，甚至晕厥。

3）预防及处理

（1）灌肠液的温度要适宜，一般为 39～41℃，不可过高或过低（高热患者灌肠降温者除外）。

（2）灌肠时应根据患者的身体状况及耐受力调整合适的流速。

（3）一旦发生虚脱应立即让患者平卧休息并对症处理。

4. 大便失禁

1）发生原因

（1）灌肠时插入肛管动作粗暴，损伤了肛门括约肌或其周围的血管或神经。

（2）灌肠时患者心情紧张造成排便反射控制障碍。

（3）长期留置肛管，肛门括约肌反应性降低甚至永久性松弛。

2）临床表现：大便不受控制地由肛门排出。

3）预防及处理

（1）插管时动作应轻缓，避免损伤肛门括约肌及其周围组织。

（2）操作前向患者做好解释工作，消除患者的紧张情绪，鼓励患者加强意识以控制排便。

（3）需肛管排气时，一般置管不超过 20 分钟，如需要可间隔 2 ~ 3 小时重复插管排气。

（4）帮助患者重建控制排便的能力，逐步恢复肛门括约肌的控制能力，鼓励患者尽量自己排便。

（5）已发生大便失禁者应保持肛周皮肤清洁、干燥，避免破溃感染。

5. 肛周皮肤损伤

1）发生原因：长期卧床或年老体弱患者灌肠后排便次数增多，肛周皮肤长期受潮湿刺激，抵抗力降低。

2）临床表现：肛周皮肤红肿破溃。

3）预防及处理

（1）患者排便后及时清洗肛周皮肤，保持局部清洁、干燥。

（2）正确应用大小便器，防止擦伤肛周皮肤。

（3）发生肛周皮肤破溃后遵医嘱对症处理。

第三节　排尿活动的观察与护理技术

一、对尿液的评估

（一）正常尿液的评估

健康成人每日排尿 3 ~ 6 次，每次 200 ~ 400 mL，24 小时总尿量为 1 000 ~ 2 000 mL。尿液呈淡黄色至深褐色，且清澈透明。因尿中含挥发酸，新鲜尿液具有特殊的芳香气味。正常尿呈弱酸性。尿比重为 1.010 ~ 1.030。尿量受液体摄入量、饮食成分及体液排出量的影响。腹腔压力或心理因素可影响正常排尿的次数。尿的颜色则根据尿量多少和深浅而不同。婴幼儿与成人相比，排尿量相对增多。

（二）异常尿液的评估

1. 次数和量

尿的次数和量都可发生改变。

1）尿频：指排尿次数增多。但每次尿量正常，全日总尿量增多，见于糖尿病、尿崩症及急性肾衰竭的多尿期等；如排尿次数增多，而每次尿量减少或仅有尿意并无尿液排出，表示膀胱或尿道刺激症状，如膀胱炎、膀胱结核；尿频还可见于膀胱容量减少，如膀胱癌、妊娠子宫压迫膀胱、下尿路梗阻、神经源性膀胱、精神紧张与恐惧等。另外应特别注意夜间尿频，对诊断和治疗更有意义。如夜尿症多伴有夜间排尿次数增多，夜间排尿量等于或超过日间尿量。这种现象主要见于心脏功能不全或慢性肾病。心脏功能不全患者，在夜间安静时，由于心脏功能好转而排尿量增多；慢性肾病夜尿增多，是肾浓缩功能减退的表现。

2）多尿：多尿指24小时尿量经常超过2 500 mL。正常情况下见于饮用大量液体、妊娠时；病理情况下多由内分泌代谢障碍，肾小管浓缩功能不全引起，见于糖尿病、尿崩症、肾衰竭等患者。

3）少尿：少尿指24小时尿量少于4 00 mL或每小时尿量少于17 mL。见于发热、液体摄入过少、休克等患者体内血容量不足及心、肾、肝衰竭等。

4）无尿或尿闭：无尿或尿闭指24小时尿量少于100mL或12小时内无尿者。见于严重休克、急性肾衰竭、药物中毒等。

2. 颜色

肉眼血尿呈红色或棕色，血红蛋白尿呈酱油或浓红茶色，胆红素尿呈黄褐色，脓尿呈白色浑浊状，乳糜尿呈乳白色。

3. 透明度

尿中有脓细胞、红细胞以及大量上皮细胞、黏液、管型等，可出现尿液浑浊。

4. 气味

若新鲜尿即有氨臭味，提示泌尿道感染；糖尿病酮症酸中毒时，因尿中有丙酮，会有烂苹果样气味。

5. 膀胱刺激征

膀胱刺激征表现为每次尿量少，伴有尿频、尿痛。

二、排尿异常的护理

（一）尿潴留

尿潴留是临床工作中经常遇到的问题，情况紧急，原因很多，需要正确诊断和及时处理。

1. 病因

引起急性尿潴留的病因很多，有时是多种原因引起。

1）机械性梗阻：小儿包茎、后尿道结石或先天性后尿道瓣膜，青壮年尿道狭窄、尿道损伤，老年人前列腺增生、膀胱肿瘤等尿道和膀胱颈梗阻性疾病均可引起急性尿潴留。严重的膀胱颈和后尿道以上尿路出血、膀胱内有大量血块均可引起急性尿潴留。除肾损伤，肾、膀胱肿瘤外，膀胱和尿道的损伤也是急性尿潴留的常见原因。

2）排尿反射功能障碍：颅脑的损伤或肿瘤（高级中枢）；脊椎骨折或脊髓肿瘤（脊上中枢）；腰骶部脊膜膨出（排尿中枢）；骨盆骨折（传出神经）；肛门、直肠手术后（反射性）；作用于传出神经的某些药物，如M胆碱受体阻滞剂；以及作用于α受体的拟肾上腺素药均可影响排尿反射弧的某些环节，引起排尿功能障碍。腰麻后尿潴留亦属排尿反射功能障碍。低血钾使逼尿肌无力，引起排尿困难或尿潴留，是排尿反射中靶细胞的功能障碍。

2. 护理

1）一般护理

（1）了解尿潴留患者的病史及病因，进行针对性护理，如区别患者是神经症性排尿困难还是反射性括约肌痉挛等引起的排尿困难。

（2）做好安抚工作，解释病因，消除不必要的焦虑和紧张，告诫患者于尿急时应立即排尿。当患者要求排尿时，注意不要催促，不能表现出不耐烦的表情，尽可能协助患者到厕所排尿。

（3）尽量采取适应于患者排尿习惯的方式和环境，如有的不习惯卧床排尿，有的必须站立时才排尿，应训练患者在床上使用小便器。

（4）利用条件反射，诱导排尿，如让患者听流水声或使患者在排尿时双手指垂于水中的办法诱导患者排尿。

（5）在患者耻骨上区施以交替冷热敷，刺激膀胱收缩可促使尿液排出。

（6）脊髓损伤引起的尿潴留，应在膀胱尚未十分胀满时用手加压排尿，即置手于患者下腹部膀胱膨隆处，各左右轻轻按 10～20 次，促使腹肌松弛，再用手掌自患者膀胱底部向下推移按压，注意用力均匀，逐渐加大压力，但用力不可过猛，以免膀胱破裂，用此法可减少膀胱余尿。

（7）用针灸治疗有较好效果。一般选阴陵泉、足三里、关元、膀胱俞、肾俞等穴。

2）病情观察与护理

（1）观察排尿状态，包括排尿次数、时间、尿量及尿频、尿急、尿痛、排尿困难等变化，以了解病情转归和治疗后的效果。

（2）观察有无排尿障碍所致对机体的不良影响及其程度，经治疗护理后是否改善等情况。发现异常，及时报告医生。

3）导尿及膀胱穿刺患者的护理

（1）防止感染：导尿或行耻骨上膀胱穿刺者，应严格执行无菌操作，防止感染。

（2）妥善固定：导尿管插入后应妥善固定，防止脱落，避免因脱落影响排尿，而造成再次插管困难。

（3）防止虚脱：对于急性尿潴留患者，第一次放尿，量不得超过 1 000 mL，以免造成腹内压力突然降低，血液滞留在腹腔内，而使有效循环血量突然减少、血压下降引起虚脱。另外，大量放尿使膀胱内血管突然减压，可致血管破裂出血。

（4）鼓励患者多饮水，使尿量增多，起到生理性冲洗的作用，有效地防治泌尿系感染。

（5）尿液检查：如发现血尿严重，应留小便送检。

（6）注意保暖，防止受凉。

（7）长期导尿的患者应给予抗生素预防感染，并应每日进行膀胱冲洗 2 次。

（二）尿失禁

由于膀胱括约肌损伤或神经功能障碍而丧失排尿自控能力，使尿液不自主地流出称尿失禁，尿失禁可分为 4 种类型。

1. 类型

1）持续性尿失禁：指在任何时间和体位时均存在不自主漏尿。最常见于尿道瘘管。导致尿失禁最常见的瘘管类型是膀胱阴道瘘，可继发于妇科手术、放射治疗或产伤。输尿管阴道瘘为少见类型。引起持续性尿失禁的第二位病因是存在开口于尿道或女性生殖道的异位输尿管。异位输尿管常引流发育异常的肾脏上极，漏尿量可能很少，可多年被误诊为阴道分泌物。由于男性异位输尿管总是开口于膀胱颈部或靠近外括约肌的前列腺部尿道，所以男性异位输尿管从不引起尿失禁。

2）压力性尿失禁：指在咳嗽、喷嚏、体育锻炼或其他引起腹内压增高的活动时突然出现的漏尿现象。其发生机制是腹内压暂时性超过尿道阻力。压力性尿失禁最常发生于失去阴道前壁支撑作用的经产妇或绝经后妇女，也可见于前列腺手术后尿道外括约肌受损的男性。

3）急迫性尿失禁：指伴随强烈尿意的突发性尿失禁。常为膀胱炎症、神经源性膀胱、重度膀胱出口梗阻伴有膀胱顺应性降低患者的表现。鉴别急迫性尿失禁和压力性尿失禁非常重要。首先，急迫性尿失禁通常继发于能够明确的潜在性病变，原发病变如感染或膀胱出口梗阻治疗后，急迫性尿失禁可消失。其次，急迫性尿失禁通常不宜手术治疗，而以增加膀胱顺应性和（或）增加尿道阻力的药物治疗更为合适。

4）充溢性尿失禁：严重尿潴留和大量残余尿时可出现充溢性尿失禁。感染情况下患者膀胱逐渐扩大，常不能完全排空，膀胱充盈时可有少量尿液漏出。此种情况好发于夜间。单纯依据病史和体格检查结果常难以明确诊断充溢性尿失禁，尤其是当患者肥胖叩诊膀胱不满意时。一般充溢性尿失禁的发生需要相当长的过程，患者可全然不知膀胱不能完全排空。因此，任何类型尿失禁患者都应于排尿后行膀胱残余尿测定。膀胱出口梗阻情况解除后，充溢性尿失禁可以治愈。

2. 皮肤护理

保持皮肤清洁、干燥。使用尿垫，床上铺橡胶单和中单；经常用温水清洗会阴部皮肤，勤换衣裤、床单、尿垫；根据皮肤情况，定时按摩受压部位，防止压疮的发生。

3. 外部引流

必要时应用接尿装置引流尿液。女患者可用女式尿壶紧贴外阴部接取尿液；男患者可用尿壶接尿，也可用阴茎套连接集尿袋，接取尿液，但此法不宜长时间使用，每天要定时取下阴茎套和尿壶，清洗会阴部和阴茎，并将局部暴露于空气中。

4. 帮助患者有意识地控制或引起排尿

指导患者每日做阴部肌肉收缩和放松锻炼，以增强尿道括约肌的作用。并观察患者的排尿反应，及时提供便器。对尿床的患者，应掌握尿床的时间，在患者尿床前半小时提供便器。对于慢性病患者或老年人，每 2 ~ 3 小时提供一次便器，并逐渐延长间隔时间，刺激排尿反射，试行排尿，以恢复对排尿功能的控制。若病情允许，可采取坐位排尿，并做缓慢而有节律的前倾动作以压迫膀胱。也可以指导患者自己用手轻压膀胱并向尿道方向压迫，协助排空膀胱，每次试行排尿时间以 15 ~ 20 分钟为宜。

5. 留置导尿管

以上措施无效时，可采用留置导尿管。

三、导尿术

导尿术是由尿道插入一导管至膀胱内，以便引流膀胱内的尿液、滴注药物至膀胱内、固定尿道及预防尿道阻塞的方法。导尿是一种有潜在伤害的操作，除非必要应尽量避免使用，必须使用时，要严格掌握无菌技术。

导尿的主要危害有：①泌尿道感染，是最常见的导尿并发症。其中以老年人、病情危重者及女性易并发。且发生率与导尿管留置的时间直接相关。②其他，下尿路创伤、膀胱张力丧失、膀胱痉挛及形成瘘与溃疡、皮肤完整性受损等。

（一）护理评估

了解病情及诊断，估计患者的合作程度；了解患者的导尿目的。

1. 当其他措施无效时，导尿是解决尿潴留的最后方法。

2. 下腹或骨盆手术前及术中排空膀胱，避免误伤膀胱或术后膀胱减压。

3. 昏迷、尿失禁、会阴或肛门附近有伤口不宜自行排尿者，以保持局部清洁、干燥。

4. 为下尿路阻塞或麻痹（神经性膀胱炎）患者提供排尿的方法。

5. 膀胱内注入药物。

6. 测量膀胱容量、压力以及检查残余尿容量，鉴别无尿及尿潴留。

7. 抢救危重或休克患者时，正确了解尿量，以观察肾功能。

（二）护理计划

1. 治疗盘内用物

无菌导尿包（治疗碗 2 个，导尿管 8 号、10 号各 1 根，血管钳 2 把，小药杯内盛棉球 4 ~ 6 个及液状石蜡棉球瓶、洞巾、有盖标本瓶或试管各 1 个），无菌手套 1 副，无菌持物钳，会阴消毒液。

2. 无菌外阴消毒包

治疗碗 1 个、血管钳 1 把、棉球数个、左手手套 1 只、纱布若干。

3. 其他

小橡胶单、治疗巾、便器及便器巾、屏风、绒毯、立灯（必要时）。

（三）实施步骤

1. 女患者导尿术

女性成人尿道短，3 ~ 5 cm，富有扩张性，直径 0.6 cm 左右，尿道口在阴蒂下方呈矢状裂。

1）在治疗室准备好用物，洗净双手，戴口罩，治疗车推于患者床旁。

2）关闭门窗或用屏风遮挡患者，向患者解释目的，取得合作。

3）站于患者右侧，松开被尾，患者平卧屈膝，将远端裤腿脱下，放于近侧腿上，远侧用盖被遮挡。

4）将橡胶单、治疗巾垫于患者臀下，放好便盆。

5）外阴清洗消毒，先用肥皂水棉球擦外阴，顺序如下：阴阜（用棉球 1 个）、对侧及近侧腹股沟和大小阴唇（每侧各用棉球 1 个），最后阴蒂、尿道口、阴道口、肛门。再以左手持冲洗壶，右手持止血钳夹棉球消毒，边冲洗边擦，依肥皂水棉球顺序（冲洗尿道口时更换另一干棉球），冲洗完毕，用纱布擦干（如患者自理程度较好，会阴冲洗可由患者自行清洗外阴代替），再用0.2%碘伏溶液冲洗会阴部，然后移去便盆及橡皮中单，放于治疗车下层。

6）用消毒小毛巾擦手后翻一面挂于治疗车扶手上。

7）检查导尿包消毒日期，在患者两腿之间打开导尿包，把外层包皮收好，将导尿包放在患者两腿之间，打开内包布，形成无菌区。

8）用无菌持物钳夹出小药杯（内有干棉球）放在无菌区一角，倒0.2%碘伏浸湿棉球。

9）检查手套消毒日期，戴好手套，将孔巾铺在患者外阴部，以扩大无菌区。

10）将一弯盘移至会阴下方，用液状石蜡棉球润滑尿管前端，用止血钳夹住导尿管尾端，同时将0.2%碘伏棉球夹到弯盘内，把空药杯放于无菌区右尾端。

11）将无菌纱布叠放于阴唇上方，左手拇指、食指分开小阴唇，暴露尿道口，右手持血管钳夹消毒液棉球消毒，由内向外，分别消毒尿道口、小阴唇、大阴唇，自上而下各用一棉球擦洗消毒，尿道口消毒2次。每个棉球只用一次，自上而下，用后污棉球放于弯盘内。

12）右手持止血钳将尿管对准尿道口缓缓插入4～6 cm，见尿液流出后再插入少许，松开左手，固定导尿管，使尿液流入弯盘，若需做培养，用无菌标本瓶留尿后盖好瓶盖。将弯盘内的尿液倒入量杯，观察尿液性质。

13）导尿完毕，用纱布按在尿道口，轻轻拔出导尿管，擦净外阴，脱去手套，撤去洞巾，协助患者整理衣服被褥，安置患者休息。

14）如需留置导尿者（应先剃去阴毛），尿管末端反折，用无菌纱布包好，用胶布固定尿管。必要时记录尿量及尿液性质。

2. 男患者导尿术

男性成人尿道长18～20 cm，有2个弯曲，即活动的耻骨前弯和固定的耻骨下弯，3个狭窄部，即尿道内口、膜部和尿道外口。

1）物品准备：治疗碗内放置无菌纱布1块，其余同女患者导尿术。

2）操作方法

（1）助患者取仰卧位，两腿平放略分开，暴露阴部，裤腿脱至两膝上1/3处，盖好上半身。

（2）术者站于患者右侧，左手用无菌纱布将阴茎拉起，露出龟头用0.2%碘伏棉球自尿道口至冠状沟以上环行擦洗3次，注意洗净包皮及冠状沟处。

（3）擦洗后用另一纱布垫于阴茎下方。

（4）打开导尿盘，并将盖盘的半幅无菌巾扇形折叠于盘对侧，置盘于患者两腿上，戴好手套，铺孔巾时，一手持纱布将阴茎自孔巾内提出，露出龟头。

（5）用消毒液棉球消毒尿道口共3次，插管时将阴茎提起与身体成60°角使尿道耻骨前弯曲变直，用镊子夹尿管头端，另一端留在弯盘内，将尿管缓缓插入18～20 cm，或见尿后再插入2 cm。若插管时遇有阻力，可能系肌肉收缩所致，可稍停片刻，嘱患者做深呼吸，再徐徐插入，切忌暴力，以免损伤尿道黏膜。视病情需要，留取标本，以备送检。

(6) 导尿完毕，取出尿管，用纱布擦净尿道口，穿好衣裤，整理用物，安置患者休息。

(7) 如需留置导尿管者，用蝶形胶布固定尿管，尿管末端反折，用无菌纱布包裹。

(四) 评价

1. 用物必须严格消毒灭菌，并按无菌操作进行，杜绝医源性感染。

2. 保持导尿管的无菌，为女患者导尿时，如误入阴道，应更换导尿管重新插入。

3. 插管时，动作要轻柔，以免损伤尿道黏膜。

4. 遇尿道狭窄患者，可选用新的小号导尿管，变换方向试插，亦可用注射器自导尿管注入液状石蜡，增加润滑度，以增加成功率。尿道痉挛者，可注入2%普鲁卡因2 mL，5分钟后再行导尿。

5. 膀胱高度膨胀患者及极度衰弱者，首次放尿不应超过1 000 mL。因大量放尿，可导致腹腔内压力突然降低，大量血液滞留于腹腔血管内，引起血压突然下降产生虚脱。另外，膀胱突然减压，可引起膀胱黏膜急剧充血，发生血尿。

6. 导尿前，应向患者了解有无尿道狭窄和损伤史，并注意选择导尿管。

7. 留置导尿者，应注意尿道口护理，应用抗生素，进行膀胱冲洗，减少感染机会。

(五) 导尿术操作并发症

导尿术是一项侵入性操作，由于患者自身、导尿材料及操作者的技术水平等原因可产生各种并发症，如尿道黏膜损伤、尿路感染、尿道出血、虚脱、暂时性性功能障碍等。

1. 尿道黏膜损伤

1) 发生原因

(1) 男性尿道长，存在弯曲和狭窄部位，也存在着个体差异，不容易掌握插管深度。

(2) 操作者不熟悉气囊导尿管常识及病理情况下男性尿道解剖。

(3) 患者因害羞、担心、焦虑、恐惧等不良心理，造成精神高度紧张，插尿管时可出现尿道括约肌痉挛。

(4) 下尿路有病变时，尿道解剖发生变化，如前列腺增生症，由于前列腺各腺叶有不同程度的增生，使前列腺部尿道狭窄、扭曲变形，此时插入导尿管容易致尿道损伤。

(5) 患者难以忍受导尿管所致的膀胱、尿道刺激而自行拉扯导尿管，甚至强行拔管。

(6) 所使用的导尿管粗细不合适或使用质地僵硬的橡胶导尿管，导尿管置入时容易引起尿道黏膜的损伤，反复插管引起尿道黏膜水肿、损伤出血。

(7) 使用气囊导尿管时，导尿管末端未进入膀胱或刚进入膀胱，即向气囊内注水，此时，导尿管虽有尿液流出，但气囊一部分仍位于后尿道部，胀大的气囊压迫后尿道。

2) 临床表现：尿道外口出血，有时伴血块；尿道内疼痛，排尿时加重，伴局部压痛；部分病例有排尿困难甚至发生尿潴留；有严重损伤时，可有会阴血肿、尿外渗，甚至直肠瘘；并发感染时，出现尿道流脓或尿道周围脓肿。

3）预防及处理：为防止尿道黏膜损伤，术者除需要熟悉男性尿道解剖特点和严格按常规操作外，还需要注意以下各点。

（1）插管前常规润滑导尿管，尤其是气囊处的润滑，以减少插管时的摩擦力；操作时手法宜轻柔，插入速度要缓慢，切忌强行插管，不要来回抽插及反复插管。

（2）对于下尿路不全梗阻的患者，导尿前可先用右手取已备好的润滑止痛胶，挤出少许润滑软管尖端及尿道外口，再轻柔地将尖嘴插入尿道，拇指用力一次性推压，促使软管内胶液进入尿道并达到尿道膜部，退出软管尖嘴后，以左手拇指、食指、中指3指加压关闭尿道外口1～2分钟。亦可用去除针头的注射器将润滑剂注入尿道口，或在导尿管后端接润滑剂注射器，边插边注射润滑剂，易获成功。

（3）对于前列腺增生者，遇插管有阻力时，将预先吸入注射器的灭菌液状石蜡5～10 mL，由导尿管末端快速注入，插管者用左手将阴茎提起与腹壁成60°角，右手稍用力将液状石蜡注入，同时借助其润滑作用将尿管迅速插入，即可顺利通过增生部位。

（4）选择粗细合适、质地软的导尿管。

（5）插管时延长插入长度，见尿液流出后继续前插5 cm以上，充液后再轻轻拉回至有阻力感处，一般为2～3 cm，这样可避免导尿管未进入膀胱，球囊充液膨胀而压迫、损伤后尿道。

（6）耐心解释，如患者精神过度紧张，可遵医嘱插管前肌内注射地西泮10 mg、阿托品0.5～1 mg，待患者安静后再进行插管。

（7）导尿所致的黏膜损伤，轻者无须处理或经止血镇痛等对症治疗即可痊愈。偶有严重损伤者，需要行尿路改道、尿道修补等手术治疗。

2. 尿路感染

1）发生原因

（1）术者的无菌技术不符合要求，细菌逆行侵入尿道和膀胱。

（2）导尿术作为一种侵袭性操作常可导致尿道黏膜损伤，破坏了尿道黏膜的屏障作用。

（3）所采用的导尿管粗细不合适或质地太硬。

（4）技术不熟练，导尿管插入不顺利而反复多次插管。

（5）随着年龄的增加，男性常有前列腺肥大，易发生尿潴留，增加了感染的机会。

（6）所采用的导尿管受细菌污染。

2）临床表现：主要症状为尿频、尿急、尿痛，当感染累及上尿道时可有寒战、发热，尿道口可有脓性分泌物。尿液检查可有红细胞、白细胞，细菌培养可见阳性结果。

3）预防及处理

（1）用物必须严格灭菌，插管时严格执行无菌操作，动作轻柔，注意会阴部消毒，可在置管前将0.2%碘伏溶液3～5 mL从尿道口注入，以消毒尿道远端，同时可以起润滑作用。

（2）尽量避免留置导尿管，尿失禁者可用吸水会阴垫或尿套。

（3）应用硅胶和乳胶材料的导尿管代替过去的橡胶导尿管。用0.1%己烯雌酚无菌棉球作润滑剂涂擦导尿管，可减轻泌尿系刺激症状；导尿管外涂上水杨酸可抑制革兰阴性杆菌，阻止细菌和酵母菌黏附到硅胶导尿管，预防泌尿系感染。

（4）当尿路感染发生时，必须尽可能拔除导尿管，并根据病情采用合适抗菌药物进行治疗。

3. 尿道出血

1）发生原因

（1）前述各种导致尿道黏膜损伤的原因，严重时均可引起尿道出血。

（2）凝血机制障碍。

（3）药物引起尿道黏膜充血、水肿，使尿道易致机械性损伤。

（4）严重尿潴留导致膀胱内压升高的患者，如大量放尿、膀胱内突然减压，使黏膜急剧充血、出血而发生血尿。

2）临床表现：导尿术后出现肉眼血尿或镜下血尿，同时排除血尿来自上尿道，即可考虑为导尿损伤所致。

3）预防及处理

（1）因导尿所致的尿道出血几乎都发生在尿道黏膜损伤的基础上，所有防止尿道黏膜损伤的措施均适合于防止尿道出血。

（2）凝血机制严重障碍的患者，导尿术前应尽量予以纠正。

（3）对有尿道黏膜充血、水肿的患者，尽量选择口径较小的导尿管，插管前充分做好尿道润滑，操作轻柔，尽量避免损伤。

（4）插入导尿管后，放尿不宜过快，第一次放尿不超过1 000 mL。

（5）镜下血尿一般不需要特殊处理，如血尿较为严重，可适当使用止血药。

4. 虚脱

1）发生原因：大量放尿，使腹腔内压力突然降低，血液大量滞留腹腔血管内，导致血压下降而虚脱。

2）临床表现：患者突然出现恶心、头晕、面色苍白、呼吸表浅、全身出冷汗、肌肉松弛、周身无力，往往突然瘫倒在地，有的伴有意识不清。

3）预防及处理

（1）对膀胱高度膨胀且又极度虚弱的患者，第一次放尿不应超过1 000 mL。

（2）发现患者虚脱，应立即取平卧位或头低脚高体位。

（3）给予温开水或糖水饮用，并用手指掐压人中、内关、合谷等穴。或是针刺合谷、足三里等，都有助于急救。

（4）如经上述处理无效，应及时建立静脉通道，并立刻通知医生抢救。

5. 暂时性性功能障碍

1）发生原因

（1）患者可能有引起性功能障碍的原发病。

（2）所有其他导尿术并发症都可成为男性患者性功能障碍的原因。

（3）导尿术本身作为心理因素对男性性功能的影响。

2）临床表现：男性性功能障碍，如阳痿、早泄、不射精、逆行射精、男性性欲低下、男性性欲亢进等，均可见于导尿后，但属少见情况。

3）预防及处理

（1）导尿前反复向患者做好解释工作，使患者清楚导尿本身并不会引起性功能障碍。

（2）熟练掌握导尿技术，动作轻柔，避免发生任何其他并发症。

（3）一旦发生性功能障碍，给予心理辅导，如无效，由男科医生给予相应治疗。

6. 尿道假性通道形成

1）发生原因：多见于脊髓损伤患者，反复、间歇性插入尿管，损伤膜部尿道。

2）临床表现：尿道疼痛、尿道口溢血。尿道镜检发现假性通道形成。

3）预防及处理

（1）插入导尿管时手法要缓慢轻柔，并了解括约肌部位的阻力，当导尿管前端到达此处时，稍稍停顿，再继续插入，必要时可向尿道内注入2%利多卡因。

（2）严格掌握间歇的时间，导尿次数为4～6小时一次，每日不超过6次，避免膀胱过度充盈，每次导尿时膀胱容量不得超过500 mL。

（3）已形成假性通道者，必须进行尿道镜检查，借冲洗液的压力找到正常通道，然后向膀胱内置入一导丝，在导丝引导下将剪去头部的气囊导尿管送入膀胱，保留2～3周，待假通道愈合后再拔除，以防尿道狭窄。

7. 误入阴道

1）发生原因：女性患者导尿通常无困难，但在老年妇女也会出现导尿失败或误入阴道的情况。老年期由于会阴部肌肉松弛，阴道肌肉萎缩牵拉，使尿道口陷于阴道前壁中，造成尿道外口异位。

2）临床表现：导尿管插入后无尿液流出，而查体患者膀胱充盈、膨胀。

3）预防及处理

（1）如为找不到尿道外口引起的导尿失败，则应仔细寻找尿道外口。寻找方法：常规消毒外阴，戴手套，左手食指、中指并拢，轻轻插入阴道1.5～2.0 cm时，将指端关节屈曲，而后将阴道前壁拉紧、外翻，在外翻的黏膜中便可找到尿道口，变异的尿道口一般不深。

（2）导尿管误入阴道，应换管重新正确插入。

四、导尿管留置法

导尿后将导尿管保留在膀胱内，以引流尿液，避免多次插管引起感染以及反复插管造成患者的痛苦。

（一）护理评估

下列情况均需留置导尿管。

1. 抢救危重、休克患者时，需正确记录尿量、比重，借以观察病情。

2. 盆腔脏器手术前，行导尿并留置导尿管，使膀胱空虚，有利手术并避免术中误伤膀胱。

3. 某些泌尿系统的脏器手术前导尿并留置，便于术后持续引流和冲洗，并可减轻手术切口的张力，有利于愈合。

4. 昏迷、尿失禁或会阴部有损伤者，留置导尿管，以保持会阴部清洁、干燥。

（二）计划

除导尿用物外，另备一次性无菌集尿袋/引流袋、胶布、橡皮圈、安全别针。

（三）实施步骤

1. 常规导尿法前剃去阴毛，以便于固定导尿管。

2. 按导尿术导尿。

3. 待尿液流尽后固定尿管。

1）女性：为女患者固定尿管，可用宽 4 cm、长 12 cm 胶布 1 块，将长度 2/3 撕成 3 条，胶布完整的 1/3 贴在阴阜上，撕开的 3 条中间一条贴于导尿管上，两旁的两条分别交叉贴在对侧大阴唇上。

2）男性：为男患者固定尿管可用蝶形胶布固定在阴茎两侧，再用细长胶布做环形一圈，固定于阴茎上，开口向上，在距尿道口 1 cm 处再用细绳将折叠的两条胶布扎在导尿管上，剪去过长绳头。

4. 导尿管固定后将导尿管末端和玻璃接管相连，接管另一端和橡胶引流管相连，引流管末端置于贮尿瓶中，用安全别针固定橡胶管于床单上，橡胶管须留有一定长度，防止患者翻身时将导尿管拉出。

（四）评价

1. 指导患者注意保持尿液引流通畅，避免因尿管脱出、受压、扭曲、堵塞等，影响尿液引流。为防止感染，可用无菌生理盐水冲洗膀胱，每日 2 次。

2. 贮尿瓶内尿液应及时倾倒，引流管和贮尿瓶应保持清洁，定时观察和记录尿量、颜色、比重、性状，如有异常及时送检或报告医生及时处理。

3. 保持尿道口清洁，防止逆行感染。每日清洁消毒 1 次，男患者尿道口周围涂抗生素药膏，女患者加强会阴部护理，固定尿管的胶布保持清洁。

4. 每周更换导尿管 1 次（更换前排空膀胱，休息 4 ~ 6 小时再行插入），玻璃接管、橡皮管、贮尿瓶每日更换或消毒 1 次。

5. 长期留置导尿管的患者，应鼓励患者多饮水及经常更换卧位，以防产生泌尿系结石。要定时服用氯化铵、维生素 C 等，以免使尿液变为碱性。及时反映烧灼、疼痛等膀胱激惹症状，观察引流出尿液的质和量并及时记录。如男性患者尿道口有脓性分泌物时，可用手自阴茎根部向前轻轻按摩，以利尿道分泌物排出。

6. 长期持续引流的患者，定时做间歇性引流夹管，预防膀胱因无尿液充盈而致痉挛，并可锻炼膀胱反射功能。

（五）留置导尿管术操作并发症

导尿管留置后由于护理和观察不当可能会发生一系列并发症，如尿路感染、后尿道损伤、尿潴留、拔除尿管后排尿困难等。

1. 尿路感染

1）发生原因

（1）操作者的无菌观念不强，无菌技术操作不符合要求。

（2）留置导尿管期间尿道外口清洁、消毒不彻底。

（3）使用橡胶材料的、较硬的、劣质的、易老化的导尿管。

（4）引流装置的密闭性欠佳，更换引流袋时消毒不严格。

（5）尿道黏膜损伤。

（6）导尿管留置时间与尿路感染的发生率有着密切的关系，随着留置时间的延长，发生感染的机会明显增多。

（7）机体免疫功能低下。

（8）留置导尿管既影响尿道正常的闭合状态，易逆行感染；又刺激尿道使黏膜分泌增多，且排出不畅，细菌容易繁殖。

（9）导尿管和气囊的刺激，易引起膀胱痉挛发作，造成尿液从导管外排出，也是诱发尿路感染的重要因素。

（10）尿袋位置过高导致尿液反流也是造成感染的原因之一。

2）临床表现：主要症状为尿频、尿急、尿痛，当感染累及上尿道时可有寒战、发热，尿道口可有脓性分泌物。尿液检查可有红细胞、白细胞，细菌培养可呈阳性结果。

3）预防及处理

（1）尽量避免留置导尿管，尿失禁者用吸水会阴垫、阴茎套式导尿管等。必须留置导尿管时，尽量缩短留置时间。若需长时间留置，可采取耻骨上经皮穿刺置入导尿管导尿或行膀胱造瘘。

（2）严格无菌操作，动作轻柔，避免损伤尿道黏膜，保持会阴部清洁，每天 2 次用 2‰醋酸氯己定或 0.5% 碘伏清洗外阴，同时用碘伏纱布包绕导管与尿道口衔接处。尿道口分泌物多时，可用无菌生理盐水冲洗。每次大便后及时清洗会阴和尿道口，避免粪便中的细菌对尿路的污染。鼓励患者多饮水，无特殊禁忌时，每天饮水量在 2 000 mL 以上。

（3）尽量采用硅胶和乳胶材料的导尿管。采用 0.1% 己烯雌酚无菌棉球作润滑剂涂擦导尿管，可降低泌尿道刺激症状；在导尿管外涂上水杨酸可抑制革兰阴性杆菌，阻止细菌和酵母黏附到硅胶导尿管上，达到预防泌尿系感染的目的。

（4）采用抗反流密闭式引流装置，减少引流装置的更换频率，尽量避免分离尿管与集尿袋接头。

（5）保持引流尿液通畅。随时注意观察尿液颜色、尿量，注意避免尿管、引流袋弯曲受压，保持其通畅，引流管和集尿袋的位置应低于耻骨联合，防止尿液反流，一旦发生尿道口污染，应进行早期局部治疗，防止细菌逆行感染。

（6）目前已生产出具有阻止细菌沿导尿管逆行功能的储尿器，初步应用认为可减少长期留置导尿管患者的尿路感染发生率，有条件者可采用。

（7）减少或避免膀胱冲洗。对留置导尿的患者，在病情许可情况下鼓励其多饮水，通过多排尿而达到生理性膀胱冲洗的目的。每日饮水不少于 1 500 mL，平均每小时尿量

50 mL 左右。

（8）在留置导尿管过程中、拔管时、拔管后进行细菌学检查，必要时采用抗生素局部或全身用药，但不可滥用抗生素，以免细菌产生耐药性，引发更难控制的感染。环丙沙星预防与导尿有关的尿路感染效果较好。

2. 后尿道损伤

1）发生原因：多发生于前列腺增生患者，由于后尿道抬高、迂曲、变窄，导尿管不易插入膀胱，而导尿管头部至气囊的距离约有 3 cm，如果插管时见尿液流出即向气囊注水，可因气囊仍位于前列腺部尿道而导致局部撕裂、出血；非泌尿专科人员使用金属导丝插管或者操作粗暴，均可导致膜部尿道穿透伤。

2）临床表现：下腹部疼痛、血尿、尿外渗或排尿困难及尿潴留、导尿管堵塞等。

3）预防及处理

（1）尿道长短变化较大，与身高、体型、阴茎长短有关，老年前列腺肥大者后尿道延长。因此对于老年男性患者，导尿管插入见尿后应再往前送 8～10 cm，注水后牵拉导尿管能外滑 2～3 cm 比较安全。

（2）一旦发生后尿道损伤，如所采用的是不带气囊导尿管，应尽早重新插入气囊导尿管，以便牵拉止血或作为支架防止尿道狭窄。后尿道损伤早期，局部充血、水肿尚不明显，在尿道黏膜麻醉及充分润滑下重新插管，一般都能顺利通过。无排尿困难者，仅用抗生素预防局部感染；有排尿困难或出血者，需留置导尿管，试插导尿管失败者，可行单纯耻骨上造瘘。

3. 尿潴留

1）发生原因

（1）引流管不通畅，扭曲、打折，导致尿液无法正常引出。

（2）由于膀胱内血块或絮状沉淀物堵塞尿管开口，导致尿液无法正常引流，引起尿潴留。

（3）气囊充盈不充分，在外力作用下导尿管容易向外滑脱离开膀胱而不能引流尿液。

2）临床表现：膀胱内充满尿液不能排出，胀痛难忍，辗转不安，有时从尿道溢出部分尿液，但不能减轻下腹部疼痛。严重时，下腹疼痛难忍，膀胱明显充盈胀大。

3）预防及处理

（1）保证引流管通畅，无扭曲、打折。

（2）对留置导尿管患者的护理，除观察尿色、尿量外，还应定时检查患者膀胱区有无膨胀情况。

（3）对尿液浑浊或有大量血尿时，用生理盐水进行持续膀胱冲洗，以稀释尿液，防止形成血块或絮状物堵塞尿管开口。

（4）一旦患者诉有强烈尿意，应叩诊膀胱区，判断是否有浊音及大致范围。同时挤压尿管与引流袋连接处，有时可见成团的絮状物或暗红色的血凝块引出，随即大量尿液引出，患者感觉憋尿症状缓解；如经上述处理无效，则需用 50 mL 注射器或专用膀胱冲洗注射器反复抽吸，并注入生理盐水冲洗，直至将堵塞物吸出；如果仍无法疏通尿管，则需要更换新的导尿管，甚至在膀胱镜下清除膀胱内血块。

4. 拔除尿管后排尿困难

1）发生原因

（1）长期留置导尿管开放引流，导致膀胱平滑肌失用性功能障碍，排尿困难。

（2）由于导尿管对尿道黏膜的压迫，导致充血、水肿、拔尿管的过程中可能引起尿道黏膜的损伤，排尿时疼痛、括约肌敏感性增加，发生痉挛，导致导尿管拔除后出现排尿困难。

（3）泌尿系感染时，尿路刺激症状严重者，可影响排尿致尿潴留。

2）临床表现：拔尿管后无法自主排尿，或在排尿初期由于疼痛而中断排尿。

3）预防及处理

（1）长期留置导尿管者，采用个体化放尿的方法：即根据患者的尿意和（或）膀胱充盈度决定放尿时间。

（2）尽可能早地拔除导尿管。

（3）拔除导尿管后及时做尿液分析及培养，对有菌尿或脓尿的患者使用致病菌敏感的抗生素；对尿路刺激症状明显者，可予口服碳酸氢钠以碱化尿液。

（4）如患者 2 周后仍有排尿困难，可选用氯贝胆碱、酚苄明、α_1 受体阻滞剂如哌唑嗪治疗。

（5）经上述措施处理，若患者排尿困难仍无法解决者，需导尿或重新留置导尿管。

5. 导尿管拔除困难

1）发生原因

（1）气囊导尿管变性、老化致管腔阻塞，无法顺利抽空气囊。

（2）气囊及注、排气接头与埋藏于导尿管壁内的约 1.5 mm 内径的细管相连，此细小通道经常可因脱落的橡皮屑或其他沉淀物堵塞而使气囊内空气或液体排出困难，易造成拔管困难。

（3）气囊内气体或者液体没有抽净，或者是气囊嵌顿在尿管，导致注气管道被迫关闭，注气管道发生断裂使气体或者液体不能回抽，或者是气囊内注入 0.9% 氯化钠溶液或葡萄糖注射液时间过长，液体形成结晶堵塞了气道。

（4）气囊的注、排气口是根据活瓣原理设计的，如导尿前未认真检查导尿管气囊的注、排气情况，将气囊排气不畅的导尿管插入，可造成拔管困难。

（5）患者精神极度紧张，造成尿道平滑肌痉挛。

（6）尿管周围结晶形成。长期卧床导尿的患者缺乏合理的膀胱冲洗，或饮水量不足，服用某些药物后尿液浓缩，沉淀结晶物增加，可使尿垢样物质附着于气囊表面，造成拔管困难，另外，长期留置导尿管，可引起泌尿道感染，细菌可积聚在导尿管的内外面，有些产生尿素酶的细菌如变形杆菌，产生尿素，形成氨盐，使泌尿道 pH 值升高，也可使尿中结晶形成。

（7）尿管插入过深，气囊未充气前易导致尿管在膀胱内打结，尤其是小号尿管。

2）临床表现：抽不出气囊内气体或液体，拔除导尿管时，患者感尿道疼痛，常规方法不能顺利拔出导尿管。

3）预防及处理

（1）选择硅胶或乳胶材料导尿管，导尿前认真检查气囊的注、排气情况。

（2）气囊内常规注入蒸馏水，尽量不用葡萄糖、生理盐水及加入药物的液体。

（3）女性患者可经阴道固定气囊，用麻醉套管针头经阴道前壁穿刺膀胱刺破气囊，拔出导尿管。男性患者则可在B超引导下经腹壁膀胱刺破气囊，然后再行拔管。

（4）因气囊腔堵塞致导尿管不能拔出者，可由导尿管尾部开始逐渐向近尿道外口处剪断导尿管，有时可去除阻塞部位，使囊内液体在气囊的压力下自动流出，但在剪断导尿管前，一定要固定好近端尿管，以防导尿管回缩入尿道。如气囊腔堵塞位于尿道口以外的尿管段，气囊内的水流出后即可顺利拔出，可通过肛门指压气囊，有助于排净气囊内水。如气囊腔因阀门作用，只能注入而不能回抽，则可强行注水胀破气囊，或在B超引导下行耻骨上膀胱穿刺，用细针刺破气囊拔出导尿管。

（5）采用尿管附带导丝或细钢丝（可用输尿管导管导丝）经气囊导管插入刺破气囊将导尿管拔出，这种丝较细，可以穿过橡皮屑堵塞部位刺破气囊壁，囊液流出而拔出尿管，在膀胱充盈状态下对膀胱无损伤。

（6）对于精神极度紧张的患者，要稳定其情绪，适当给予镇静剂，使患者尽量放松，或给予阿托品解除平滑肌痉挛后一般均能拔出。

（7）尽量让患者多饮水，每日1 500～2 500 mL；采用硅胶导尿管；每次放尿前要按摩下腹部或让患者翻身，使沉渣浮起，利于排出。还可使用超滑导尿管，减少尿垢沉积。

（8）给小儿导尿时，避免插入过深，气囊充气以前避免放尿，以免尿管打折。

6. 尿道狭窄

1）发生原因

（1）多发生于男性患者，与其球部尿道的解剖结构有关。留置导尿管后，导尿管在耻骨下弯前壁、耻骨前弯后壁压迫，可导致尿道黏膜缺血坏死；而患者休克或体外循环时，血容量降低，尿道黏膜血容量亦显著降低，此时尿道上皮细胞对插管更为敏感，即使短时间留置导尿也极易引起尿道狭窄。

（2）导尿管过粗压迫尿道黏膜，导致尿道黏膜损伤可致尿道狭窄。

（3）尿路感染：除了导尿管的化学毒性外，细菌易附着于导尿管表面，形成逆行感染。

2）临床表现：排尿困难，尿频、尿急、排尿不尽，并逐渐出现剩余尿，最终出现尿潴留或充盈性尿失禁。

3）预防及处理

（1）长期留置导尿管应定期更换，每次留置时间不应超过3周。

（2）选择导尿管不宜过粗。

（3）患者尿道口用0.5%碘伏清洁，1～2次/天，保持引流通畅，用1:5 000呋喃西林溶液冲洗膀胱，1～2次/天。鼓励患者多饮水，增加尿量冲洗膀胱，每天更换1次引流袋，及时倒尿，观察尿液颜色、性状，发现异常及时报告医生。

（4）已出现尿道狭窄者，可行尿道扩张术，应用滚动式汽化电刀切除尿道瘢痕。

7. 引流不畅

1）发生原因

（1）导尿管引流腔堵塞。

（2）导尿管在膀胱内“打结”。

（3）导尿管折断。

（4）气囊充盈过度，压迫刺激膀胱三角区，引起膀胱痉挛，造成尿液外溢。

（5）引流袋位置过低，拉力过大，导尿管受牵拉扭曲、打折、变形，直接影响尿液引流。

2）临床表现：无尿液引出或尿液引出量减少，导致不同程度尿潴留。

3）预防及处理

（1）留管期间应指导患者适当活动，无心、肾功能不全者，应鼓励多饮水，成人饮水量每天 1 500 ~ 2 000 mL。

（2）长期留置导尿管者，每月至少更换导尿管 1 次。

（3）用导尿管附带的塑料导丝疏通引流腔，如仍不通畅，则需更换导尿管。

（4）引流袋放置不宜过低，导尿管不宜牵拉过紧，中间要有缓冲的余地。经常巡视、检查导尿管与引流袋的引流情况。

（5）导尿管在膀胱内“打结”，可在超声引导下细针刺破气囊，套结自动松解后拔出导尿管。亦可于尿道口处剪断导尿管，将残段插入膀胱，在膀胱镜下用 Wolf 硬性异物钳松套结取出。

（6）导尿管折断者，可经尿道镜用异物钳完整取出。

（7）有膀胱痉挛者，给予溴丙胺太林或颠茄合剂等解痉药物口服。

8. 血尿

1）发生原因

（1）持续放尿使膀胱处于排空状态，增加了尿道顶端与膀胱内壁的接触，由于异物刺激，膀胱持续呈痉挛状态，造成缺血缺氧，形成应激性溃疡。

（2）留置导尿管的患者如导尿管过紧，气囊内充液少，患者翻身时导尿管过度牵拉，气囊变形嵌顿于尿道内造成尿道撕裂。

（3）长期留置导尿管，造成逆行感染，也是血尿的原因之一。

2）临床表现：尿道疼痛，尿液外观为洗肉水样、血样或有血凝块从尿道流出或滴出；尿液显微镜检查红细胞数每高倍镜视野多于 5 个。

3）预防及处理

（1）长期留置导尿管的患者，应采取个体化、间断放尿的方法，以减少导尿管对膀胱的刺激。

（2）气囊内注入液体要适量，以 5 ~ 15 mL 为宜，防止牵拉变形进入尿道。

（3）引流管应留出足以翻身的长度，防止患者翻身时过于牵拉导尿管，致尿道内口附近黏膜及肌肉受损。

（4）定期更换导尿管和集尿袋，并行膀胱冲洗及使用抗生素以预防泌尿系感染。

（5）有条件者使用具有阻止细菌沿导尿管逆行功能的储尿器，可减少长期留置导尿管患者的尿路感染发生率。

9. 膀胱结石

1）发生原因

（1）主要原因是导尿管留置时间过长导致尿路感染，尿路感染时形成的细菌团块、脓块与尿酸、草酸等容易在膀胱内形成晶体，颗粒聚集起来从而形成结石。特别是长期卧床患者更容易发生。

（2）使用劣质导尿管或注水量超过气囊所承受的容量，可导致气囊自发破裂，若有碎片残留形成结石核心，可形成膀胱结石。

2）临床表现：通常有尿流突然中断，伴剧烈疼痛，且放射至会阴部或阴茎头，改变体位后又能继续排尿或重复出现尿流中断。排尿困难伴尿频、尿急和尿痛。继发感染时，症状加重，甚至出现脓尿。亦可伴有血尿，以终末血尿多见。

3）预防及处理

（1）长期留置导尿管应定期更换，每次留置时间不应超过 3 周，长期卧床者应多喝水并定期行膀胱冲洗，预防尿路感染。

（2）选择质量过关的导尿管，插管前仔细检查导尿管及气囊，并注水观察气囊容量。

（3）导尿管滑脱时应仔细检查气囊是否完整，以免异物残留于膀胱，形成结石核心。

（4）因留置导尿管而形成的膀胱结石，多为感染性结石，其生长速度比较快，所以比较散，运用各种方法碎石效果均良好。对直径较小、质地较疏松的结石可采用经尿道膀胱镜碎石术。对直径为 1 ~ 2 cm 的结石，可应用体外冲击波碎石。

（5）如结石大于 4 cm 者，可行耻骨上膀胱切开取石术。

10. 尿道瘘

1）发生原因：偶发生于男性截瘫患者。长期留置导尿管使具有抑菌作用的前列腺液流入尿道受阻，致尿道黏膜免疫力下降；患者在脊髓损伤后，皮肤、黏膜神经营养障碍；有些患者在骶尾部压疮修补术后长期采用俯卧位，尿道易在耻骨前弯和耻骨下弯处形成压疮，并发感染后长期不愈，终致尿道瘘。

2）临床表现：局部疼痛，尿液外渗至阴囊、皮下组织等。

3）预防及处理

（1）截瘫患者尽早采用间歇导尿以预防尿道压疮的发生。

（2）对于俯卧位者，将气囊导尿管用胶布固定于下腹一侧，以避免在尿道耻骨前弯处形成压疮。

（3）已形成尿道瘘者，可采用外科手术修复。

11. 过敏反应和毒性反应

1）发生原因

（1）患者对乳胶过敏或过敏体质者。

（2）乳胶尿管中含有一种对人体有毒的物质。

2）临床表现：全身反应有荨麻疹、鼻炎、哮喘、结膜炎、休克及支气管痉挛，局部反应表现为皮肤红斑、瘙痒、鳞屑、水疱及丘疹等。

3）预防及处理

（1）选用硅胶气囊导尿管。

（2）发生过敏者，马上拔除导尿管，并换用其他材料导尿管。给予抗过敏的药物，如氯苯那敏、氯雷他定等；出现休克者，按过敏性休克抢救。

12. 耻骨骨髓炎

1）发生原因：偶见于骨盆手术或创伤后长期留置导尿管的患者，由于细菌感染引起。

2）临床表现：全身反应表现为不明原因发热，脉搏快、乏力、食欲减退，可有寒战，严重者呈败血症表现。局部反应表现为早期患部疼痛、肿胀和压痛，骨质因炎症而变松，常伴有病理性骨折。病变部位常可发现窦道口，窦道口常有肉芽组织增生。

3）预防及处理

（1）对于需长期留置导尿管者，采用间歇导尿术。

（2）在急性期，宜早期、大剂量、联合使用抗生素。

（3）改善全身状况，静脉输液补充营养，必要时少量多次输注新鲜血，提高机体抵抗力。

（4）病灶的处理：摘除死骨，封闭无效腔，有效引流。

13. 梗阻解除后利尿

1）发生原因：导尿后梗阻解除，大量的尿液丢失，可使血容量减少，电解质失衡。

2）临床表现：偶发生于慢性尿潴留肾功能不全的患者，尿量明显增加，严重者可致低血压、昏迷，甚至死亡。

3）预防及处理：导尿后应严密观察尿量及生命体征，根据尿量，适当补充水、电解质，以免发生低钠、低钾及血容量不足，但不宜按出入量对等补充，以免延长利尿时间。

第十一章　注射技术

第一节 皮内注射技术

皮内注射是将微量药物或生物制剂注入表皮与真皮之间的方法。表皮位于皮肤的浅层，由角化的复层鳞状上皮构成，结构致密，一般无血管，含有丰富的神经末梢，对疼痛刺激敏感，故注射剂量应控制 0.05 ~0.10 mL。药物注入此层吸收速度缓慢，易于局限。

一、皮内注射操作规程

（一）目的

1. 药物过敏试验。
2. 预防接种。
3. 局部麻醉的先驱步骤。

（二）部位

1. 皮肤试验：在前臂掌侧下段。
2. 预防接种：在上臂三角肌下缘。

（三）评估

1. 患者病情、治疗情况及有无药物过敏史。
2. 患者意识状态、心理状态及合作程度。
3. 患者注射部位的皮肤状况。

（四）计划

1. 目标/评价标准

1）患者理解注射目的，愿意接受并配合。

2）患者获得预防药物过敏的一般知识。

2. 用物准备

1）注射盘内加 1 mL 注射器、4½号针头、注射卡及药液。

2）如为药物过敏试验，另备 0.1% 盐酸肾上腺素。

（五）实施

1. 洗净手，戴好口罩。将用物备齐携至患者处，如做皮试，应详细询问有无过敏史，如对需要注射的药液有过敏史，则不能做皮试，应和医生取得联系。

2. 用 1 mL 注射器和针头，抽取药液，排尽空气。

3. 选前臂掌侧或三角肌下缘部位，用 70% 乙醇棉签消毒皮肤，待干。忌用碘酊消毒，以免因脱碘不彻底影响对局部反应的观察，且易和碘过敏反应相混淆。

4. 左手绷紧前臂内侧皮肤，右手持注射器，使针头斜面向上，和皮肤呈 5°角刺入皮内。待针头斜面进入皮内后，放平注射器，左手拇指固定针栓，注入药液 0.1 mL，使局部形成一圆形隆起的皮丘，皮肤变白，毛孔变大。注入的药量要准确。

5. 注射完毕，迅速拔出针头，切勿按揉。

6. 清理用物。按时观察反应。

（六）注意事项

1. 严格执行无菌操作及查对制度。

2. 注意针头应细而锐利，刺入不可过深，以免刺入皮下。

3. 配制皮试液时只能用生理盐水稀释，以现用现配为佳。

二、青霉素过敏试验法操作规程

（一）评估

1. 评估患者病情、年龄、意识、心理状态及治疗目的、用药史、过敏史、家族史等，确认无青霉素过敏史和已进食。如曾使用青霉素，停药3天后再次使用；或在使用过程中改用不同生产批号的制剂时，需重做。

2. 患者注射部位皮肤情况，确认注射部位皮肤颜色正常，无皮疹、硬结、瘢痕、感染等。

3. 药物的性质、作用及不良反应。

4. 患者对青霉素过敏试验的认识程度及合作态度。

（二）用物准备

1. 注射盘内盛：1 mL 注射器、2 ~ 5 mL 注射器、4½ ~ 5 号针头、6 号针头、青霉素80 万U/瓶、0.9% 生理盐水、无菌治疗巾、75% 乙醇、无菌棉签、砂轮、启瓶器、弯盘。

2. 抢救药物与用品：0.1% 盐酸肾上腺素、急救小车（备有主要的抢救药物与物品）、氧气、吸痰器等。

3. 治疗车下层准备以下物品：污物桶 3 个，一个放置损伤性废弃物（用过的注射器针头），一个放置感染性废弃物（用过的注射器），一个放置生活垃圾（用过的注射器外包装）。

（三）环境准备

注射环境安静、整洁、光线适宜或有足够的照明，方便抢救。

（四）操作步骤

1. 洗手、戴口罩，配制皮内试验药液。皮内试验药液以每毫升含青霉素 200 ~ 500 U 的生理盐水溶液为标准，注入剂量为 20 ~ 50 U（0.1 mL）。具体配制方法如下：①于含有 80 万 U 青霉素的密封瓶内注入生理盐水 4 mL，稀释后每 1 mL 含青霉素 20 万 U。②用 1 mL 注射器吸取上液 0.1 mL，加生理盐水至 1 mL，则 1 mL 内含青霉素 2 万 U。③弃去 0.9 mL，余 0.1 mL，加生理盐水至 1 mL，则 1 mL 内含青霉素 2 000 U。④再弃去 0.9 mL，余 0.1 mL（或弃去 0.75 mL，余 0.25 mL）加生理盐水至 1 mL，则 1 mL 内含青霉素 200 U（或 500 U），即配成皮试溶液。

2. 携用物到患者处，核对，按需要询问药物过敏史，向患者解释操作目的及方法，取得合作。

3. 选择注射部位：前臂掌侧下 1/3 处，以 75% 乙醇消毒皮肤，再次核对，并排除注射器内空气。

4. 左手绷紧局部皮肤，右手以平执式持注射器，针头斜面向上与皮肤呈 5°角刺入。

5. 待针头斜面完全进入皮内后，即放平注射器，左手拇指固定针栓，右手推入上述皮试溶液 0.1 mL（含青霉素 20 U 或 50 U），使局部形成一皮丘，随即拔出针头。

6. 再次核对，20 分钟后观察判断皮试结果。皮试结果判断标准：①阴性为皮丘大小无改变，周围无红肿，无红晕，无自觉症状，无不适表现。②阳性为皮丘隆起增大，出现红晕，直径大于 1 cm，周围有伪足伴局部痒感；严重时可有头晕、心慌、恶心，甚至发生过敏性休克。

7. 清理用物，整理床单位，协助患者取舒适体位，洗手。

8. 观察患者反应并记录结果。皮试结果阳性者不可使用青霉素，并要在体温单、病历、医嘱单、床头卡处醒目注明，注射簿上注销，同时将结果告知患者及其家属。如对皮试结果有怀疑，应在对侧前臂皮内注射生理盐水 0.1 mL，以作对照，确认青霉素皮试结果为阴性方可用药。

（五）注意事项

1. 为避免药物效价下降和降解产物增多引起过敏反应，青霉素皮肤试验液必须现用现配，浓度与剂量必须准确。

2. 患者空腹时不宜进行皮试，因个别患者于空腹时注射药物，会发生眩晕、恶心等反应，易与过敏反应相混淆。

3. 让患者了解注射目的，懂得皮试观察期间不可随意离开；不可搔抓或揉按皮试局部；如有异常不适要随时告知医护人员。

4. 严密观察患者情况，首次注射后 30 分钟，注意局部和全身反应，倾听患者主诉，并做好急救准备工作。

三、皮内注射技术操作并发症

（一）疼痛

1. 发生原因

1）注射前患者精神高度紧张、恐惧。

2）传统进针法，进针与皮纹垂直，皮内张力高，阻力大，推注药物时使皮纹发生机械断裂而产生撕裂样疼痛。

3）配制的药物浓度过高，药物推注速度过快或推药速度不均匀，使皮肤游离神经末梢/感受器受到药物刺激，引起局部定位特征的痛觉。

4）注射针头过粗、欠锐利或有倒钩，或操作者操作手法欠熟练。

5）注射时消毒剂随针头进入皮内，消毒剂刺激引起疼痛。

2. 临床表现

1）注射部位疼痛，呈刺痛，推注药物时加重，注射后逐渐减轻。

2）有时伴全身疼痛反应，如肌肉收缩、呼吸加快、出汗、血压下降，严重者出现晕针、虚脱。

3. 预防措施

1）向患者进行注射前告知和心理护理。向患者说明注射的目的、可能出现的并发症及注意事项，消除紧张心理，取得患者的配合。

2）尽可能避免产生疼痛的因素。

（1）避免使用对组织刺激性较强的药物。

（2）一般选用无菌生理盐水作为溶媒。

（3）准确配制药液，避免药液浓度过高刺激机体而产生疼痛。

（4）选用大小型号适宜的注射器和针头。

（5）注射在皮肤消毒剂干燥后进行。

（6）提高注射技巧，实施无痛注射。

4. 处理措施

1）评估疼痛，如与注射进针的角度、手法等有关，及时调整手法、角度等。

2）疼痛轻者，嘱患者全身放松、深呼吸，帮助患者分散注意力，减轻疼痛。

3）疼痛剧烈者，立即报告医生，予以对症处理。发生晕针或虚脱者，按晕针或虚脱处理。

（二）局部组织反应

1. 发生原因

1）药物本身对机体的刺激，导致局部组织发生的炎症反应，如疫苗注射。

2）药液浓度过高、推注药量过多。

3）违反无菌操作原则，使用已污染的注射器、针头。

4）皮内注射后，患者搔抓或揉按局部皮丘。

5）机体对药物敏感性高，局部发生过敏反应。

2. 临床表现

注射部位红肿、疼痛、瘙痒、水疱、溃烂、破损及色素沉着。

3. 预防及处理

1）避免使用对组织刺激性较强的药物。

2）正确配制药液，推注药液剂量准确，避免因剂量过大而导致或增加局部组织反应。

3）严格遵守无菌操作原则。

4）告知患者皮内注射的目的与注意事项，以取得其配合。不可随意搔抓或揉按局部皮丘，如有异常不适可随时告知医护人员。

5）详细询问患者的药物过敏史，避免使用可引发机体过敏反应的药物。

6）对已发生局部组织反应者，进行对症处理，预防感染。出现局部皮肤瘙痒者，告诫患者勿抓、挠，用5%碘伏溶液外涂；局部皮肤有水疱者，先用5%碘伏溶液消毒，再用无菌注射器将水疱内液体抽出；注射部位出现溃烂、破损，则进行外科换药处理。

（三）注射失败

1. 发生原因

1）患者烦躁不安、不合作，多见于婴幼儿、精神异常及无法正常沟通的患者。

2）注射部位无法充分暴露，如穿衣过多、衣服袖口过窄等。

3）操作欠熟练：如进针角度过深或过浅，导致注射针头不在注射部位的表皮与真皮之间或针头斜面未完全进入皮内；针头与注射器乳头连接欠紧密导致推药时药液外漏；进针用力过猛，针头贯穿皮肤。

4）注射药物剂量欠准确，如推注药液量过多或不足。

2. 临床表现

无皮丘或皮丘过大、过小，药液外漏，拔针后针眼有出血现象。或皮肤上有 2 个针眼。

3. 预防与处理

1）认真做好解释工作，尽量取得患者配合。

2）对不合作者，肢体要充分约束和固定。

3）充分暴露注射部位，穿衣过多或袖口狭窄者，可在注射前协助患者将选择注射的一侧上肢衣袖脱出；婴幼儿可选用前额皮肤上进行皮内注射。

4）改进皮内注射方法，采用左手拇指与进针方向相反绷紧皮肤，右手持注射器，使针头斜面与皮肤垂直，与皮肤呈5°，在左手拇指绷紧皮肤下方 1.0～1.5 cm 处，针尖力向上挑开表皮，然后刺入皮内，待针头斜面进入皮内后，放平注射器，左手拇指固定针栓并轻按，注入药液，可有效减少推针时漏液与拔针后针眼出血情况。

5）提高注射操作技能，掌握注射的角度与力度。

6）对无皮丘或皮丘过小等注射失败者，可重新选择部位进行注射。

（四）虚脱

1. 发生原因

1）主要由心理、生理、药物、物理等因素引起。心理方面：患者多数无注射史，对肌内注射存在害怕心理，精神高度紧张，注射时肌肉强烈收缩，不能放松，使注射时的疼痛加剧。此外，患者对护士的不了解和不信任，导致心情更加紧张。生理方面：由于患者身体虚弱，对各种外来刺激敏感性增强，当注射刺激性较强的药物时可出现头晕、眼花、恶心、出冷汗、摔倒等虚脱现象。

2）护理人员操作粗暴、注射速度过快、注射部位选择不当，如注射在硬结上、瘢痕处等，引起患者疼痛剧烈而发生虚脱。

2. 临床表现

头晕、面色苍白、心悸、出汗、乏力、眼花、耳鸣、心率加快、脉搏细弱、血压下降，严重者意识丧失。多见于体质衰弱、饥饿和情绪高度紧张的患者。

3. 预防及处理

1）注射前应向患者做好解释工作，并且态度热情，有耐心，使患者消除紧张心理，从而配合治疗；询问患者饮食情况，避免在饥饿状态下进行治疗。

2）选择合适的注射部位，避免在硬结、瘢痕等部位注射，并且根据注射药物的浓度、剂量，选择合适的注射器，做好二快一慢。

3）对以往有晕针史及体质衰弱、饥饿、情绪紧张的患者，注射时宜采用卧位。

4）注射过程中随时观察患者情况。如有不适，及时停止注射，立即作出正确判断，区别是药物过敏还是虚脱。如患者发生虚脱现象，护理人员首先要镇静，给患者及家属以安全感。使患者处于平卧位，保暖，针刺人中、合谷等穴位，患者清醒后给予口服糖水等，数分钟后即可恢复正常。少数患者通过给氧或呼吸新鲜空气，必要时静推50%葡萄糖等措施，症状可逐渐缓解。

（五）过敏性休克

1. 发生原因

1）操作者在注射前未询问患者的药物过敏史。

2）患者对注射的药物发生速发型过敏反应。

2. 临床表现

1）胸闷、气促、哮喘与呼吸困难，与喉头水肿、支气管痉挛、肺水肿有关。

2）面色苍白、出冷汗、口唇发绀、脉搏细弱、血压下降，因周围血管扩张而导致有效循环血容量不足引起。

3）意识丧失、抽搐、大小便失禁等表现，因脑组织缺氧导致。

4）其他过敏反应表现有荨麻疹、恶心、呕吐、腹痛及腹泻等。

3. 预防措施

1）注射前充分了解拟注射药物的性质、作用及可能发生的不良反应。

2）详细询问患者药物过敏史，避免使用过去引发过敏反应的药物，尤其是有青霉素、链霉素等过敏史者，禁止做青霉素或链霉素过敏试验。有其他药物过敏史或过敏反应疾病史者应慎用。进行过敏试验时，应携带盛有肾上腺素、砂轮等的急救盒。

3）注射过程中随时观察患者病情变化。皮试期间，嘱患者不可随意离开。注意观察患者有无异常不适反应，正确判断皮试结果。若过敏试验结果为阳性，则不可使用该药（破伤风抗毒素除外，可采用脱敏注射）。

4. 处理

1）一旦确认患者发生过敏性休克，立即停药，将患者平卧，就地抢救。急时报告医生。

2）立即皮下或肌内注射0.1%肾上腺素0.5～1.0 mg，小儿酌减。症状不缓解，遵医嘱隔20～30分钟再皮下或静脉注射肾上腺素0.5 mg，直至脱离危险期。

3）建立静脉输液通道。保暖，防止寒冷加重致循环衰竭。

4）吸氧，改善缺氧状况。呼吸受抑制时，遵医嘱注射尼可刹米（可拉明）、洛贝林；呼吸停止，行人工呼吸；有条件者可插入气管导管，借助人工呼吸机辅助通气；喉头水肿引起窒息时，应尽快施行气管切开。

5）遵医嘱静脉注射地塞米松5～10 mg或氢化可的松琥珀酸钠200～400 mg加入5%～10%葡萄糖溶液500 mL内静脉滴注；应用抗组胺类药物，如肌内注射盐酸异丙嗪25～50 mg或苯海拉明40 mg。

6）遵医嘱静脉滴注10%葡萄糖溶液或平衡溶液扩充血容量。如血压仍不回升，可按医嘱加入多巴胺或去甲肾上腺素静脉滴注。如链霉素引起的过敏性休克。

（六）疾病传播

1. 发生原因

1）操作过程中未严格执行无菌技术操作原则，如未执行一人一针一管；抽吸药液过程中被污染；皮肤消毒不严格等。

2）使用疫苗，尤其是活疫苗，未严格执行有关操作规程，用剩的活疫苗未及时灭活，用过的注射器、针头未焚烧，污染环境，造成人群中疾病传播。

2. 临床表现

传播不同的疾病出现相应的症状。如细菌污染反应，患者出现畏寒、发热等症状；如乙型肝炎，患者出现厌油、上腹饱胀不适、精神不振、乏力等症状。

3. 预防及处理

1）严格执行一人一针一管，不可共用注射器、注射液和针头。操作过程中，严格遵循无菌技术操作原则及消毒隔离要求。

2）使用活疫苗时，防止污染环境。用过的注射器、针头和用剩的疫苗要及时焚烧。

3）操作者为一个患者完成注射后，需做手消毒后方可为下一个患者进行注射治疗。

4）对已出现疾病传播者，报告医生，对症治疗。如有感染者，及时抽血化验检查并及时隔离治疗。

第二节　皮下注射技术

皮下注射技术是将少量药液注入皮下组织的方法。适用于不宜口服给药、要求较口服给药作用快或较静脉注射吸收慢的情况。如胰岛素注射、局部麻醉、术前给药、预防接种。

一、皮下注射技术操作规程

（一）目的

1. 迅速达到药效和不宜或不能口服给药时。

2. 通过皮下注射给予药物，多用于局部麻醉和胰岛素治疗。

3. 预防接种各种疫苗、菌苗。

（二）部位

常用的部位有上臂三角肌下缘、上臂外侧、腹部、后背、大腿外侧方。

（三）评估

1. 患者病情及治疗情况。

2. 患者意识状态、肢体活动能力，对给药计划的了解、认识程度及合作程度。

3. 患者注射部位的皮肤及皮下组织状况。

（四）计划

1. 目标/评价标准

1）患者理解注射目的，愿意接受并配合。

2）注射部位未发生硬结、感染。

2. 准备

1）护士准备：着装整齐，洗手，戴口罩，必要时戴手套。

2）物品准备：注射盘备内1～2 mL注射器，5½～6号针头，按医嘱备药液，2%碘酊、70%乙醇或5%碘伏，棉签，弯盘，注射卡。

3）环境准备：室内空气洁净，安静，温度适宜，必要时备屏风。

（五）实施

1. 洗净手，戴好口罩。备齐用物携至患者处，认真查对，选择合适部位，并向患者解释以取得合作。

2. 用2 mL注射器和5½～6号针头，抽吸药液，排尽空气，用稀碘酊消毒局部皮肤，待干。

3. 左手绷紧局部皮肤，右手持注射器，食指固定针栓，针头斜面向上，使针头与皮肤呈30°～40°角，快速刺入针头的2/3至皮下（过于消瘦者可捏起注射部位皮肤）。

4. 放开左手，固定针栓，抽吸无回血，即可推注药液。

5. 注射毕，以干棉签按压针刺处，快速拔针。清理用物。

（六）注意事项

1. 持针时应避免污染针体。

2. 针头刺入角度不应超过45°，以避免刺入肌层。

3. 注射时针头宜稍偏向外侧，避免药液刺激三角肌以影响手臂抬举活动。

二、皮下注射技术操作并发症

（一）出血

1. 发生原因

1）注射时针头刺入血管。

2）患者本身有凝血机制障碍，拔针后局部按压时间过短，按压部位欠准确。

2. 临床表现

拔针后少量血液自针眼流出。迟发性出血者可形成皮下血肿，注射部位肿胀、疼痛，局部皮肤淤血。

3. 预防

1）注射前，评估患者凝血状况，做好注射后按压准备；正确选择注射部位，避免刺伤血管。

2）注射时，如针头刺破血管，立即拔针，按压注射部位。更换注射部位重新注射。

3）注射完毕后，做好局部按压。按压部位要准确、时间要充分，尤其对凝血机制障碍者，适当延长按压时间。

4. 处理

1）拔针后，注射部位少量出血者，再次延长按压时间。

2）皮下血肿者，可根据血肿的大小采取相应的处理措施。皮下小血肿早期采用冷敷促进血液凝固，48 小时后应用热敷，促进淤血的吸收和消散；血肿较大者，早期可采取消毒后无菌注射器穿刺抽出血液，加压包扎，血液凝固后，可行手术切开清除血凝块。

（二）硬结形成

1. 发生原因

1）同一部位反复长期注射，注射药量过多，药物浓度过高，注射部位过浅。密集的针眼和药物对局部组织产生物理、化学刺激，局部血循环不良导致药物吸收速度慢，药物不能充分吸收，在皮下组织停留时间延长，蓄积而形成硬结。

2）不正确抽吸药液可吸入玻璃屑、橡皮粒等微粒，在进行注射时，微粒随药液进入组织中无法吸收，作为异物刺激机体防御系统，引起巨噬细胞增殖，导致硬结形成。

3）注射部位感染后纤维组织增生形成硬结。

2. 临床表现

局部肿胀、瘙痒，可扪及硬结。严重者可导致皮下纤维组织变性、增生形成肿块或出现脂肪萎缩，甚至坏死。

3. 预防及处理

1）熟练掌握注射深度，注射时，针头斜面向上与皮肤呈 30°～40°角快速刺入皮下，深度为针梗的 1/2～2/3。

2）操作前，选用锐利针头，选择注射点要尽量分散，轮流使用，避免在同一处多次反复注射，避免在瘢痕、炎症、皮肤破损部位注射。

3）注射药量不宜过多，以少于 2 mL 为宜。推药时，速度要缓慢，用力要均匀，以减少对局部的刺激。

4）注射后及时给予局部热敷或按摩，以促进局部血液循环，加速药物吸收，防止硬结形成（但胰岛素注射后勿热敷、按摩，以免加速药物吸收，胰岛素药效提早产生）。

5）护理人员应严格执行无菌技术操作，防止微粒污染。先用砂轮割锯，再用乙醇消毒后掰开安瓿，禁用长镊敲打安瓿。鉴于玻璃粒、棉花纤维主要在安瓿颈口和瓶底沉积，注意抽吸药液时不宜将针头直接插至瓶底吸药，禁用注射器针头直接在颈口处吸药。为避免化学药物微粒出现，注射一种药物用一副注射器。

6）做好皮肤消毒，防止注射部位感染。如皮肤较脏者，先用清水清洗干净，再消毒。若皮脂污垢堆积，可先用 70% 乙醇擦净后再消毒。

7）已形成硬结者，可选用以下方法外敷：①用伤湿止痛膏外贴于硬结处（孕妇忌用）。②用 50% 硫酸镁溶液湿热敷。③将云南白药用食醋调成糊状涂于局部。④取新鲜马铃薯切片浸入山莨菪碱注射液后外敷于硬结处。

（三）低血糖反应

1. 发生原因

皮下注射所致低血糖反应多发生在胰岛素注射期间。皮下注射胰岛素剂量过大，注射部位过深，在运动状态下注射，注射后局部热敷、按摩引起温度改变，导致血流加快而胰岛素的吸收加快。

2. 临床表现

突然出现饥饿感、头晕、心悸、出冷汗、软弱无力、心率加快，重者虚脱、昏迷，甚至死亡。

3. 预防及处理

1）严格遵守给药剂量、时间、方法，严格执行技术操作规程，经常更换注射部位。对使用胰岛素的患者多次反复进行有关糖尿病知识、胰岛素注射有关知识的宣教，直到患者掌握为止。

2）准确抽吸药液剂量。

3）根据患者的营养状况，把握进针深度，避免误入肌肉组织。如对体质消瘦、皮下脂肪少的患者，应捏起注射部位皮肤并减小进针角度注射。

4）避免注入皮下小静脉血管中。推药前要回抽，无回血方可注射。

5）注射后勿剧烈运动、按摩、热敷、日光浴、洗热水澡等。

6）注射胰岛素后，密切观察患者情况。如发生低血糖症状，立即监测血糖，同时口服糖水、馒头等容易吸收的糖类。严重者可静脉推注50%葡萄糖40～60 mL。

（四）针头弯曲或针体折断

1. 发生原因

1）针头质量差，如针头过细、过软；针头钝，欠锐利；针头有钩；针头弯曲等。或针头消毒后重复使用。

2）进针部位有硬结或瘢痕。

3）操作人员注射时用力不当。

2. 临床表现

患者感觉注射部位疼痛。若针体折断，则折断的针体停留在注射部位上，患者惊慌、恐惧。

3. 预防及处理

1）选择粗细适合、质量过关的针头。针头不宜反复消毒，重复使用。

2）选择合适的注射部位，不可在局部皮肤有硬结或瘢痕处进针。

3）协助患者取舒适体位，操作人员注意进针手法、力度及方向。

4）注射时勿将针梗全部插入皮肤内，以防发生断针时增加处理难度。

5）若出现针头弯曲，要寻找引起针头弯曲的原因，采取相应的措施，更换针头后重新注射。

6）一旦发生针体断裂，医护人员要保持镇静，立即用一手捏紧局部肌肉，嘱患者放松，保持原体位，勿移动肢体或做肌肉收缩动作（避免残留的针体随肌肉收缩而游动），迅速用止血钳将折断的针体拔出。若针体已完全没入人体内，需要在X线定位后通过手术将残留针体取出。

三、醋酸戈舍瑞林缓释植入剂（诺雷得）腹前壁皮下注射操作规程

（一）评估

1. 评估患者病情、意识状态、肢体活动能力、营养状态、用药史、药物过敏史、家族史等。

2. 注射部位的皮肤及皮下组织状况，确认注射部位无瘢痕、硬结、炎症等。

3. 药物的性质、作用及不良反应。

4. 患者对药物的了解程度及心理反应。

（二）用物准备

1. 注射盘内盛：医嘱用药（诺雷得 1 支）、无菌治疗巾、75% 乙醇、2% 碘酊、无菌棉签、弯盘。

2. 治疗车下层准备以下物品：污物桶 3 个，一个放置损伤性废弃物（用过的注射器针头），一个放置感染性废弃物（用过的注射器），一个放置生活垃圾（用过的注射器外包装）。

（三）环境准备

清洁、安静、光线适宜，用屏风遮挡患者。

（四）操作步骤

1. 洗手、戴口罩，备好药物。

2. 将用物备齐携至患者处，核对，并解释操作目的及方法。

3. 选择注射部位，嘱患者平卧于诊床上，腹部放松。

4. 再次核对。

5. 进行注射前皮肤消毒、待干，然后捏住注射器针栓上的塑料片从注射器上去掉安全片。

6. 用手捏起患者脐下腹部皮肤，调整注射器与皮肤呈 30°～45°进针，抓住注射器针筒，针尖斜面向上，保持针头与皮肤的正确角度，刺入皮肤直到注射器针筒接触到皮肤，此时的针尖处于皮下。

7. 注射药物时，按下针栓直到不能继续推进为止，此时可以听到“咔嗒”声。

8. 完全拔出针筒，外护套完全包住针头。外护套能够锁定在这个位置保护针头，按常规丢弃该装置到利器盒。

9. 整理用物，洗手。

10. 观察患者的反应及用药后的疗效。记录注射的时间，签名。

（五）注意事项

1. 从包装袋中取出诺雷得注射器，轻轻晃动注射器确保能看到里面的药物，注意由于其是固体药物不是液体，所以不用排气。

2. 选择注射部位为脐部水平线以下部位，穿刺针头方向按血管走向向心端。在进针时，可以嘱咐患者轻轻咳嗽一声，能使进针更容易。

3. 按下针栓推药物时，如果没有听到“咔嗒”声，外护套就没有完全包住针头，

针栓没有完全推进则不能启动安全护套。这时旋转注射器头部，使弹簧弹出。

4. 注射后用棉签按压5～10分钟，嘱患者缓慢起身。当天晚上不宜洗澡及腹部剧烈运动。

5. 预防注射部位淤血现象：注射时进针动作应轻柔，定位、角度准确；注射后要与穿刺面平行覆盖按压，使针刺切面全部被按压，避免渗血带来局部淤血现象；患者如有凝血机制问题，注意延长按压时间。

第三节　肌内注射技术

肌内注射技术是一种常用的药物注射治疗的方法，指将一定量药液注入肌肉组织的方法。主要适用于不宜或不能口服或静脉注射者，要求比皮下注射更迅速发生疗效时，以及注射刺激性较强或药量较大的药物时。

一、肌内注射技术操作规程

（一）目的

1. 用于需要迅速发挥药效，又不宜口服或不能做静脉注射的药物。

2. 用于注射刺激性较强或药量较大的药物。

（二）部位

一般应选择肌肉较丰厚，离大神经、大血管较远的部位，以臀大肌为常用，其次为臀中肌、臀小肌、股外侧肌及上臂三角肌。

1. 臀大肌内注射区定位法：①十字法，从臀裂顶点向左或向右侧引一水平线，再以髂嵴最高点做一垂直线，在其外上1/4处为注射区。②连线法，取髂前上棘与尾骨连线的外1/3处为注射区。

2. 臀中肌、臀小肌内注射区定位法：①以食指尖与中指尖分别置于髂前上棘与髂嵴下缘处，由髂嵴、食指、中指构成一个三角区，注射部位即在食指和中指构成的角内。②在髂前上棘外侧三横指处（以患者手指宽度为准）。

3. 股外侧肌内注射区：为大腿中段外侧，宽约7.5 cm，位于膝上10 cm至髋关节下10 cm左右。

4. 三角肌内注射区：位于上臂外侧，自肩峰2～3横指（以患者手指宽度为准）。

（三）评估

1. 患者病情及治疗情况。

2. 患者意识状态、肢体活动能力，对给药计划的了解、认识程度及合作程度。

3. 患者注射部位的皮肤及肌肉组织状况。

（四）计划

1. 目标/评价标准

（1）患者理解注射目的，愿意接受并配合。

（2）注射部位未发生硬结、感染。

2. 准备

（1）护士准备：着装整齐，洗手，戴口罩，必要时戴手套。

（2）用物准备：注射盘内备2～5 mL注射器，6～7号针头，按医嘱备药液，2%碘酊、70%乙醇或5%碘伏，棉签，弯盘，注射卡。

（3）患者准备：嘱患者勿紧张，姿势自然；协助患者取合适体位。①侧卧位：上腿伸直，下腿稍弯曲。②俯卧位：足尖相对，足跟分开。③坐位：便于操作。

（4）环境准备：环境清洁、安静，温度适宜，注意遮挡患者。

（五）实施

1. 护士洗净手，戴好口罩。

2. 备齐用物携至患者处，核对无误后，帮助患者取适当体位，使注射部位肌肉放松。

3. 用2%碘酊和70%乙醇消毒皮肤，待干。

4. 吸取药液，排尽空气，用左手拇指和食指分开皮肤，右手持针，如握笔姿势，以中指固定针栓，针头和注射部位呈直角，快速刺入肌肉内，一般进针为2.5～3.0cm（消瘦者及患儿酌减）。

5. 松开左手，抽动活塞，如无回血，固定针头，注入药物。注射毕，以干棉签按压针眼处的同时，快速拔针。

6. 清理用物，归还原处。

（六）注意事项

1. 严格执行无菌操作及查对制度。

2. 切勿把针梗全部刺入，以防针梗从根部衔接处折断。

3. 需要2种药液同时注射时，要注意配伍禁忌。

4. 需长期注射的患者，应交替更换注射部位，并且进针要深。

5. 2岁以下婴幼儿选用臀中肌、臀小肌处注射为佳。因其臀部肌肉一般发育不好，在臀大肌处进行注射，有损伤坐骨神经的危险。

二、肌内注射操作并发症

（一）疼痛

1. 发生原因

肌内注射引起疼痛有多方面原因，如针刺入皮肤的疼痛，推药时药物刺激皮肤的疼痛。一次性肌内注射药物过多、药物刺激性过大、速度过快；注射部位不当，进针过深或过浅等都可引起疼痛。

2. 临床表现

注射局部疼痛、酸胀、肢体无力、麻木。可引起下肢及坐骨神经疼痛，严重者可引起足下垂或跛行，甚至可出现下肢瘫痪。

3. 预防与处理

1）正确选择注射部位。

2）掌握无痛注射技术。本组结果表明穴位按压肌内注射法可减轻疼痛，按压的穴位为关元俞、太冲等穴位。进行肌内注射前，先用拇指按压注射点10秒，再常规进行皮肤消毒，肌内注射。国外有资料指出，注射时如按常规操作，注射器内存在少量的空气可减少疼痛。用持针的手掌尺侧缘快速叩击注射区的皮肤（一般为注射区的右侧或下侧）后进针，在一定程度上可减轻疼痛。

3）配制药液浓度不宜过大，每次推注的药量不宜过快、过多。股四头肌及上臂三角肌施行注射时，若药量超过2 mL时，须分次注射。经过临床试验，用生理盐水注射液稀释药物后肌内注射，比用注射用水稀释药物后肌内注射能减轻患者的疼痛。

4）轮换注射部位。

（二）神经性损伤

1. 发生原因

主要是药物直接刺激和局部高浓度药物毒性引起神经粘连和变性坏死。

2. 临床表现

注射当时即出现神经支配区麻木、放射痛、肢体无力和活动范围减少。1周后疼痛减轻。但留有固定麻木区伴肢体功能部分或完全丧失，发生于下肢者行走无力，容易跌倒。局部红肿、疼痛，肘关节活动受限，手部有运动和感觉障碍。受累神经及神经损伤程度根据受累神经支配区运动、感觉障碍程度，分为完全损伤、重度损伤、中度损伤和轻度损伤。分度标准如下。

完全损伤：神经功能完全丧失。

重度损伤：部分肌力、感觉降至1级。

中度损伤：神经支配区部分肌力和感觉降至2级。

轻度损伤：神经支配区部分肌力和感觉降为3级。

3. 预防及处理

1）周围神经药物注射伤是一种医源性损伤，是完全可以预防的，应在慎重选择药物、正确掌握注射技术等方面严格把关。

2）注射药物应尽量选用刺激性小、等渗、pH值接近中性的药物，不能毫无科学根据地选用刺激性很强的药物做肌内注射。

3）注射时应全神贯注，注意注射处的解剖关系，准确选择臀部、上臂部的肌内注射位置，避开神经及血管。为儿童注射时，除要求进针点准确外，还应注意进针的深度和方向。

4）在注射药物过程中若发现神经支配区麻木或放射痛，应考虑注入神经内的可能性，须立即改变进针方向或停止注射。

5）对中度以下不完全神经损伤要用非手术治疗法，行理疗、热敷，促进炎症消退和药物吸收，同时使用神经营养药物治疗，将有助于神经功能的恢复。对中度以上完全性神经损伤，则尽早手术探查，行神经松解术。

（三）局部或全身感染

1. 发生原因

注射部位消毒不严格，注射用具、药物被污染等，可导致注射部位或全身发生感染。

2. 临床表现

在注射后数小时局部出现红、肿、热和疼痛，局部压痛明显。若感染扩散，可导致全身菌血症、脓毒败血症，患者出现高热、畏寒、谵妄等。

3. 预防及处理

与皮下注射法相同。出现全身感染者，根据血培养及药物敏感试验选用抗生素。

（四）针眼渗液

1. 发生原因

1）反复在同一部位注射药液。

2）每次注射药物剂量过多，推注速度过快。

3）注射针头过粗，进针的深度过浅，拔针后按压时间过短。

4）注射部位肌肉小，组织弹性较差，有水肿或硬结。患者全身状况差，如出现休克，局部血液循环差，组织对药液吸收缓慢。

2. 临床表现

推注药液阻力较大，注射时有少量液体自针眼流出，拔针后液体流出更明显。注射部位组织变形，如萎缩或水肿。

3. 预防与处理

1）选择合适注射部位：不能选择在有水肿、硬结、瘢痕处进针，尽量选择肌肉丰富又能避开血管、神经的部位。

2）掌握注射剂量：每次注射量以 2～3 mL 为限，不宜超过 5 mL。

3）选择型号合适的注射针头，掌握适当的进针深度，约为针梗的 2/3（2.5～3.0 cm），消瘦者及儿童酌减。拔针后按压针眼至无药液渗出为止。

4）长期注射者，每次轮换注射部位。避免同一部位反复注射。

5）对于全身状况差的患者，注射后可给予热敷、按摩，加速局部血液循环，促进药液吸收。

6）在注射刺激性药物时，采用“Z”径路注射法预防药物渗漏至皮下组织或表皮，以减轻疼痛及组织受损。不要按摩注射部位，因按摩易使组织受损，告诉患者暂时不要运动或穿紧身衣。

（五）臀筋膜间室综合征

1. 发生原因

1）臀部注射部位定位欠准确，注射时损伤血管、神经。

2）进针过深，进针角度不当。

3）臀部解剖结构复杂，肌肉组织、神经和血管较丰富。使用传统的定位方法十字法和连线法，注射时易损伤血管和神经。

2. 临床表现

臀部注射部位疼痛剧烈，臀部肿胀明显，同侧大腿、小腿肿胀，同侧小腿及足部麻木，髋关节活动受限，跛行。

3. 预防与处理

1）选择合适的定位方法准确定位。除传统的2种定位方法外，根据患者的情况，还可选用克拉科注射点、森优注射区、福山注射点及新十字法等定位方法。

2）根据患者的体型决定进针角度和深度。

3）出现神经、血管损伤症状时，禁止热敷或按摩臀部，应立即制动，冷敷并加压包扎注射部位，密切观察患者病情变化，遵医嘱应用止血药物，必要时采用手术切开减压治疗。

（六）针头堵塞

1. 发生原因

一次性注射器的针尖锐利、斜面大，抽吸瓶装药品时，极易被橡皮塞堵塞，瓶塞颗粒可随着加入的药物进入液体造成微粒污染或栓塞。针头过细，药液黏稠，粉剂未充分溶解或药液为悬浊液，如长效青霉素。

2. 临床表现

推药阻力大，无法将注射器内的药液推入体内。

3. 预防与处理

1）根据药液的性质选用粗细适合的针头。

2）充分将药液摇匀、混合，检查针头通畅后方进针。

3）注射前吸入少量生理盐水可降低针头及乳头部药液浓度和黏稠度，以减少针头堵塞。

4）注射颗粒大的悬浊液时，不能采用常规“二快一慢”的注射方法，要保持一定的推药速度，避免停顿导致药液沉积在针头内。

5）如发现推药阻力大，或无法将药液继续注入体内，应拔针，更换针头另选部位进行注射。

6）对使用一次性注射器加药时，可改变进针角度，即由传统的90°改为45°，因为改变进针角度，避开斜面，减少针头斜面与瓶塞的接触面积，减轻阻力。

第四节　静脉注射技术

用无菌注射器将一定量的无菌药液注入静脉的方法，称静脉注射法。因药物可直接进入血液而到达全身，所以是作用最快的给药方法。

一、静脉注射技术操作规程

（一）目的

1. 药物不宜口服、皮下或肌内注射时，需迅速发生药效者。

2. 做诊断性检查，如肝、胆囊等X线造影摄片。

（二）部位

凡是在体表较显现的静脉，均可做静脉注射。常用的静脉有以下2种。

1. 四肢静脉：头静脉、贵要静脉、肘正中静脉、大隐静脉、小隐静脉或前臂、腕部、手背小静脉和足背静脉等。

2. 头皮静脉：颞浅静脉、额静脉、耳后静脉、枕后静脉等。

（三）评估

1. 患者病情及治疗情况。

2. 患者意识状态、肢体活动能力，对给药计划的了解、认真程度及合作程度。

3. 患者穿刺部位的皮肤状况、静脉充盈度及管壁弹性。

（四）计划

1. 目标/评价标准

1）患者理解注射目的，有安全感，愿意接受。

2）注射部位无渗出、肿胀，未发生感染。

2. 用物准备

1）注射盘内加注射器（规格视药量而定）、6～9号针头或头皮针、止血带、注射用小枕、胶布、注射卡及药液。

2）采集血标本另备：标本容器（干燥试管、抗凝管或血培养瓶），必要时备无菌手套、无菌纱布、乙醇灯、火柴。

（五）实施

1. 按医嘱备药，检查药物是否变质，仔细核对药名、剂量。

2. 备好用物携至患者床边，向患者解释注射目的，以取得合作。

3. 用注射器吸取药液，排尽空气，套上安瓿。

4. 选择合适静脉，以手指探明静脉方向及深浅、在穿刺部位的肢体下垫塑料小枕，在穿刺部位的上方（近心端）约6 cm处扎紧止血带，止血带末端向上，用2%碘酊消毒皮肤，并以70%乙醇脱碘，嘱患者握拳，使静脉充盈。

5. 穿刺时，以左手拇指压住静脉，使其固定，右手持注射器，针头斜面向上，针头和皮肤成一较小角度（20°），由静脉上方或侧方刺入皮下，再沿静脉方向潜行刺入。

6. 见回血，证明针头已入静脉，可再顺静脉进针少许，松开止血带，嘱患者松拳，固定针头，缓慢注入药液。

7. 在注射过程中，要试抽回血，以检查针头是否仍在静脉内，若局部疼痛、肿胀、无回血时，提示针头脱出静脉，应拔出针头更换部位重新注射。注射毕，以干棉签按压穿刺点的同时，迅速拔出针头后按压片刻，随即拉开注射器活塞，清理用物。

（六）注意事项

1. 严格执行查对制度与无菌操作。

2. 药量较多且较黏稠时，推注药物应固定好针头，并随时观察局部有无肿胀。

3. 疑针头脱出，无回血、推药有阻力、局部疼痛、肿胀系针头已脱出静脉，应拔出针头另行注射。

4. 推注药物时，速度应缓慢，并注意观察病情。

（七）股静脉注射操作规程

1. 用物

注射盘内盛大小合适的无菌注射器，按需要准备6～8号针头、治疗巾或一次性纸巾、沙袋、砂轮、开瓶器、无菌棉签、2%碘酊、70%乙醇、弯盘，按医嘱备好药物。

2. 步骤

1）洗手、戴口罩，备好药液。

2）将备齐的用物携至患者处，核对，并给患者解释操作目的及方法，以取得合作。

3）患者取仰卧位，下肢伸直略外旋，臀下垫沙袋以充分暴露注射部位。如为小儿注射，需要用尿布覆盖会阴，以防其排尿弄湿穿刺部位。

4）常规以2%碘酊、70%乙醇消毒注射部位皮肤、消毒术者左手食指和拇指。

5）在腹股沟中1/3与内1/3交界处，用一手食指触得股动脉搏动最明显部位并加以固定，或找髂前上棘和耻骨结节连线中点的方法做股动脉定位，再消毒穿刺点及术者手指，并用左手手指加以固定。

6）另一手持注射器，在股动脉内侧0.5 cm处，针头和皮肤呈90°或45°角刺入，抽动活塞见暗红色回血，提示已进入股静脉，即固定针头，注射药物。

7）注射完毕，拔出针头，局部用无菌纱布加压止血3～5分钟，然后用胶布固定。注意观察有无继续出血，如无异常，协助患者取舒适体位并清理用物。

3. 注意事项

1）股静脉位于股三角区，在股神经和股动脉的内侧。护士应熟记股静脉的解剖位置及其与毗邻组织的关系，以防操作时误伤重要的神经与血管。

2）穿刺过程中，若抽出鲜红色血液，提示穿入股动脉，应立即拔出针头，穿刺处加压5～10分钟，直至无出血为止。

（八）注射原则

1. 认真执行查对制度

1）严格执行“三查七对”。

2）仔细检查药物质量，如发现药液变色、沉淀、浑浊，药物已过有效期，安瓿有裂痕或密封盖松动等情况，均不能应用。

3）当需要同时注射几种药物时，应查实确无配伍禁忌才进行备药。

2. 严格遵守无菌操作原则

1）注射前必须洗手，戴口罩，保持衣帽整洁。

2）注射器的活塞、针头与针梗必须保持无菌。

3）按要求消毒注射部位皮肤。常用消毒方法为先用2%碘酊棉签以注射点为中心，由内向外螺旋式旋转涂擦，消毒范围直径在5 cm以上，待干后，用70%乙醇以同样方式脱碘，乙醇挥发后即可注射。

4）临用时才抽取药液，以免放置时间过长，药液被污染或效价降低。

3. 选择合适的注射器和针头

根据药液量、黏稠度和刺激性的强弱选择合适的注射器和针头。注射器应完整无裂缝、不漏气；针头要锐利、型号合适、无钩且无弯曲；注射器与针头的衔接必须紧密；一次性注射器的包装应密封并在有效期内使用。

4. 选择合适的注射部位

避开血管神经处，不可在局部皮肤肌肉有炎症、损伤、硬结或瘢痕处进针。对需要长期进行注射的患者应经常更换注射部位。

5. 排除空气

注射前应排除注射器内空气，以免空气进入血管引起空气栓塞。排气时要注意避免浪费药液。

6. 检查回血

进针后注入药液前，应抽动活塞，检查有无回血。静脉、动脉注射必须见回血后方可注入药液；而皮下、肌内注射如有回血，则应拔出针头重新进针，切不可将药液注入血管内。

7. 掌握合适的进针深度

1）各种注射法分别有不同的进针深度要求。

2）进针时不可把针梗全部刺入皮肤内，以防不慎发生断针时令处理更为困难。

8. 减轻患者的不适与疼痛

1）做好解释与安慰，消除患者的不安和害怕心理。可通过交谈或播放音乐等方式分散患者的注意力；指导患者做深呼吸，尽可能使心身放松。

2）指导并协助患者采取适当的体位与姿势，以利肌肉放松。

3）做到“二快一慢”，即注射进针、拔针快，推注药液慢。

4）需要同时注射几种药物时，先注射刺激性较弱的药物，然后注射刺激性较强的药物。

5）注射刺激性较强的药物时，宜选用相对较长的针头，而且进针要较深。

（九）吸取注射用药液

吸药应严格按照无菌操作规程及查对制度要求进行，以下介绍具体的操作方法。

1. 自安瓿中吸药法

1）备好注射盘，按需要在托盘上铺消毒治疗巾，盖好备用。

2）用手指轻轻弹安瓿颈部，使安瓿颈部的药液流至体部。

3）目前厂家提供的安瓿，其颈、体之间多有一环形凹痕，应用时仅需以双手手指分别持住安瓿体部和颈部末段，而后将安瓿轻轻曲折，便可使安瓿折断。如安瓿无上述凹痕，则可用砂轮在安瓿颈部划一道环形锯痕，用70%乙醇棉签擦拭锯痕后用手指曲折安瓿，使其折断。

4）将针头置入安瓿内的药液中，斜面朝下，用手持活塞柄抽动活塞吸药，注意手不可触及活塞体部。

5）抽吸毕，将空安瓿或针头保护套套在针头上以免受污染，然后放在预先准备好的无菌盘中。

2. 自密封瓶内吸取药液法

1）开启瓶盖并消毒：用启瓶器或小刀除去铝盖的中心部分，以2%碘酊、70%乙醇棉签由里向外消毒瓶塞顶部及周围，待干。

2）抽吸药液：往瓶内注入与所需要药液等体积的空气，目的是增加瓶内压力，便于抽吸药液。然后倒转药瓶，使针头在液面以下，吸取药液至所需量，再以食指固定针栓，拔出针头。

3）吸药完毕：保护针头用原密封空药瓶或针头护套保护针头，置于无菌盘内备用。

此外，吸取不同剂型的药物时还应注意：对结晶或粉剂注射剂，需按要求先用无菌生理盐水、注射用水或专用溶媒充分溶解，然后再吸取；混悬剂要摇匀后吸取；吸取油剂及混悬剂时，需选用相对较粗的针头。

二、静脉注射操作并发症

（一）药液渗出和外渗

1. 发生原因

引起静脉注射渗出和外渗的原因主要有以下几点。

1）药物因素：主要与药物酸碱度、渗透压、药物浓度、药物本身的毒性作用及Ⅰ型变态反应有关。

2）物理因素：包括环境温度，溶液中不溶性微粒的危害，液体输液量、温度、速度、时间、压力与静脉管径及舒缩状态是否相符，针头对血管的刺激，旧法拔针对血管壁的损害。

3）血管因素：主要指静脉注射局部血管的舒缩状态、营养状态。如休克时组织有效循环灌注不足，血管通透性增加，而注入多巴胺后，静脉壁的营养血管发生痉挛，静脉壁可因缺血缺氧而使通透性进一步增加致药液渗漏。

4）感染因素和静脉炎：微生物侵袭引起的静脉炎以及物理、化学因素引起的静脉炎都可使血管通透性增高。

5）由于穿刺不当，刺破血管而使药液漏出血管外；患者躁动，针头固定不牢，致药液外渗；有时针头穿刺很成功，但由于患者长时间休克，组织缺血、缺氧致毛细血管通透性增高，特别是在肢端末梢循环不良部位如手背、足背、内踝处；血管弹性差、穿刺不顺利、血管过小，或在注射过程中，药物推注过快。

2. 临床表现

主要表现为注射部位出现局部肿胀、中度或重度疼痛，常为胀痛或烧灼样疼痛、刺痛，重度皮肤呈暗紫色，局部变硬，甚至引起组织坏死。回抽无回血。根据渗出的严重程度分为5级：0级，没有症状；1级，皮肤发白，水肿范围最大直径小于2.5 cm，皮肤发凉，伴有或不伴有疼痛；2 级，皮肤发白，水肿范围最大直径在 2.5～15.0 cm，皮肤发凉，伴有或不伴有疼痛；3 级，皮肤发白，水肿范围最小直径大于 15 cm，皮肤发凉，轻到中等程度疼痛，可能有麻木感；4 级，皮肤发白，半透明状，皮肤紧绷，有渗出，皮肤变色，有淤斑、肿胀，水肿范围最小直径大于 15 cm，可呈凹陷性水肿，循环障碍，轻到中等程度疼痛，可为任何容量的血液制品、发疱剂或刺激性液体渗出。外渗在渗出临床表现与分级中属于第 4 级。

3. 预防

1）选择合适的血管，避免注射药物外渗。

2）熟练掌握静脉注射技术，避免因穿刺失败而造成药液外渗。

4. 处理

1）注射时，注意观察有无药液外渗。如发生药液外渗，立即终止注射。拔针后局部按压。另选血管重新穿刺。

2）因外渗造成局部疼痛、肿胀者，应根据注射药液的性质不同分别进行处理。

（1）血管收缩药（如去甲肾上腺素、多巴胺、间羟胺）外渗，可采用肾上腺素拮抗剂酚妥拉明 5～10 mg 溶于 20 mL 生理盐水中做局部浸润，以扩张血管；同时给 3% 醋酸铅局部湿热敷。

（2）高渗药液（20% 甘露醇、50% 葡萄糖）外渗，可用 0.25% 普鲁卡因 5～20 mL 溶解透明质酸酶 50～250 U，注射于渗液局部周围，因透明质酸酶有促进药物扩散、稀释和吸收作用。

（3）对于抗肿瘤药物外渗，应尽早抬高患肢，局部冰敷，使血管收缩并减少药物吸收。

（4）阳离子（氯化钙、葡萄糖酸钙）溶液外渗，可用 0.25% 普鲁卡因 5～10 mL 做局部浸润注射，可减少药物刺激，减轻疼痛。同时用 3% 醋酸铅和 50% 硫酸镁溶液交替局部湿热敷。

（5）药物外渗超过 24 小时未恢复，局部皮肤由苍白转为暗红，禁止热敷。

3）如上述处理无效，组织发生坏死，则由外科处理，预防感染。

（二）静脉穿刺失败

1. 发生原因

1）静脉穿刺操作技术不熟练：主要表现为一些初到临床工作的护理人员，业务技术素质不高，对静脉穿刺的操作方法、要领掌握不熟练，缺乏临床实践经验，而导致穿刺失败。

2）进针角度不当：进针角度的大小与进针穿刺深度要适宜。一般情况下，进针角度应为 15°～20°，如果穿刺深，角度就大；反之，穿刺浅，角度则小，但角度过大或过小都容易将血管壁穿破。

3）针头刺入的深度不合适：斜面一半在血管内，一半在血管外，回血断断续续，注药时溢出至皮下，皮肤隆起，患者局部疼痛；针头刺入较深，斜面一半穿破对侧血管壁，见有回血，但推药不畅，部分药液溢出至深层组织；针头刺入过深，穿透对侧血管壁，药物注入深部组织，有痛感，没有回血，如只推注少量药液，局部不一定隆起。

4）进针时用力速度不当：在穿刺的整个过程中，用力速度大小不同，各个组织的进针力量和进针速度掌握得不当，直接影响穿刺的成败。

5）固定不当，针头向两侧摆动：静脉条件差，因静脉硬化，失去弹性，进针后无回血，落空感不明显，误认为失败，试图退出再进针，而局部已青紫；脆性静脉注射时选择不直不显的血管盲目穿刺或针头过大，加之血管壁脆性增加以致血管破裂，造成失败；塌陷静脉患者病情危重、血管弹性差，给穿刺者造成一定的难度，加上操作者心情紧张，成功心切，以致失败；腔小静脉引起失败的原因多因针头与血管腔直径不符，见回血后，未等血管充分扩张就急于继续进针或偏出血管方向进针而穿破血管；水肿患者的静脉，由于患者皮下水肿，组织积液，遮盖了血管，导致静脉穿刺失败。

6）行小儿头皮静脉穿刺时，因患儿不合作致针头脱出而失败：操作者对深静脉的解剖位置不熟悉，来回穿刺引起血管破裂而失败。有时误穿入动脉造成失败；有的患者血压偏低，即使穿刺针进入血管，因回血较慢也可被误认为没有穿入静脉；也有的患者血液呈高凝状态，如一次不成功，反复穿刺，针头易被凝血堵塞，以后就是刺入血管也不会有血液流出。

7）使用的止血带是否完好：在选择止血带时要认真检查，对反复使用的止血带的弹性、粗细、长短是否适当，如止血带弹性过低、过细，造成回血不畅；止血带过粗，易压迫止血带下端血管，使管腔变小，针尖达不到血管腔内，易损伤血管壁，导致穿刺失败。

8）天气寒冷或发热寒战期的患者：四肢冰冷，末梢血管收缩致血管“难找”，有些即使看上去较粗的血管，由于末梢循环不良，针头进入血管后回血很慢或无回血，操作者误认为未进入血管继续进针，使针头穿透血管壁而致穿刺失败。多见于春末秋初，室内无暖气时。再者拔针后护理不当，针眼局部按压方法欠正确或力度不当，造成皮下出血、淤血致皮肤青紫，增加再次穿刺的难度。

2. 临床表现

针头未穿入静脉，无回血，推注药物有阻力，或针头斜面一半在血管内，一半在管腔外，药液溢出至皮下致局部疼痛及肿胀。

3. 预防及处理

1）护士要有健康、稳定的情绪。熟悉静脉的解剖位置，提高穿刺技术。

2）选择容易暴露、较直、弹性好、清晰的浅表静脉。

3）适用型号合适、无钩、无弯曲的锐利针头。

4）避免盲目进针。进针前用止血带在注射部位上方绷扎。使血管充盈后再采用直刺法，减少血管滑动，提高穿刺成功率。

5）轮换穿刺静脉，有计划地保护血管，延长血管使用寿命。

6）出现血管破损后，立即拔针，局部按压止血。24 小时后给予热敷，加速淤血吸收。

7）静脉条件差的患者要对症处理：静脉硬化、失去弹性型静脉穿刺时应压迫静脉上下端，固定后于静脉上方成30°斜角直接进针，回抽见回血后，轻轻松开止血带，不能用力过猛，以免弹力过大针头脱出造成失败。血管脆性大的患者，可选择直而显、最好是无肌肉附着的血管，必要时选择斜面小的针头进行注射。护理人员面对塌陷的血管时，应保持镇定，扎止血带后在该血管处拍击数次，或予以热敷使之充盈，采用挑起进针法，针进入皮肤后沿血管由浅入深进行穿刺。给水肿患者行静脉穿刺时，应先行按摩推压局部，使组织内的渗液暂时消退，待静脉显示清楚后再行穿刺。行小儿头皮静脉穿刺时选择较小的针头，采取两次进针法，见回血后不松止血带，推药少许，使静脉充盈，再稍进 0.5 cm 后松止血带，要固定得当，并努力使患儿合作，必要时可由两位护士互助完成。

8）深静脉穿刺方法：肥胖患者应用手摸清血管方向或按解剖方位，沿血管方向穿刺；水肿患者注射前以拇指顺血管方向压迫局部组织，使血管暴露，即按常规穿刺，一般都能成功。对血液呈高凝状态或血液黏稠的患者可以连接有肝素盐水的注射器，使穿刺时注射器保持负压，一旦刺入血管即可有回血，因针头内充满肝素，不易凝血。

9）对四肢末梢循环不良造成的静脉穿刺困难，可通过局部热敷、饮热饮料等保暖措施促进血管扩张。在操作时小心进针，如感觉针头进入血管不见回血时，可折压头皮针近端的输液管，可很快有回血，以防进针过度刺穿血管壁。

（三）血肿

1. 发生原因

部分患者（如老年、肥胖、烧伤、水肿、消瘦、血管硬化、末梢循环不良患者）血管弹性差，肌肉组织松弛，血管不容易固定。进针后无落空感，有时针头已进入血管而不见回血，误认为穿刺失败，待针头退出血管时局部已青紫。凝血功能差或者不及时按压即可引起血肿。

2. 临床表现

血管破损，出现皮下肿胀、疼痛。2～3 天皮肤变为青紫。1～2 周血肿开始吸收。

3. 预防及处理

1）使用型号合适、无钩、无弯曲的锐利针头。

2）提高穿刺技术，避免盲目进针。

3）进行操作时动作要轻、稳。

4）要重视拔针后对血管的按压。拔针后用消毒纱布覆盖穿刺口，用拇指按压，因按压面积大，不会因部位不对或移位引起血肿。一般按压时间为 3～5 分钟，对新生儿、血液病、有出血倾向者按压时间应延长，以不出现青紫为宜。

5）早期予以冷敷，以减少出血。24 小时后局部给予 50% 硫酸镁湿热敷，每日 2 次，每次 30 分钟，以加速血肿的吸收。

6）若血肿过大难以吸收，可常规消毒后，用注射器抽吸不凝血液或切开取血块。

（四）过敏反应

1. 发生原因

患者有过敏史而操作者在注射前未询问患者的药物过敏史，注射药物后，患者发生速发型过敏反应。

2. 临床表现

面色苍白，胸闷，心慌，血压下降、脉搏微弱，口唇发绀，意识丧失，大、小便失禁。严重者心搏骤停。

3. 预防及处理

1）注射前询问患者的药物过敏史。应向患者及家属详细讲解此次用药的目的、药物作用、可能发生的不良反应，嘱咐患者及时把不适感受说出来，但要讲究方式，以免造成其心理紧张而出现假想不适。对本药有不良反应、过敏体质者、首次使用本药者，都要备好急救药物（0.1%去甲肾上腺素注射剂、地塞米松注射剂）、吸氧装置等。

2）药物配制和注射过程中，要严格按规定操作，首次静脉注射时应放慢速度，对过敏体质者加倍小心，同时密切观察患者意识表情、皮肤色泽、温度、血压、呼吸，触摸周围动脉搏动，询问患者有无寒战、皮肤瘙痒、心悸、胸闷、关节疼痛等不适反应。轻微不适者，可放慢推注速度。不能耐受者，立即暂停注射，但治疗巾、止血带不撤，先接别的液体，保留静脉通道。用注射器抽吸好急救药品，装上吸氧装置。休息半小时后继续缓慢静脉注射，若仍不能耐受，则停止使用此药，观察不适反应消失后方可离开。在推注过程中，发现休克前兆或突然休克，立即停止注药，结扎止血带，不使药物扩散，静脉滴注抗过敏药物，针对症状进行抢救。过敏性休克者，去枕平卧，及时就地抢救、吸氧，首选0.1%去甲肾上腺素1 mg，地塞米松5 mg皮下、肌内或血管内注射；补充血容量，纠正酸中毒，提高血压等。必要时气管切开或插管。

第十二章　采血技术

血液检查是判断体内各种功能及异常变化的最重要指标之一，是临床最常用的检验项目，它不仅可反映血液系统本身的病变，也可为判断患者病情进展程度以及治疗疾病提供参考。

临床血液标本分为3类：①全血标本，用于对血细胞成分的检查，血沉、血常规检查等。②血清标本，用于大部分临床生化检查和免疫学检查，如测定血清酶、脂类、电解质、肝功能等。③血浆标本，适用于部分临床生化检查，凝血因子测定和游离血红蛋白测定等必须采集血浆标本。

根据采血部位，可将采血法分为毛细血管采血法、静脉采血法、动脉采血法3种。毛细血管采血法主要用于床旁项目和急诊项目，检验结果代表局部状态，成人常在指端，婴幼儿常在拇指或足跟部位采血；静脉采血法通常在肘部静脉、腕部静脉或手背静脉处采血；动脉采血法主要用于血气分析，多在股动脉或桡动脉处采血，采得血标本必须与空气隔绝，立即送检。

由于采血法为一项侵入性操作，不论采取哪种方法采血，因患者自身、操作者的技术水平等原因均可产生一些并发症，如感染、皮下出血、晕针或晕血、桡神经损伤等。

第一节　静脉采血

一、静脉采血操作规程

（一）评估

1. 患者病情，意识状态，生命体征。

2. 肢体活动情况、静脉情况及静脉输液治疗情况。

3. 采血部位皮肤情况：有无水肿、硬结、伤口、瘢痕等。

4. 患者的沟通、理解、合作能力以及心理状态。

（二）用物准备

1. 治疗盘内盛

消毒物品1套、消毒止血带、标本容器或真空采血管、一次性采血针或注射器、检验申请单、检查手套、治疗巾，如采集血培养标本还需备无菌手套。

2. 治疗车下层准备物品

污物桶3个，一个放置损伤性废弃物（用过的一次性采血针或注射器针头），一个放置感染性废弃物（用过的注射器、棉签），一个放置生活垃圾（用过的注射器、棉签等外包装）。

（三）环境准备

清洁，光线适宜，用物放置整齐。

（四）操作步骤

1. 协助患者取坐位或平卧位，双人核对：医嘱及床号、姓名、住院号、检验项目，检查标本容器是否正确、完整，患者身份识别正确。

2. 向患者解释静脉采血的目的和方法，采血前后注意事项。

3. 选择合适的采血部位和静脉，在穿刺部位的肢体下方垫治疗巾。

4. 在穿刺部位上方约 6 cm 处扎止血带。

5. 常规消毒皮肤，待干，嘱患者握拳。

6. 戴手套，按静脉穿刺法将针头刺入静脉，见回血将胶塞穿刺针头直接刺入真空采血管至所需血量。

7. 抽血完毕，嘱患者松拳，松开止血带，迅速拔除针头，用干棉签按压穿刺点 3 ~ 5 分钟。

8. 含抗凝剂的采血管要立即上下摇匀 8 次。

9. 协助患者取舒适体位。

10. 按《医疗废物管理条例》处置用物，脱手套，洗手。

11. 再次查对医嘱、患者身份及标本，送检，记录。

（五）注意事项

1. 根据检验项目，正确选择采血管，真空采血管使用前勿松动胶塞头盖，避免负压改变影响结果。

2. 电子条形码粘贴正确，不可遮挡试管刻度。

3. 需空腹、平卧等应提前通知患者，避免影响检验结果。

4. 静脉充盈欠佳时，可使用重力、热敷、挤压血管等方法促进静脉充盈。

5. 扎止血带时间不宜过长，推荐 40 ~ 120 秒，严禁在输液、输血肢体或针头处采集血标本。

6. 穿刺针头刺入真空采血管时，不可触碰到试管内壁，以避免沾到抗凝剂/促凝剂，影响结果。

7. 如需采取多个项目标本，采血顺序为：微生物学标本→无添加剂标本→凝血试管标本→含抗凝剂标本→含促凝剂标本；如按试管颜色排序，则为：血培养瓶→黄（红）→蓝（黑、浅黄）→绿→紫→灰。

8. 标本采集后需立即送检，特殊标本注明采集时间，并按有关规定保存、送检。

二、静脉采血操作并发症

静脉血标本采集是根据医嘱或临床需要，从患者静脉采取血液标本并送检的过程。常见静脉采血法操作并发症包括感染、皮下出血或血肿、晕针或晕血、误抽动脉血、血液循环障碍及穿刺困难等。

（一）感染

1. 发生原因

1）操作过程未能严格执行无菌技术操作原则和手卫生原则。

2）采血前，未能按有关规定正确使用皮肤消毒剂进行皮肤消毒。

3）采血用物如一次性采血针、一次性注射器等存在质量问题。

2. 临床表现

采血部位局部出现红、肿、硬、温度改变和渗出。全身感染症状，如体温异常、菌血症、败血症等。

3. 预防及处理

1）严格执行无菌技术操作原则和手卫生原则，避免污染。

2）在采血前应做好穿刺部位皮肤准备，按规定使用皮肤消毒剂消毒。

3）穿刺前评估皮肤，选择血管，避免在有皮肤感染的部位穿刺。

4）出现静脉采血用物质量问题时，立即停止使用，及时上报有关管理部门。

5）加强临床护理评估，及早发现感染征象，当怀疑出现感染时，立即通知医生，必要时行血液细菌培养。

6）确诊发生感染时，需观察、评估和记录患者感染的临床表现和严重程度，穿刺局部可给予药物或敷料外敷、湿热敷，并遵医嘱全身应用抗感染药物治疗。

（二）皮下出血或血肿

1. 发生原因

1）采血完毕后，局部按压时间不够。

2）采血完毕后，如果穿刺时针头在皮下走行一段距离后再刺入血管，拔针后按压部位在皮肤穿刺口，而非血管穿刺口，则不能够达到压迫止血目的。

3）上肢浅静脉采血完毕后，如衣袖较紧，或过早使用血压袖带充气测量血压，也易引起皮下出血或血肿。

4）操作人员技术不过关，反复穿刺，刺破血管，造成皮下出血或血肿。

2. 临床表现

穿刺部位疼痛、肿胀、有压痛，肉眼皮下淤斑或局部肿块形成。

3. 预防及处理

1）采血完毕后，局部按压时间应在 5 分钟以上。

2）采血完毕后，局部按压方法正确，如果穿刺时针头经皮下直接进入血管，拔针后按压部位应为皮肤穿刺入口；如果穿刺时针头在皮下行走一段距离后再进入血管，拔针后按压方法是棉签与血管走行平行，将皮肤穿刺入口与血管穿刺入口一起按压。

3）上肢静脉采血，如贵要静脉、肘正中静脉等，如衣袖较紧，应要求患者脱去该侧衣袖再采血，避免局部压迫引起皮下出血。

4）需要监测血压的患者，避免在采血侧上肢测量血压，可在对侧测量；病情允许时，30 分钟后再测量。

5）提高采血、穿刺技术，正确掌握进针方法。

6）如果出现皮下出血或血肿，早期冷敷，因冷可使毛细血管收缩，可防止皮下出血和肿胀，故 24 小时内应用冷敷减轻局部充血和继续出血，24 小时后可热敷，改善血液循环，减轻炎性水肿，加速皮下出血的吸收。也可采用水凝胶敷料外敷，促进皮下出血的吸收。

（三）晕针或晕血

1. 发生原因

1）患者在接受采血时，由于情绪过度紧张、恐惧，反射性引起迷走神经兴奋，血压下降，脑供血不足而发生晕针或晕血。

2）空腹或饥饿状态下，患者机体处于应急阶段，通过迷走神经反射，引起短暂性血管扩张，外周阻力下降，血压下降，脑血流量减少，发生晕针。

3）坐位姿势下接受采血，其发生原因可能与体位和血压有关。坐位时下肢肌肉及静脉张力低，血液蓄积于下肢，回心血量少，心输出血量少，收缩压下降，影响脑部供血。

4）尤其是较难采血的患者，反复操作对皮肤神经末梢产生刺激，引起强烈疼痛，全身神经高度紧张，反射性引起小血管扩张，血压下降，脑供血不足，发生晕针。

5）个别患者见到血液产生恐惧等紧张情绪，反射性引起迷走神经兴奋，血压下降，脑供血不足而发生晕针或晕血。

2. 临床表现

晕针或晕血发生持续时间短，恢复快，一般2～4分钟可自然缓解。

1）先兆期：患者多诉头晕、眼花、心悸、恶心、四肢无力等。

2）发作期：突然昏倒、意识丧失、面色苍白、四肢冰凉、血压下降、心率减慢、脉搏细弱等。

3）恢复期：意识恢复清晰，自诉全身无力、四肢酸软，面色由苍白转为红润，四肢转温，心率、脉搏恢复正常。

3. 预防及处理

1）采血前应评估患者身体状况、心理情绪、是否进食、有无晕针晕血史等，并做好解释工作，给患者以心理安慰。

2）采血时与患者适当交流，分散患者的注意力。

3）协助患者取适当体位、姿势，以利于机体放松，尤其是易发生晕针或晕血的患者可采取平卧位。

4）熟练掌握操作技术，做到一针见血，减少刺激。

5）发生晕针或晕血时，应立即停止采血，迅速将患者抬到空气流通处或吸氧。

6）患者坐位时立即改为平卧位，以增加脑部供血，指压或针灸人中穴、合谷穴。

7）口服葡萄糖液，适当保暖，数分钟后即可自行缓解。

（四）局部皮肤过敏反应

1. 临床表现

局部有灼伤感，甚至出现皮疹及过敏性皮炎。

2. 预防及处理

1）评估患者的消毒剂过敏史，针对性改用其他消毒剂。

2）采血后穿刺针眼处不覆盖任何东西，保持穿刺局部清洁、干燥。

3）如出现过敏现象，报告医生处理。

（五）误抽动脉血

1. 发生原因

如患者过度肥胖或血容量不足、动脉搏动不明显。

2. 临床表现

以股动脉为例。当穿刺针穿入血管时，不用回抽，血液自动上升到注射器里。血液呈红色，较静脉血更鲜红。

3. 预防及处理

1）正确掌握股静脉的解剖位置，即股静脉在股动脉内侧约 0.5 cm 处。

2）掌握正确的穿刺方法：用消毒液消毒食指和中指，于股三角区扪及股动脉，并用手指加以固定；右手持注射器，针头和皮肤成 90°或 45°，在股动脉内侧 0.5 cm 处刺入，见抽出暗红色血液，表示已达股静脉。

3）如抽出为鲜红色血液，提示刺入股动脉，应立即拔出针头。紧压穿刺点 5 ~ 10 分钟，直至无出血，再重新穿刺对侧股静脉进行采血。

（六）穿刺失败

1. 发生原因

操作技术不娴熟，采血针头未进入血管，可分为以下 4 种情况。

1）采血针头未刺入血管内，因刺入过浅或静脉滑动，针头未刺入血管。

2）采血针尖斜面未完全进入血管内，即针头斜面部分在血管内，部分尚在皮下。

3）如股动脉反复穿刺出血引起腹腔血肿时，患者有休克的表现，如皮肤湿冷、血压下降、脉搏细速等，患者自觉难以忍受的腰背痛，腹腔穿刺可抽出鲜红色血性液。

4）出现穿刺口大出血时，可见穿刺口处有大量的血液流出，速度过快时可呈喷射性，出血量大的患者出现面色苍白、出冷汗、血压下降等休克症状。

2. 临床表现

无回血。

3. 预防及处理

1）采血者保持良好的情绪。熟悉静脉的解剖位置，提高穿刺技术。

2）评估血管条件，尽量选择易暴露、较直、弹性好的浅表静脉。

3）对四肢末梢循环不良的患者，可通过局部热敷等保暖措施促进血管扩张。

4）运用真空负压静脉采血法采血时，如感觉针头进入血管却不见回血时，应检查采血管负压是否充足，不应盲目拔针。

5）确定针头没有在静脉内时，应立即拔针，重新更换针头另选静脉进行采血，不能来回多次进针或退针。

第二节 动脉穿刺采血

动脉穿刺采血法操作主要用于血气分析。血气分析是用于检测呼吸功能及酸碱平衡的一项重要指标，对指导氧疗、调节机械通气的各种参数以及纠正酸碱平衡和电解质紊乱均有重要意义。动脉穿刺采血操作已经成为护士必须熟练掌握的临床护理技术，但该操作需要较高的技术，操作不当，会造成诸多不良后果，如感染、皮下血肿、假性动脉瘤形成、误刺神经、动脉痉挛、血栓形成、穿刺处大出血、骨筋膜隔室综合征及穿刺失败等。

一、动脉采血法操作规程

（一）评估

1. 患者病情，意识状态，生命体征。
2. 正在进行的治疗，如氧气治疗。
3. 患者动脉搏动情况。
4. 穿刺部位皮肤情况：有无水肿、硬结、伤口、瘢痕等。
5. 患者的沟通、理解、合作能力以及心理状态。

（二）用物准备

1. 治疗盘内盛：消毒物品 1 套、含肝素的采血注射器或血气采血针 1 个、检验申请单、橡胶塞、手套治疗巾。

2. 治疗车下层准备物品：污物桶 3 个，一个放置损伤性废弃物（用过的血气采血针或注射器针头），一个放置感染性废弃物（用过的注射器、棉签等），一个放置生活垃圾（用过的注射器、棉签等外包装）。

（三）环境准备

清洁，光线适宜，用物放置整齐。

（四）操作步骤

1. 根据患者病情及动脉搏动强弱选择穿刺部位。
2. 如选择穿刺股动脉，注意保护患者隐私，注意保暖。
3. 穿刺体位及部位选择

1）桡动脉穿刺时，患者将上肢稍外展，腕部伸直，掌心向上，手自然放松，穿刺点位于前臂掌侧腕关节上 2 cm 动脉搏动明显处，下方垫小枕。

2）股动脉穿刺时，患者取仰卧位。穿刺侧大腿略外旋，穿刺点位于腹股沟内股动脉搏动明显处。

4. 以穿刺点为中心，用安尔碘消毒穿刺部位 2 遍，直径 >5 cm。
5. 打开动脉血气针外包装，推动活塞，回抽至所需血量刻度。

6. 常规消毒术者左手食指和中指。

7. 再次核对患者、执行单、检验标签。

8. 用已消毒的左手食指和中指触摸动脉搏动的准确位置，两指分开，绷紧皮肤固定血管。

9. 右手持针在左手两指间处进针并调整穿刺的深度。

10. 桡动脉穿刺时针头斜面朝上，进针方向为逆血流方向并与皮肤成40°角。股动脉穿刺时，垂直进针，进针幅度不宜过大，以免刺破对侧血管壁。

11. 见鲜红血液涌入注射器内，至所需血量后迅速拔出针头。

12. 用棉签局部压迫止血5～10分钟。对有出血倾向、凝血机制不良或高血压的患者，压迫时间应延长。

13. 迅速将针头排气后插入橡胶塞内以隔绝空气或取下针头，旋上螺旋帽。

（五）注意事项

1. 含肝素的采血注射器准备：现配现用，用5 mL注射器吸2 mL稀释肝素溶液湿润注射器内壁，使稀释液充分与注射器内壁接触，然后排尽注射器内空气和稀释肝素溶液，放无菌托盘内备用。

2. 电子条形码粘贴正确，不可遮挡血气采血针或注射器刻度。

3. 标本无凝固，严格隔绝空气。

4. 穿刺时也可采用针头在动脉搏动最强点上垂直进针。

5. 凝血功能障碍患者拔针后按压时间延长至10分钟以上。

6. 桡动脉或肱动脉穿刺患者，嘱当日穿刺的肢体尽量不提重物。

7. 标本采集后需立即送检。

8. 在检验申请单上注明采血时间，氧疗方法与浓度、持续时间和体温。

二、动脉穿刺采血操作并发症

（一）感染

1. 临床表现

1）穿刺部位皮肤有红、肿、热、痛，严重者有脓肿形成，个别患者会出现全身症状，如高热。

2）血液培养有细菌生长。

2. 预防及处理

1）穿刺时严格遵守无菌原则，遵守操作规程。若怀疑有污染，应立即采取相应措施。

2）穿刺前认真选择血管，避免在已出现破溃、感染、硬结、皮肤病等情况的部位穿刺。

3）采血后局部用无菌纱布加压止血5～10分钟。

4）已发生感染者，除对因处理以外，还应遵医嘱进行抗感染治疗。

（二）皮下血肿

1. 临床表现

1）穿刺点周围皮肤苍白、毛孔增大、皮下肿大、边界清楚。

2）严重者，穿刺点周围皮肤青紫，肿块边界不清，水肿加剧。

3）患者局部疼痛、灼热、活动受限。

2. 预防及处理

1）加强穿刺技能的训练，掌握穿刺技能，掌握进针的角度和深度，缓慢进针，防止穿破动脉后壁引起出血。

2）避免在同一部位反复穿刺，增加对动脉的损伤，造成出血不止。

3）压迫止血无效时可以加压包扎，穿刺成功后局部加压止血 5 ~ 10 分钟；或用小沙袋压迫止血 15 分钟左右，直到不出血为止；凝血机制障碍者及老年人应适当延长按压时间。

4）严重凝血机制障碍者应避免动脉穿刺。

5）血肿发生 48 小时内，可采用局部冷敷使血管收缩，有利于止血。

6）48 小时后采用热敷促进局部血液循环利于血肿吸收。也可采用烤灯，促进局部血液循环，利于血肿吸收。

7）给予 50% 的硫酸镁湿敷，使血肿消退，疼痛减轻。

8）可内服或外用活血化瘀的中成药，以消除血肿。

9）如血肿较轻，应观察肿胀范围有无扩展，若肿胀局限，不影响血流时，可暂不行特殊处理；若肿胀加剧应立即按压穿刺点并同时用硫酸镁湿敷。

（三）假性动脉瘤形成

危重病患者或呼吸功能障碍患者，需要每天一次或数次抽取动脉血进行血气分析，大部分患者经过反复、多次桡动脉或足背动脉穿刺后，血液通过破裂处进入周围组织而形成血肿，继而血肿被机化后其内表面被内皮覆盖形成假性动脉瘤。因此，假性动脉瘤乃是一种由内皮覆盖的血肿。

1. 发生原因

1）桡动脉或足背动脉经过反复的穿刺损伤、出血，引起动脉部分断裂，伤道小而曲折，血液不能流出，血肿与动脉管腔相通，在局部形成搏动性血肿。伤后 4 ~ 6 周，血肿机化，形成外壁，内面为动脉内膜延伸而来的内皮细胞，形成假性动脉瘤。

2）股动脉穿刺时穿刺点过低，穿入股浅动脉引起出血，股动脉血管壁上的穿刺孔与血管周围形成假腔连通而成；或拔针后按压时间不够；或由于患者贫血、组织修复功能低下、凝血功能差、治疗时应用了抗凝剂，使穿刺针孔不易闭合。

2. 临床表现

1）危重病患者或呼吸功能障碍患者，每天需要多次抽取动脉血进行血气分析，部分患者经过反复、多次动脉穿刺后，血液通过穿刺处进入周围组织而形成血肿，继而血肿被机化后其表面被内皮覆盖。因此，假性动脉瘤是一种由内皮覆盖的血肿。

2）假性血管瘤易活动，血管表浅、管壁薄、突出皮肤表面。

3）局部肿块并伴“膨胀性”搏动，肿块可触及收缩期细震颤，可闻及收缩期杂音。若按压肿块近侧动脉，可见肿块缩小，且紧张度减低并停止搏动。

3. 预防及处理

1）避免在同一部位重复穿刺，以免局部瘢痕形成后，使血管壁弹性降低而出血。

2）做好宣教工作，行动脉穿刺后可采用温度为60～70℃的湿毛巾局部热敷，每天1次，时间为20分钟，防止假性动脉瘤的形成。

3）若有小的足背动脉瘤形成，应嘱患者穿宽松的软鞋，以防瘤体受摩擦，引起破裂出血。

4）若假性动脉瘤较大且影响功能时，可采用手术直接修补，效果较好。

（四）误刺神经

1. 临床表现

穿刺时患者若出现肢体麻木或剧烈疼痛，提示有可能刺到周围神经。

2. 预防及处理

1）护士加强个人业务素质，熟悉动脉穿刺血管的解剖位置，掌握血管的走行及深度。做到一针见血，减少刺激。

2）应立即拔出针头，更换部位重新穿刺。

（五）动脉痉挛

1. 发生原因

动脉痉挛多发生在受刺激部位，由于动脉外膜中交感神经纤维的过度兴奋，引起动脉壁平滑肌的持续收缩，使血管呈细索条状，血管内血液减少甚至完全阻塞，有的血管因挫伤、缺血而有痉挛，同时有血栓形成。

足背动脉穿刺易发生血管痉挛，这是由于足背脂肪组织少，行足背动脉穿刺时常触到足背神经，患者疼痛剧烈，引起反射性的动脉痉挛。

2. 临床表现

血管痉挛时远侧动脉搏动减弱或消失，肢体可出现麻木、发冷、苍白等缺血症状，而局部无大出血或张力性血肿现象，长时间血管痉挛可导致血管栓塞。

3. 预防及处理

1）做好患者的解释工作，消除恐惧等不良心理，使其放松。

2）热敷局部血管。

3）若出现动脉痉挛，但穿刺针头确定在血管内，可暂停抽血，待血流量渐进增加后，再行抽血。

4）若穿刺未成功，则拔针暂停穿刺。待痉挛解除后再行动脉穿刺。

（六）血栓形成

较少见，主要发生在股动脉穿刺采血时。

1. 发生原因

1）多次穿刺，动脉内膜受损伤，血流通过此处血小板易凝集形成血栓。

2）患者消瘦、皮下脂肪少，拔针后压迫伤口，若用力不当，压迫过重易导致血流减慢甚至中断，导致血栓形成。

3）因挫伤、缺血导致血管长时间痉挛，致使血栓形成。

2. 临床表现

1）较少见，主要发生在股动脉穿刺时。

2）患者主诉穿刺端肢体疼痛、无力。查体可见穿刺端皮肤青紫或苍白，皮肤温度下降，穿刺远端动脉搏动减弱或消失。

3. 预防及处理

1）避免同一穿刺点反复穿刺。

2）拔针后，压迫穿刺点的力度要适中，应做到穿刺处既不渗血，血流又保持通畅；压迫时以指腹仍感到有动脉搏动为宜。

3）老有血栓形成，行尿激酶溶栓治疗。

（七）穿刺处大出血

1. 临床表现

穿刺针孔处有大量的血液流出，严重者出现面色苍白、出冷汗、血压下降等症状。

2. 预防及处理

1）穿刺后按压穿刺点5～10分钟并嘱患者勿过早活动穿刺肢体。

2）如患者出现穿刺口大出血，立即让患者平躺于床上，护士戴无菌手套，用无菌敷料将吸收性明胶海绵按压在穿刺点处，直到不出血为止。

3）出血量大的患者可遵医嘱输入血制品。

（八）骨筋膜室综合征

1. 临床表现

因穿刺针管径较粗，拔针后按压方法不当，极易造成动脉皮口出血不止，而深动脉位于骨筋膜室内，大量出血使室内容积增加、压力增大，从而造成骨筋膜室综合征的一系列病理改变。

1）疼痛：早期因穿刺部位和损伤程度不同而各有差异，随着病情发展疼痛加剧，甚至出现持续性、难以忍受的剧痛。但当骨筋膜隔室内压力进一步上升，感觉神经纤维缺血、缺氧麻痹时，疼痛反而减退或消失。

2）肿胀及压痛：肢体发凉，皮肤发亮，有光泽，张力增高，肌肉变硬，局部广泛压痛；被动牵拉受累区远端肢体时，产生剧烈疼痛。

3）运动和感觉功能障碍：受累神经支配区的感觉异常，表现为感觉过敏、减退或消失。

2. 预防及处理

1）尽量避免反复穿刺位置较深的动脉。

2）选择合适的穿刺针，管径太粗者易造成血管损伤出血。

3）拔针后一定要确切加压直到确认无出血为止。

4）严重凝血机制障碍者应避免动脉穿刺。

5）早期手术是治疗的关键。手术包括彻底切开减压、血肿清除及血管修复，有神经损伤或粘连者应一并修复，如能早期诊断及处理，预后较好。

（九）穿刺失败

1. 发生原因

多见于休克患者的穿刺。

1）休克时，大量失血或体液丧失，造成脱水、血液浓缩，血流量不足，导致血管充盈度差，脉搏细弱无力，甚至不能触及，从而导致穿刺困难。

2）休克时毛细血管开放数目增加，微循环淤滞，静脉回流不足，导致有效循环血容量减少，为了维持血压，血管收缩、痉挛，造成穿刺的难度加大。

3）休克患者由于水、电解质及酸碱平衡失调，导致血管脆性增加，造成穿刺失败。

4）休克的晚期，可发生弥散性血管内凝血，血液进一步浓缩，血细胞聚集，血液黏度增高，处于高凝状态，使穿刺的难度增加。

5）操作者技术不娴熟。

2. 临床表现

动脉穿刺时回抽无鲜红的血液。

3. 预防及处理

1）对患者做好解释工作，消除恐惧等不良心理，以取得配合；同时护士应进行自身心理状态的调整，以良好的心态进行操作。

2）熟悉动脉穿刺血管的解剖位置，掌握血管的走行及深度。要有良好的基本功和熟练的操作技术。

3）正确对待特殊的采血对象。

（1）对血液呈高凝状态的患者，确认穿刺成功后迅速回抽血液，以防血液凝固而阻塞针头，造成穿刺失败。

（2）对凝血功能障碍的患者，宜选择足背动脉采血。

（3）对心律不齐、循环差、血压低的患者，宜选择股动脉穿刺以提高穿刺成功率。

4）确定针头没有在动脉内时，应立即拔针，重新更换针头另选动脉进行采血，不能来回多次进针或退针。

第十三章　静脉输液

第一节 概 述

静脉输液指通过静脉途径注入液体、药物、营养支持及输血治疗，是一项具有高度技术性和专业性的治疗方法。早期仅用于危重患者，如今静脉输液已成为临床治疗与营养支持的重要手段，甚至扩展到家庭、护理机构、医生诊所及社区等。随着科学技术的创新、临床实践的深入和护理服务的发展，静脉输液治疗从单纯的护理技术操作逐渐涉及多学科、多层面的知识与技能，成为备受关注的专业领域。

一、静脉输液治疗的发展

静脉输液治疗始于17世纪，历经近500年的波折，在20世纪逐渐形成一套完整的体系，在输液治疗理论、技术、工具、设备等方面取得长足进步，静脉输液的安全性、科学性和有效性得到极大提升。

（一）应用范围的发展

1940年以前，静脉输液治疗仅仅作为危重症患者的一种额外治疗手段而使用，仅由医生操作，护士只负责准备相关用物。但现在静脉输液治疗已演变为医学护理中治疗与支持的重要手段，并主要由护士来负责完成此治疗。

（二）输注液体的发展

20世纪初期，在盐溶液的基础上研制出更安全的无菌静脉输注溶液包括葡萄糖、生理盐水、林格溶液等。20世纪60年代，临床使用的静脉输注液体超过200种，临床医生可选用的范围越来越广。

（三）输液工具的发展

20世纪50年代，静脉输液工具取得历史性突破，发明了一次性头皮针并推广使用。1964年，美国BD公司发明了第一代静脉留置针。20世纪70年代初高精尖技术逐渐在临床开始应用，如移动式输液装置、输液泵、自控麻醉泵等。自此，静脉输液作为一个专业学科得到社会认可。

为保证静脉输液治疗的规范性和安全性，提供更多相关循证依据，美国于1972年成立静脉输液学会，旨在实现高质量的静脉输液治疗和护理，建立和传播静脉输液实践标准，促进本专业发展与成长。1999年12月，中国静脉输液学会在北京成立，开始出版静脉输液实践指南，以指导和规范临床静脉输液治疗。

（四）输液技术的发展

随着医学发展，人们对静脉输液部位的认识、探索，使输液部位从周围静脉输液到目前应用的中心静脉置管输液。输液路径不断增加，但各有利弊。

1. 静脉通路

1）四肢浅静脉：静脉输液部位常采用四肢浅静脉（又称周围静脉），上肢手背及手臂；下肢不建议进行静脉输液，因在下肢行静脉输液，患者的下肢活动受限，下肢静脉瓣多，血液回流缓慢，输液时液体和药液滞留于下肢静脉的时间比滞留于上肢静脉的时间长。据有关统计显示：远端发生静脉炎的概率明显高于近端，下肢明显高于上肢，可能与下肢静脉瓣多有关，远端血液回流缓慢，血液在血管内滞留，易形成血栓。所以，上肢能够进行静脉输液就尽量避免选择下肢。

2）小儿头皮静脉

（1）小儿头皮静脉解剖位置及特点：正中静脉是头皮静脉中较大的一支，位于前额正中，呈“Y”形，分叉于近发际处，此静脉直、不滑动、易固定，但易外渗，逆行进针可克服外渗的缺点。

（2）额/颞部浅静脉：位于颧弓根稍上方、耳门的前方、颞部皮下、颞筋膜表面，此静脉具有细直、不滑动、易固定、暴露明显、不外渗等特点，是头皮静脉输液的最佳位置。

（3）耳后、枕静脉较粗、弯曲，周围组织较疏松，不易掌握深浅度，需要剃去头发后，才便于注射和固定，一般用于因长期静脉输液后血管条件差穿刺较困难的患儿。

（4）颞浅静脉、耳后静脉适合于18个月内的婴幼儿做外周静脉置入中心静脉导管。可选导管规格：1.9 F。

3）经皮穿刺行中心静脉置管

（1）颈外静脉穿刺置管：因此处静脉显露好，穿刺的盲目性小，初学者易掌握，运用最广泛，有报道其已使用近20年共18 240例患者，并作为外科术前常规置管。但该静脉内有瓣膜，加之与锁骨上静脉汇合处角度小，有时会导致插管失败或硅胶管插入不深，而不能测中心静脉压。抢救患者时，此静脉作为临时建立静脉通路非常重要。该静脉不作为常规静脉穿刺输液的血管，可用于小儿静脉抽血。

（2）颈内静脉置管：此静脉属深静脉，是颈部最粗大的深静脉干，看不见，摸不着，定位困难。颈内静脉上段距胸锁乳突肌前、后分别是1.9 mm、19.4 mm；中段距胸锁乳突肌前、后分别是7.9 mm、12.7 mm；下段距胸锁乳突肌前、后分别是13.3 mm、9.3 mm，多选择右颈内静脉，以颈内静脉中段为穿刺点。穿刺技术要求高，血管彩超引导下置入定位准确，置管成功率高，成功率达100%，可用于中心静脉压测定。静脉滴速快，可用于术中或术后大量输液、输血。

（3）锁骨下静脉置管：该静脉管径粗，位置固定，不易塌陷，穿刺成功率高，为深静脉穿刺的首选，以右侧锁骨下静脉穿刺置管为宜。该静脉血流量大，注入高渗液体及化疗药物可很快被稀释，对血管壁刺激性小，可用于中心静脉压测定，但由于胸膜顶高于锁骨，进针角度和方向不正确易穿破胸膜导致气胸，又因吸气时是负压，锁骨下静脉穿刺还易造成空气栓塞，故不适宜初学者穿刺，也不适用于胸部畸形、严重肺部疾患、腹腔积液、呼吸困难患者。

（4）股静脉置管：此静脉易定位，穿刺方法也易掌握，较安全。

股静脉体表位置：股三角内血管、神经排列关系由外向内分别是股神经、股动脉、股静脉。

股静脉穿刺点：在髂前上棘与耻骨结节连线的中、内1/3段交界点下方2～3 cm，股动脉搏动处内侧0.5～1.0 cm。

适用于颈部大手术、严重肺部疾患、婴幼儿及急、危重患者的静脉抽血，心导管检查术、介入手术治疗及使用气管切开的患者。但股静脉靠近会阴部，穿刺部位易污染，下肢活动度大，硅胶管易滑出，易发生血栓。

4）骨髓腔输液：骨髓腔输液并不是新技术，由于导管类型和质量的改进，在20世纪40年代后期不再应用。但最近在国外，又被用于门诊或住院儿童的急症抢救。一般宜选儿童胫骨的近端作为穿刺部位，也有选股骨、胸骨或髂骨的，针穿过骨皮质有落空感，证实已进入骨髓腔，液体也容易注入，并进入血循环。通常在1～2小时建立常规血管通路，就停止骨髓输注，以免增加感染的机会。骨髓腔内输液并发症少见，但最常见的是液体渗漏至皮下或骨膜下。Rosett等收集4 270例骨髓输液者的资料显示骨髓炎占0.6%，多因留置时间长或输入高张液体或患者已有菌血症。

5）外周静脉置入中心静脉导管：即PICC，由外周静脉（贵要静脉、肘正中静脉、头静脉）穿刺插管，其尖端定位于上腔静脉下1/3。用于为患者提供中期至长期的静脉输液治疗（7天至1年）。

PICC导管材料大多为硅胶，高度生物相容性，柔软、弹性好，是一条放射显影的导管。置管后，可通过放射影像学确认导管及其尖端的位置。导管总长度通常为65 cm，可根据个体及治疗需要预先进行裁剪。

由于其操作简便、危险性低、并发症少、留置时间长等优点，适合于长期静脉输液、化疗、胃肠外营养、老年患者及患儿，在临床上取得良好效果。

2. 静脉穿刺进针与拔针

血管暴露充分能提高穿刺准确率，有关充盈静脉的研究主要围绕止血带和局部使用药物两方面。正确扎止血带是血管充盈的关键，研究发现扎止血带时让患者手臂下垂；止血带绷扎的位置距穿刺点10～15 cm，松紧适宜；时间在40～120秒压力在10.7～16.0 kPa时保证静脉充盈达到最佳状态。扎两根止血带法，即在穿刺点上下关节处或与穿刺点上下相距15 cm左右处扎两根止血带，可代替患者握拳，同时局部血管充盈满意，尤其适用于儿童及血管不固定、不充盈、无力握拳的患者。

1）促进浅静脉充盈的方法：局部涂血管扩张剂或热敷。陈英等总结出对长期输液且血管条件差的患者，输液前可局部涂1%硝酸甘油或2%利多卡因、阿托品等，同时辅以热敷。手指静脉穿刺时局部敷硝酸甘油贴，以迅速扩张小静脉，使其充盈，提高穿刺成功率。

2）正确扎止血带：沈晓暑等总结出止血带的绷扎位置一般距穿刺点10～15 cm，保持松紧适宜。白丽梅等的研究表明，止血带压力在10.7～16.0 kPa时，肢体远端的静脉充盈度达到最佳状态。在静脉穿刺时，如果止血带结扎时间过长，静脉过度膨胀，易导致静脉痉挛，静脉充盈差，扎止血带时间应小于2分钟。

3）非握拳穿刺法：常规法静脉穿刺时，嘱患者握拳，成功后才松拳。在行手背静脉穿刺时，万淑芝等主张被穿刺手自然放置，护士用左手将患者的手固定呈背隆掌空的握杯状，可有效克服紧握拳时掌指关节妨碍进针的缺点，使静脉充分显露，经万余例实践，穿刺成功率在98%以上。亦有主张紧握拳数秒钟后再让患者半握拳及反复握拳、松拳等。

4）穿刺时无痛技术的研究：如何减少患者的疼痛感，护理人员从选择部位到拔针进行了较多的研究。研究认为，手背静脉穿刺时宜首选桡骨茎突、尺骨茎突及第3掌骨头所形成的三角形区域，该处神经分布稀疏，对疼痛的敏感性低于其他区域。同时疼痛还可能与皮肤的松弛及张力大小有关，如有人临床观察发现手背桡侧静脉穿刺时痛感明显高于尺侧。选择合适的针头也可减少穿刺时的痛觉，一般儿童选用4.5～5.5号针头，成人选用7～8号针头，但在无须快速输液时，成人也可选用4.5～5.5号针头。

5）进针角度：对血管粗而明显易固定者，应以20°角从血管正面直刺或旁侧进针；对皮下脂肪少、静脉易滑动者，要左手拉紧皮肤以固定血管，以30°角从血管右侧快速进皮刺入血管易成功；脱水或血管充盈不足的患者，先采用热敷使血管扩充，针头从正面以25°角快速进针，当针头进到1/4时，针尖稍向下倾，再慢慢进针到位，以免刺破血管；水肿的患者，应选择粗血管，用拇指沿血管走行按压，使之暴露，消毒后快速进针；糖尿病患者因血流处于高凝状态，如血管过细，可使针头阻塞，造成穿刺失败，应选粗直的血管。

宋晓波等的研究表明，35°～40°角进针，具有穿刺后回血快、成功率高、损伤程度轻的优点。但在操作时，大角度静脉穿刺必须根据静脉的深浅、粗细及充盈度来调节进针的力度与深度。

有研究显示：增大进针角度，可减轻静脉穿刺时的疼痛，陈翠华对430例患者静脉穿刺进针角度进行了观察，得出60°角进针时，针头与皮肤的接触面积变小，进针压强大、速度快，表皮受损范围小，无痛、微痛者占94.5%。此外，利用药物减少静脉穿刺时疼痛的研究也较多。

为提高穿刺成功率，采用增加穿刺回血速度如高调法，即输液调节器置于紧贴茂菲滴管下端处进行穿刺。低瓶高调法、手捏输液器上端法及常规排气后夹闭茂菲滴管上端，是通过挤压茂菲滴管，使输液管内产生较大负压的方法。由于输液管内压力明显低于静脉压力，针头一旦进入静脉腔，即可见回血，提高穿刺成功率。

6）输液完毕拔针的时机与方法

（1）拔针时机：林桂荣认为，最佳拔针时机是输液瓶内液体流尽，输液管内残留液面下降速度明显减慢或停止，残留量为（2.2±0.7）mL时最宜，可为每例患者减少18 mL药液的浪费。李秀芬的临床实验表明：患者卧位和坐位时，输液器内液面高度为12～14 cm时终止输液较为合适，输入贵重药物的患者，可嘱患者平卧，将输液器提高，液面不再下降时拔针，使药液损失减少到最低限度。

（2）拔针方法：拔针前将输液调节器移至输液器终端滤器上缘处夹管，可有效防止回血滴出针头。陈英等总结出对输液部位汗毛多者，拔针揭开胶布时应顺着毛干生长方向，边揭胶布边按压被揭胶布处的皮肤。刘铭镛等采用拔出针头，再立即用干棉签按压穿刺点，使针头在没有压力的情况下退出静脉管腔，可减轻或去除针刃对血管造成的机械性切割损伤。

（3）防止拔针后出血的方法：戴小玲等通过对171例静脉输液患者用直压法、快慢法、加压法的研究，认为加压法拔针最宜，即用左手食指、中指轻放在遮盖针眼的棉球上，在迅速拔除针头的同时按压针眼，用纸胶在棉球上加压并环绕手掌一圈半，嘱患者屈肘并上举，10 分钟后由患者自行除去纸胶。此法产生的疼痛及出血均明显低于直压法及快慢法。

目前主张拔针时针头应在没有压力的情况下退出静脉，以减轻或去除针刃对血管造成的机械性切割损伤。

3. 液体排气法

1）两步排气法：秦红梅等对 120 例静脉输液患者应用两步排气法，即当液体流至输液管下端距尾端连接输液针 2 mm 处时，关闭开关（第一步排气法）；消毒皮肤后缓慢打开开关，均匀放慢液体流速，直至硅胶管内和针头内空气排净再关闭开关（第二步排气法）。临床观察发现，此法输液时空气进入静脉的概率明显低于普通排气输液组，说明微量空气进入静脉与排气时的压力、速度有关。马丽辉等认为，操作者的眼睛要随着输液器中的液面流动而移动，若发现茂菲滴管下端的输液管中有气泡，要迅速挤入滴管内，否则会影响一次性排气成功，并且会浪费药物。

2）弹击输液管终端滤器：张锦军认为，常规排气至输液管内无气体即可关闭开关，消毒皮肤后用手轻弹输液管的终端使此处的空气排尽。王秀娟等为防止头皮针硅胶管进入空气，在输液排气时，当液体即将流至终端滤器时，速将终端滤器垂直，同时不断弹击外壁，将空气驱逐。

二、我国静脉输液治疗发展

（一）静脉输液方式

1900 年后，美、英、法等国所属的在华教会医院迅速发展，外籍医护人员来华者剧增，西方医疗护理之风日盛并得以在中国扎根。20 世纪 40 年代，静脉输液治疗引入中国。1971 年开始应用静脉高营养。近年来，随着我国医疗水平的提高，人们越来越多地接受静脉输液治疗，静脉输液治疗成为最常见、最普遍的临床治疗手段。

20 世纪 80 年代以前，国内静脉输液方式以全开放式为主，且输液橡胶管消毒后重复使用。天津大冢公司于 20 世纪 80 年代引进第一条塑料瓶生产线，我国塑料输液包装开始正规的工业化生产，推动了我国半开放式输液的开展。90 年代末引入全封闭式静脉输液，使不合理的开放式、半开放式输液方式成为过去。

20 世纪 90 年代以前，我国一直采用传统的液体配制方法，即由护士按照患者治疗需要在各种应用场所临时配制。这种方法没有考虑配制场所的洁净度，同时处方者和操作者也不具备药学背景，不能准确把握药物性质和配伍禁忌。美国在 1963 年率先推出静脉输液配置中心式输液。我国于 20 世纪末引入静脉输液配置中心式输液，使静脉药物的配制能够集中在 1 万级洁净的环境中，在药学人员的指导下按照无菌技术进行。静脉输液配置中心式输液是目前最科学、最完善的液体配制方式，也是医院输液体系的发展方向。

（二）静脉输液穿刺工具

自静脉输液技术在我国开展以来，长期使用头皮钢针外周浅静脉输液。1972 年国内制成硅橡胶导管，采用静脉导管置管解决了危重患者穿刺难、反复穿刺的痛苦，静脉切开的方法逐渐被取代。进行深静脉置管时，用静脉导管注射置管法将医用人体硅橡胶管插入静脉内，但普通深静脉导管留置后容易出现感染和形成血栓，无法长期保留，也没有从根本上解决长期输液的问题。

20世纪80年代，静脉留置针进入中国，当时仅限于手术室、ICU及急诊科使用，90年代后静脉留置针逐渐在临床广泛应用。我国于2002年引进可来福接头（无针正压接头），此后其他各种功能相似的正压接头陆续被应用到临床。1999年，经外周静脉置入中心静脉导管（PICC）从美国引入中国，北京协和医院和大连医科大学第二附属医院率先在临床使用，给患者及医护人员带来了革命性益处。目前在临床应用的静脉输液穿刺工具主要包括头皮针、套管针、中等长度导管、PICC、隧道式导管、植入式静脉输液港、经颈静脉穿刺的导管等，材料有硅胶、聚氨酯及生物凝胶等。

（三）静脉输液穿刺技术

20世纪90年代，中心静脉插管技术引入中国，天津肿瘤医院率先开展此项技术，主要是锁骨下静脉穿刺。自PICC技术引入中国之后，该技术被广泛用于肿瘤化疗、成人术后肠外营养和早产儿营养通路的建立等方面。21世纪初，输液港进入中国，攻克了普通深静脉导管无法长期留置的难题，较好地解决了外周浅静脉输液患者的日常活动、中长导管及PICC导管每周维护的问题，患者生活不受限制，不需要换药，接受药物治疗既方便又轻松，大大提高了患者的生活质量。随着新型静脉导管的出现，头皮针穿刺不再是外周浅静脉穿刺唯一的方法，为减少输液患者长期反复穿刺血管及预防静脉输液穿刺并发症，通过外周静脉置入中心静脉导管，此穿刺技术日趋成熟。

（四）静脉输液辅助器械

国内对输液泵的研制起步较晚，大都在20世纪90年代中期开始研究，市场上也有一些国产输液泵，如北京科力丰高科技发展有限责任公司的ZNB系列产品，深圳康福特公司的输液泵产品，总体来讲，国产输液泵种类较少，性能也亟待改进。

此外，为了解决临床输液操作血管定位困难及液体低温造成不良反应等问题，手背浅静脉显示仪、输液恒温加热器和新型输液热敷器等输液辅助装置受到关注并研发。

（五）静脉输液包装技术

上海长征制药厂和天津和平制药厂曾经于20世纪60年代生产聚氯乙烯（PVC）软袋输液（主要是输血袋），后来发现PVC软袋增塑剂析出的塑化剂DEHP使输液微粒增加导致透明度下降，且对人体有致畸、致癌及不孕不育等不良影响，故而限制PVC输液软袋的使用。20世纪80年代初我国引进塑料瓶［聚乙烯（PE）、聚丙烯（PP）］输液生产线，90年代中期又引进PVC非复合膜输液生产线生产塑料软袋大输液。百特于1998年率先在中国静脉输液市场引进输液软袋。目前国内市场上的软袋输液主要包括PVC和非PVC软袋。其中非PVC软袋输液所占比例较大、增长速度也较快，PVC软袋输液存在材质缺陷，作为过渡期产品其销量逐年减少。2003年我国发生的“非典”疫情和2008年四川地震抗震救灾工作大大加快了输液产品的包装由玻璃瓶向软袋输液包装转换的速度。目前塑料软袋液体约占市场的5%，玻璃瓶输液占95%，国内拥有非PVC软袋输液生产能力的厂商已逾百家。

三、我国静脉输液护理管理现状

（一）静脉输液治疗护理管理规范化

1. 管理框架和内涵得到充实和拓展

静脉治疗护理管理涵盖了建立管理机制、制定技术指南、护理风险干预、专业培训教育、人员资格认证等方面，经历了由终末管理到环节控制、由主观判断到客观指标、由单方控制到多维评价的转变，更加科学化、专业化、规范化和程序化。静脉输液治疗护理管理不再只是制定技术操作规范之类单一的内容，而是一项复杂、细致并且随着专业领域拓展而不断动态更新的工作。

2. 静脉输液治疗护理管理方法多样化

（1）重视环节质量，突出前馈控制：静脉输液治疗护理的质量控制不再仅局限于操作本身，护理人员对于静脉输液治疗护理质量的认识更加严谨、细致。强调管理者要对计划运行中可能出现的偏离因素及关键环节有深刻的理解才能预见问题，采取预防措施。

（2）优化输液流程，提高工作效率：将业务流程再造运用于静脉输液治疗流程优化，缩短患者等待时间，节省人力成本，提升工作效率。

（3）成立 PICC 中心、静疗中心、静脉导管专科门诊及 PICC 门诊：集中管理，使静脉输液治疗的临床实践更加规范化。

（二）静脉输液治疗护理管理组织专业化

1. 静脉输液治疗学术组织推动专业蓬勃发展

在护理质量管理体系中，专业组织的建设是质量保证的基础和条件。1999 年，中华护理学会成立静脉输液专业委员会。2000 年以来，我国各省、市护理学会相继成立静脉输液专业委员会，积极开展以静脉输液治疗护理为主题的学术讲座、会议交流等活动，不断扩大专业影响。

2. 静脉输液治疗护理管理组织加大护理质控力度

部分大型综合医院建立了静脉输液护理管理组织，通过建立静脉输液治疗指导委员会和科室小组两级管理模式，提高静脉输液治疗水平，促进护士积极参与管理和科研意识，全面提高护士的综合素质。例如，北京大学人民医院护理部率先在北京成立院级静脉输液治疗小组，静脉治疗小组主要负责管理和研究医院静脉输液治疗，定期修订静脉输液操作技术标准，进行静脉输液治疗知识培训，负责本专业的继续教育、护理科研，建立监控、信息收集、反馈控制，每月或每季度收集问题，提出改进措施，促进全院静脉输液治疗质量的提高等。

（三）静脉输液治疗风险管理标准化

静脉输液治疗在临床应用十分广泛，但因其具有侵入性和风险性，容易发生护理不良事件和护患纠纷。静脉输液治疗风险管理受到关注，建立护理告知签字制，降低静脉治疗中因药物不良反应、血管选择等发生纠纷的风险，健全医院输液反应管理制度，完善护理记录，制定巡视计划，做好健康教育，加强输液器具管理，严格准入制度。

（四）静脉输液治疗护理专科化

专科护士的概念源于美国，20 世纪 90 年代引入我国，专科护士培养成为最热门的护理改革与实践的主题之一。《中国护理事业发展规划纲要》指出，根据临床专科护理领域的工作需要，有计划地培训临床专业化护理骨干，建立和发展临床专业护士。静脉输液护士属于专科护士的一个分支，是护理专门化进程中形成的护理专业中的一个分支、一种专门化的角色。静脉输液护士接受专业培训并具有临床实践经验，能为患者制定治疗方案、选择穿刺工具、开展健康教育、有效规避风险。许多省、市护理学会举办静脉输液治疗专科护士培训，提高静脉输液治疗护士队伍专业技术水平。

第二节 周围静脉输液

周围静脉输液是将大量无菌溶液、药液、营养液经周围静脉输入体内发生疗效的一种治疗方法。通过输入不同种类的液体和药物达到不同的治疗目的，如维持水、电解质与酸碱平衡，补充血容量、改善微循环、维持血压，抗感染、纠正脱水、解除毒物、纠正心律失常，供给机体生理活动所必需的能量等。

一、目的和常用溶液

（一）目的

1. 纠正水和电解质失调，维持酸碱平衡。常用于各种原因的失水，或因某些原因不能进食者，如剧烈呕吐、腹泻、大手术后。

2. 补充营养，维持热量。常用于慢性消耗性疾病，不能进食及胃肠道吸收障碍的患者。

3. 输入药物，达到治疗疾病的目的。常用于中毒、各种感染、脑及各种组织水肿，以及各种需要静脉输入的药物治疗等。

4. 抢救休克，增加循环血量，维持血压。

5. 输入脱水剂。

（二）常用溶液

1. 等张性溶液

等张性溶液是指该溶液的渗透压接近血浆的渗透压（280 ~ 310 mmol/L）。输入等张性溶液不会改变血浆的渗透压，其目的主要是增加细胞外液。如果过量易引起循环负荷过重。临床常用的有 0.9% 的生理盐水、林格液、乳酸盐林格液、5% 的葡萄糖注射液等。

2. 高张性溶液

高张性溶液是指该溶液的渗透压高于血浆渗透压（ >310 mmol/L）。高张性溶液可增加血浆的渗透压，使细胞及组织间的体液流入血管中。如果过量，可引起细胞性脱水及循环负荷量过重。临床常用的有10%葡萄糖注射液、5%葡萄糖乳酸林格液、5%葡萄糖盐水注射液等。

3. 低张性溶液

低张性溶液是指该溶液的渗透压低于血浆渗透压（<280 mmol/L）。输入低张性溶液可致使血浆渗透压降低，液体由血管流向细胞及组织间。如果过量，易引起水中毒。如0.45%氯化钠注射液。

4. 胶体溶液

胶体的分子大，在血管内存留时间短，可增加血管内的胶体渗透压，使组织间液的水分被吸收入血管腔内，扩大循环血容量，从而起到升高血压、抗休克的作用。

1）右旋糖酐溶液：右旋糖酐为水溶性高分子葡萄糖聚合物，能提高血浆胶体渗透压，增加血浆容量和维持血压；能阻止红细胞及血小板聚集，降低血液的黏稠度。由于聚合的葡萄糖分子数目不同，而产生不同分子量的产品，常用溶液有以下几种。

（1）中分子右旋糖酐：主要作为血浆代用品，用于出血性休克。

（2）低分子右旋糖酐：能改善微循环，预防和消除血管内红细胞聚集和血栓形成等，用于各种休克所致的微循环障碍、弥散性血管内出血、心绞痛、急性心肌梗死及其他周围血管疾病等。

2）代血浆：提高血浆胶体渗透压，增加血容量。

（1）6%羟乙基淀粉：又称706代血浆，为黄色或淡黄色澄明液体。用于外伤性、失血性和中毒性休克，亦可治疗血栓闭塞性脉管炎、冠状动脉功能不全、脑血栓、心肌梗死及顽固性荨麻疹等。

（2）聚乙烯吡咯烷酮：又称聚乙烯吡啶、PVP。用于外伤性休克、大出血、烧伤等，因其作用持久，亦可作为某些药物的延缓吸收剂及解毒剂。

二、周围静脉输液操作规程

（一）评估

1. 患者的年龄、病情、意识状态及营养状况等。

2. 患者对输液的认识、心理状态及配合程度。

3. 患者穿刺部位的皮肤、血管状况及肢体活动度。

（二）计划

1. 目标/评价标准

（1）患者能理解输液的目的，有安全感，愿意接受。

（2）患者通过输液获得需要的药液和液体。

2. 用物准备

（1）输液器1套（密闭式或开放式）。

（2）注射盘1套，另加药用注射器及针头、无菌纱布、止血带、胶布、小垫枕、瓶套、开瓶器，必要时备小夹板及绷带。

（3）液体及药物：按医嘱准备。

（4）输液卡、输液架。

（5）静脉留置输液另备静脉留置针1套。

（三）操作步骤及注意事项

1. 操作步骤

1）密闭式静脉输液法

（1）按医嘱准备药液，擦净瓶上浮灰认真核对药物（药名、浓度、剂量和有效期），检查药物有无浑浊、沉淀、絮状物等，药瓶有无破裂。

（2）套上瓶套，将铝盖中心部打开，如需加入药物，则写好药物标签，贴于输液瓶上。

（3）常规消毒瓶盖，将输液器的输液管和通气管插入瓶塞至针头根部，关好输液管开关。

（4）进行排气，松开水止，挤压莫菲滴壶处，使其产生负压，随即横持或倒立滴管待液体流入滴壶1/3～1/2处时，速将滴壶摆正（即直立），使药液流入输液管并将管内气体驱除，关紧水止，将针头挂于输液架上或瓶套上，准备胶布4条。

（5）扎止血带，常规消毒皮肤，嘱患者握拳，使静脉充盈。取下导管，松开水止，排尽空气，再关紧水止，按静脉注射法进行静脉穿刺，见回血后，立即松开止血带和水止，同时嘱患者松拳，待液体流入通畅后，于针眼处敷盖无菌干棉球或棉签，以3条胶布分别固定好针头和输液管。在输液卡上打钩，记录输液开始时间并签名。将输液卡挂在输液架上。根据情况调节输液速度，一般成人60～80滴/分，小儿20～30滴/分，心肺疾患者、婴幼儿宜慢，严重脱水心肺功能良好者可稍快，高渗盐水、含钾药物及血管活性药物等宜慢。

（6）撤下油布治疗巾，协助患者取舒适卧位，冬季时注意保暖。整理用物，放回原处，洗手。

2）开放式静脉输液

（1）将用物携至患者床旁，查对床号和姓名，向患者做好解释工作并嘱其排便。

（2）协助患者取舒适体位，选择穿刺部位，将油布、治疗巾垫于穿刺部位下面，放好止血带。

（3）以碘酒消毒局部皮肤（直径6 cm以上），扎上止血带，用乙醇脱碘。

（4）去橡皮管套，换上针头，再次排尽空气，检查皮管内有无气栓。

（5）按静脉注射法进行穿刺，穿刺成功后，松止血钳，松拳，观察点滴情况。

（6）固定针头，用无菌纱布覆盖针头及穿刺部位，上活塞，调速，填写输液卡（时间、药名、滴数、签名），并挂于输液架上。

（7）经常观察患者输液情况，注意添加药液。

（8）输液毕，带拔针盘（棉签、血管钳、弯盘）拔出针头，稍压片刻。

（9）清理用物（包括床单位及输液用物）。

2. 注意事项

1）严格执行无菌操作及查对制度。

2）长期输液者，应注意保护和合理使用静脉。

3）注意药物的配伍禁忌，药液现配现用，并在瓶签上注明床号、姓名、药名、剂量。

4）根据病情安排输液顺序，并根据治疗原则，按急、缓及药物半衰期等情况，合理分配用药。

5）输液前要排尽输液管及针头内空气，药液滴尽前要及时更换输液瓶或拔针，严防造成空气栓塞。

6）输液过程，应加强巡视，注意观察输液速度，针头有无移位、阻塞和脱落，注射部位有无肿胀疼痛，有无输液反应，遇到异常情况及时处理。

三、常见输液故障的排除

（一）溶液不滴或滴入不畅

1. 针头刺入过浅或过深

使针头滑出或穿透血管壁，导致溶液不滴或滴入不畅。应更换针头，另选部位穿刺。

2. 针头斜面紧贴血管壁

可调整针头角度或肢体位置使点滴通畅。

3. 针头阻塞

可折叠滴管上段输液管，轻轻挤压滴管，若有阻力感，应更换针头重新穿刺。切忌加压疏通，以免造成栓塞。

4. 压力过低

患者周围循环不良或体位改变等原因所致。可视不同情况或适当提高输液瓶位置，或改变姿势体位。

5. 静脉痉挛

因液体或环境温度过低，或输注药物浓度和患者敏感性过高所致。可在穿刺部位上端热敷，必要时加温液体或稀释药液。

（二）滴管内液面过高

倾斜输液瓶，使输液瓶针露出液面，待滴管液面下降至适当高度时，恢复输液瓶位置。

（三）滴管内液面过低

折叠滴管下端输液管，挤压滴管，使液体流至适当高度，放松折叠部位。

（四）滴管液面自行下降

由滴管或滴管以上部位漏气所致，应立即更换输液器。

四、周围静脉输液操作并发症

在输液治疗中，任何一个环节出现失误或不当，均可引起患者的一些并发症。如不及时处理，可给患者造成严重后果。临床常见的并发症有以下几种情况。

（一）发热反应

1. 发生原因

发热反应为静脉输液法最常见的并发症，引起输液发热反应有多方面的原因，常因输入致热物质（致热原、死菌、游离的菌体蛋白或药物成分不纯），输入消毒不佳、保管不善、变质的液体，输液管表层附着硫化物等所致。

1）与输入液体和加入药物质量有关：药液不纯、变质或被污染，可直接把致热原输入静脉；加、配药后液体放置时间过长易增加污染的机会，而且输液时间越长，被污染的机会也就越大。在联合用药及药物配伍方面，若液体中加入多种药物时，容易发生配伍不当，使配伍后药液发生变化而影响药液质量，而且当配伍剂量大、品种多时，所含致热原累加到一定量时，输入体内亦会发生热原反应。

2）输液相关器具不合格或被污染：带空气过滤装置及终端滤器的一次性输液器虽已被广泛应用于临床，对减少输液发热反应起到了一定的作用，但目前的终端滤器对5 μm以下的微粒滤除率较低，不能滤去全部细菌；而塑料管中未塑化的高分子异物，或因生产环境、生产过程中切割组装等摩擦工艺带入的机械微粒也能成为热原；输液前未认真检查而使用包装袋破损、密闭不严漏气污染和超过使用期的输液器亦会引起发热反应。

3）配液加药操作中的污染：在切割安瓿时用无菌持物钳直接将安瓿敲开，是使玻璃微粒污染药液最严重的安瓿切割方法。安瓿的切割及消毒不当，使液体进入玻璃微粒的机会增加，造成液体污染。使用玻璃注射器吸药，由于针栓与针背的摩擦作用，表面可脱落大量的玻璃微粒随药液进入输液瓶内，造成输液液体微粒污染。抽药方法不当；加药时，针头穿刺瓶塞，将橡皮塞碎屑带入液体中；普通斜面针头形成微粒的数量明显多于圆锥形针头，造成微粒污染的概率大；如果反复多次穿刺瓶塞，大量的微粒混入液体中，可导致污染机会增加。操作前不注意洗手或洗手后用白大衣或不洁毛巾擦手造成二次污染。

4）输液过程中未严格执行无菌操作：静脉穿刺不成功未更换针头，也可直接把滞留针头的微粒带入静脉；对同时需要静脉注射的输液患者，护理人员常规将输液器与头皮针管分离，再把吸有药液的注射器与头皮针管衔接或将吸有药液的注射器衔接于输液器的三通管进行推注药液，由于无过滤装置，加上外加压力等因素的作用，不可避免地将微粒注入体内。

5）环境空气的污染：在进行输液处置时，治疗室及病室环境的清洁状态和空气的洁净程度对静脉输液质量有直接影响。加药时，治疗室的空气不洁，可将空气中的细菌和尘粒带入药液而造成污染。

6）输液速度过快：输液发热反应与输液速度有密切关系。输液速度过快，在短时间内输入的致热原总量过大，当其超过一定量时，即可产生热原反应。

2. 临床表现

临床上以寒战、高热为基本特征。轻者体温在38℃左右，停止输液数小时可自行恢复至正常。重者初起寒战，继之体温可为40～41℃，伴随症状有口唇发绀、脉快、头痛、恶心、呕吐、血压下降和周身不适等，如不及时抢救，甚至可危及患者生命。发热反应多为输入致热物质所致，系指微量即可引起人体温升高的物质，如来自体外的微生物尸体及其代谢产物、病毒、细菌、内毒素等，以及机体组织内产生的致热原。造成致热物质输入机体的主要原因是输液器具消毒灭菌不彻底、输入液体和/或药品制剂不纯、保管不善、操作过程中无菌观念不强等。

3. 预防及处理

1）输血前详细评估患者的输血史，预测潜在的危险，做好防范。

2）认真检查血制品和输血用具质量，严格按照无菌技术操作规程进行密闭式输血。

3）必要时采用白细胞过滤器过滤所需血液制品。

4. 症状护理

1）对反应轻者减慢输血速度，密切观察病情变化。

2）若观察症状未能改善或有恶化趋势，应立即停止输血，更换输血器，以生理盐水维持静脉通路。通知值班医生和血库人员，将输血器、剩余血和从患者另一侧手臂采集的血标本一同送往血库进行检验分析。

3）有畏寒、发冷时应注意保暖；体温超过39℃时，按高热患者护理。

4）遵照医嘱给予解热、镇静和抗过敏药物。

5）密切监护患者的生命体征和液体平衡。

（二）过敏反应

临床上过敏反应常有突发性胸闷、气短、发绀、面色苍白、冷汗、头晕、烦躁不安、抽搐、意识丧失、血压下降、大小便失禁等危象出现。引起过敏反应的原因多为输入制剂不纯的抗生素、磺胺药及特异蛋白制剂等。一旦发生过敏反应，应立即停止输此液，接上其他液体以保留静脉通道便于抢救。置患者于平卧位，给氧气吸入。遵医嘱应用肾上腺素、地塞米松、血管扩张药等。心脏停搏者行胸外按压，必要时行气管插管、机械通气等。

（三）循环负荷过重（肺水肿）

1. 发生原因

1）由于输液速度过快，短时间输入过多液体，使循环血量急剧增加，心脏负担过重而引起心力衰竭和急性肺水肿。

2）老年人代谢缓慢，机体调节功能差，特别是多数老年人都患有高血压、冠心病或其他脏器的慢性疾病，单位时间内输入过多的液体和钠盐，就会发生潴留而使细胞外液容量发生扩张及向细胞内液中渗透，造成组织间水肿和细胞内水肿。组织间水肿可导致充血性心力衰竭，细胞内水肿可影响细胞正常生理功能，尤其是肺、脑等细胞水肿，威胁患者生命。

3）外伤、恐惧、疼痛等均可使机体抗利尿激素分泌增多及作用延长。此时，输入液体过多、速度过快也可发生潴留导致肺水肿。

4）心、肝、肾功能障碍患者输液过快，易使钠盐及水发生潴留而导致肺水肿。

5）垂体后叶素能降低肺循环和门脉循环的压力，还能强烈收缩冠状动脉引起心绞痛及收缩其他小动脉引起动脉血压升高，加重心脏后负荷，引起急性左心衰竭，导致水分在肺组织中停留时间延长引起肺水肿。

2. 临床表现

血容量正常患者，若输入过快或过多的含钠液体，可使其循环负荷过重而引起心力衰竭和肺水肿，严重者可威胁生命。本症多见于体质衰弱者和老年人，因老年人有不同程度的动脉硬化，心脏储备与排血能力有所减弱，容易诱发心力衰竭。也可见于有心肾疾患的患者，患者在输液过程中，因输液过快或过多出现呼吸困难、发绀，两肺出现明显的啰音，咳嗽，咳出粉红色的泡沫样痰，血压早期升高而后期下降，最终发生休克。预防循环负荷过重的发生，是在输液过程中，注意滴注速度不宜过快，液量不可过多，对心功能不全、老年人、儿童尤需注意。

3. 预防及处理

对于输液过程中出现循环负荷过重者，一旦发现，应立即停止输液，并通知医生；可能时让患者取端坐位，两腿下垂，以减少下肢静脉回流，减轻心脏负担，并按医嘱给予血管扩张药，扩张周围血管，减轻循环负荷，缓解肺水肿；利尿药可增加患者尿液排出，有助于缓解肺水肿；给予高流量吸氧，并向湿化瓶内注入50%～70%乙醇，以减低肺泡内泡沫的表面张力，使泡沫破裂、消散，从而改善肺泡内的气体交换，减轻缺氧状态，同时按医嘱给予氨茶碱和毛花苷C等。必要时可进行四肢轮扎，有效地减少静脉回心血量。但注意轮扎时间（每5～6分钟轮流放松一个肢体的止血带）、部位及观察肢体情况。另外还可采用静脉放血的方法，每次放血量为200～300 mL，以缓解循环超负荷状况。

（四）空气栓塞

1. 发生原因

输液过程中大量空气进入静脉。空气一旦进入静脉，即随血流进入右心房、右心室。空气量较少时，则随心脏的收缩被压入肺动脉，继而分散到肺小动脉、肺毛细血管，不引起严重后果。如果大量空气快速进入时，由于心脏的搏动，气体与血液在右心内被撞击成可压缩的泡沫血。因为气泡具有表面张力，随心脏的收缩和舒张而被压缩或膨胀，当心室舒张时气泡膨胀充填右心室，影响静脉血液回流和右心室充盈，心室收缩时泡沫状液体被压缩阻塞肺动脉入口，使血液不能进入肺内而造成严重的循环障碍和气体交换障碍，引起严重缺氧而立即死亡。

2. 临床表现

因进气量多少和栓塞部位而不同，主要症状有乏力、眩晕、濒死感、胸部感觉异常不适或有胸骨疼痛，随即出现呼吸困难，严重发绀，心搏过速，中心静脉压增高，意识丧失、死亡。当气栓和心血管功能衰竭时，心前区可听到像挤压海绵似的声音，心电图表现为心肌缺血和急性肺源性心脏病的改变。

3. 预防及处理

输液中一经发现上述情况，使患者立即采取左侧平卧位，以免空气阻塞肺动脉口。经过这种体位性的处理，常常可使积聚在右心室内的空气借助心脏活动而形成泡沫，然后逐渐疏散至肺动脉而缓慢排出。低血压时，应用升压药物及增强心肌收缩的药物，以利空气被挤出心脏。

（五）静脉炎

1. 发生原因

1）无菌操作不严格，可引起局部静脉感染。

2）药液过酸或过碱，引起血浆 pH 值改变，可以干扰血管内膜的正常代谢功能而发生静脉炎。

3）输入高渗液体，使血浆渗透压升高，导致血管内皮细胞脱水发生萎缩、坏死，进而局部血小板凝集，形成血栓并释放前列腺素 E_1、E_2，使静脉壁通透性增高，静脉中膜层出现白细胞浸润的炎症改变，同时释放组胺，使静脉收缩、变硬。如甘露醇，进入皮下间歇后，破坏了细胞的渗透平衡，组织细胞因严重脱水而坏死；另外因血浆渗透压升高，致使组织渗透压升高，血管内皮细胞脱水，局部血小板凝集形成血栓并释放组胺使静脉收缩引起无菌性静脉炎。

4）由于较长时间在同一部位输液，微生物由穿刺点进入或短时间内反复多次在同一血管周围穿刺、静脉内放置刺激性大的塑料管或静脉留置针放置时间过长、各种输液微粒（如玻璃屑、橡皮屑、各种结晶物质）的输入均可以因机械性刺激和损伤而发生静脉炎。

5）输液速度与药液浓度的影响：刺激性较大的药液，如抗癌药物，多系化学及生物碱类制剂，作用于细胞代谢的各个周期，这类药物所致静脉炎多为坏死型。如短时间内大量溶液进入血管内，超出了其缓冲和应激的能力，或在血管受损处堆积，均可使血管内膜受刺激而发生静脉炎。

6）长期输入浓度过高、刺激性强的药物，如青霉素，浓度过高可使局部抗原抗体结合，释放大量的过敏毒素，最终引起以围绕在毛细血管周围的淋巴细胞和单核巨噬细胞浸润为主的渗出性炎症；另外长期使用，引起血管扩张，通透性增加，形成红肿型静脉炎。尤其是老年人的肝肾功能下降，半衰期为 7～10 小时（正常人 3～4 小时），血管的弹性差，脆性大，易引起静脉炎。

7）药物温度对血管的刺激也易引起静脉炎。药物温度过低，引起血管收缩、痉挛，静脉血流缓慢，温度过高则引起血管内膜及血细胞变性而易致静脉炎。

2. 临床表现

多因静脉输入高浓度或刺激性强的药液或塑料管置于静脉内时间较长所致。表现为沿静脉出现条索状红线，局部组织有红、肿、热、痛等炎症反应，重者有畏寒、发热等全身症状。

3. 预防及处理

严格执行无菌技术操作，对血管壁有刺激性的药物，应充分稀释后应用，并防止药液溢出血管外。同时，应及时给予局部热敷、理疗、抬高患肢、安静休息，必要时应用抗生素。

（六）局部组织坏死

因为针头脱出血管外，强刺激性药液渗入组织中，出现炎症反应，起水疱、破溃、皮肤变黑、组织坏死。发现药液外渗应及早拔出针头，停止输液，必要时局部热敷或用 50% 硫酸镁湿敷，重者可用苄胺唑啉或普鲁卡因局部封闭。

（七）静脉血栓形成

1. 发生原因

1）长期静脉输液造成血管壁损伤及静脉炎，致使血小板黏附于管壁，激活一系列凝血因子而发生凝血致血栓形成。

2）患者长期卧床，置管肢体活动减少（尤其是下肢），血液淤滞，导致血栓形成。

3）在同一部位反复进行静脉穿刺，导致血管壁损伤，易导致血栓形成。

4）患者有凝血功能障碍、处于高凝状态；输入强碱性药物，使血管内膜粗糙，易导致血栓形成。

5）静脉输液中的液体被不溶性微粒污染，可引起血栓形成。特别是脑血栓、动脉硬化的患者，由于其血脂高、血黏度大，当不溶性微粒进入静脉血管时，使血液中的脂质以不溶性微粒为核心，不断包裹形成血栓病灶。不溶性微粒是指输入液体中的非代谢性颗粒杂质，直径在 1 ~ 15 μm，少数可在 50 ~ 300 μm。其产生可由于输液器与注射器不洁净；在输液前准备工作中的污染，如切割安瓿、开瓶塞，加药过程中反复穿刺溶液瓶橡胶塞及输液环境不洁净等。

2. 临床表现

1）浅静脉血栓形成的主要临床表现为血栓形成部位疼痛，外表可见浅静脉有一发红、低热的索状物，有触痛，周围红肿。其栓子不易脱落，一般不会引起肺动脉栓塞。

2）小腿深静脉血栓形成：常发生于小腿部深静脉，如胫后静脉和腓静脉等。多见于卧床少动的患者，左侧下肢最常见。特征性表现为小腿腓部肌肉疼痛和压痛，活动后感严重抽痛，且足背屈时更甚，全身症状不显著。检查时可有霍夫曼征，即小腿伸直、足向背屈，腓肠肌内病变静脉受牵引而发生疼痛。还可出现腓肠肌周径较健侧增粗 5 cm 以上。

3）不溶性微粒引起的血栓形成：根据不溶性微粒的大小、形状、化学性质以及堵塞人体血管的部位、血运阻断的程度和人体对微粒的反应而表现不同。不溶性微粒过多过大，可直接堵塞血管，局部血管阻塞，引起局部红、肿、热、痛、压痛、静脉条索状改变。不溶性微粒进入血管后，红细胞聚集在微粒上，形成血栓，引起血管栓塞。如阻塞严重致局部血液供应不足，组织缺血缺氧，甚至坏死。

3. 预防及处理

1）避免长期大量输液。

2）严格无菌操作，避免在同一部位反复穿刺。使用刺激性药物时，使用前、后冲管，减少对血管的理化刺激。

3）长期卧床患者置管肢体给予热敷和适当按摩，促进血液循环。穿刺时尽量选择上肢粗、大静脉，注意保护血管。

4）使用留置针输入刺激性药物，留置时间应≤3 天，输液速度宜慢，浓度宜小，以减少对局部组织刺激。

5）配药室采用净化工作台，它可过滤清除空气中尘粒，以达到净化空气的目的，从而清除微粒污染。

6）正确切割安瓿，切忌用镊子等物品敲开安瓿。在开启安瓿前，以 75% 乙醇擦拭颈段是减少微粒污染的有效措施。

7）正确抽吸药液：吸药操作时不能横握注射器，即“一把抓”，应采用正确的抽吸方法。吸药的注射器不能反复多次使用，因使用次数越多，微粒的数量越多。抽吸时安瓿不应倒置，针头置于颈口时，玻璃微粒污染最多，于底部抽吸时微粒最少，但针头触及底部易引起钝针，因此，主张针头应置于安瓿的中部。向输液瓶内加药或注射时，应将针管垂直静止片刻。因大于 50 μm 以上的微粒沉淀较快，可使其沉淀于针管内，再缓缓注入，同时尽量减少液体瓶的摆动，这样会使瓶内的较大微粒平稳沉积于瓶口周围，以减少微粒进入体内。

8）正确选择加药针头，加药针头型号选择 9 ~ 12 号侧孔针，并尽量减少针头反复穿刺橡胶瓶塞，可明显减少橡胶微粒的产生。

9）输液终端滤器可截留任何途径污染的输液微粒，是解决微粒危害的理想措施。

10）使用留置针者，如发现套管内有血块堵塞时，应用负压抽吸，严禁将血凝块强行推入血管内，以免发生栓塞。

11）一旦发现血栓形成，抬高患肢，制动，并停止在患肢输液。采用弹力绷带适当加压包扎，促进血液回流，局部用 50% 硫酸镁湿热敷，同时给予溶栓、抗凝、理疗等处理；严重者手术切除栓子。

（八）疼痛

1. 发生原因

1）护理人员穿刺技术不熟练，穿刺方法不当，多次穿刺不成功，增加穿刺时的疼痛反应。

2）在静脉输注某些药物如氯化钾、抗生素、化疗药物等过程中，因所输入的药液本身对血管的刺激或因输注速度过快，可引起注射部位不同程度的疼痛。

3）药液漏出血管外，导致皮下积液，引起局部疼痛。

2. 临床表现

患者感觉穿刺部位剧烈疼痛；药液滴入后，输液针头周围或沿静脉通路部位疼痛、压痛，继而出现红肿。患者往往需忍痛坚持治疗或因疼痛难忍而停止输液，若因药液外漏引起，穿刺部位皮肤可见明显肿胀。

3. 预防及处理

1）培训护理人员熟练掌握静脉穿刺技术。

2）改进静脉穿刺的方法，能减轻患者的疼痛，提高一次穿刺成功率。

（1）针头斜面向上直刺法：采用右手持头皮针小柄，使针尖斜面与血管纵轴平行，针头与皮肤呈 40° ~60°，利用腕部力量，以轻快的动作在静脉上方快速穿过皮肤直刺血管，针头进入血管后见回血或感觉有突破后，迅速将针柄放平，再沿血管进针少许。

（2）增大进针角度法：采用右手持静脉穿刺针头在血管上方或侧面与皮肤成 60°快速进针，穿过皮肤，再呈约 20°沿血管方向送入，见回血后将针头沿血管进针少许。

（3）针头斜面向左静脉直刺法：右手拇指、食指分别持针柄上下两面，针柄与皮肤垂直，针尖斜面向左进针，针体与皮肤角度为30° ~45°，见回血后，立即压低针柄将针头沿静脉进针少许。

（4）手背自然放松进针法：让患者自然放松，不需握拳，操作者左手紧握患者的四指或五指，使之向手心方向弯曲成弧形，然后右手持针，针尖斜面向上，针头与皮肤呈 45°左右，向心方向，在血管的上方直接刺入静脉，见回血沿静脉走向向前推进少许。

（5）逆向穿刺法：对老年者及长期输液穿刺困难者，可采用掌指逆行穿刺输液法进行静脉穿刺。

3）注意药液配制的浓度，输注对血管有刺激性药液时，宜选择大血管进行穿刺，并减慢输液速度。

4）输液过程加强巡视，若发现液体漏出血管外，局部皮肤肿胀，应予拔针另选部位重新穿刺。局部予以热敷，肿胀可自行消退。

5）可采用小剂量利多卡因静脉注射，以减轻静脉给药引起的疼痛。

6）早产儿可使用安慰奶嘴以降低患儿的疼痛。

（九）败血症

1. 发生原因

1）输液系统被细菌或真菌等病原微生物污染，通过输液引起严重医院内感染——败血症。污染可分为 3 种情况：一种是液体或输液装置被污染；另一种是输液过程操作不当引起病原体进入血液；第三种是生产过程不严格，造成液体原始污染的院内感染往往引起暴发流行。

2）穿刺点局部细菌繁殖并随导管反复移动被带入体内及导管头端。全身其他部位的感染灶将病原菌释放入血，病原菌则可附着于导管头端并在此繁殖。导管败血症的病原菌常见有：金黄色葡萄球菌、表皮葡萄球菌，此外，还有真菌、念珠菌等。

3）营养液在配制过程中被病原菌污染或输液管道系统的连接处密封不严，使病原菌进入。

2. 临床表现

输液过程中突然出现畏寒、寒战、高热、剧烈恶心、呕吐、腰痛、发绀、呼吸及心率增快，以淤点为主的皮疹，累及大关节的关节痛，轻度的肝脾肿大，重者可有神志改变、心肌炎、感染性休克、弥散性血管内凝血、呼吸窘迫综合征等，而全身各组织器官又未能发现明确的感染原。

3. 预防及处理

1）配制药液或营养液、导管护理等操作严格遵守无菌技术操作原则。工作人员中有慢性金黄色葡萄球菌携带者应暂时调离病房并予治疗，以保护抵抗力低下的患者免受感染。

2）医疗用品的消毒应彻底，最好采用密闭式一次性医用塑料输液器。留置体内的各种导管如有感染需及时拔除。

3）认真检查输入液体质量、透明度、溶液瓶有无裂痕、瓶盖有无松动，瓶签字迹是否清晰及有效期等。

4）输液过程中，经常巡视，观察患者情况及输液管道有无松脱等。

5）严禁自导管内取血化验，与导管相连接的输液系统 24 小时更换 1 次，每日消毒并更换敷贴。

6）如发生输液后败血症，立即弃用原输液液体及管道，重新建立静脉通道，及时应用针对性强的抗菌药物是治疗败血症的关键，在尚未获得细菌学和药敏结果的情况下，要争取时间，先凭临床经验选择用药，待结果回报后，再结合临床表现及前期治疗反应予以调整。高热、剧烈头痛、烦躁不安者可予以退热剂与镇静剂；并发休克者，予双管输液，另一管给予低分子右旋糖酐扩容，以间羟胺、多巴胺等血管活性药物维持血压；有代谢性酸中毒者，以5%碳酸氢钠溶液纠正酸中毒。

（十）神经损伤

1. 发生原因

1）由于患儿肥胖、重度脱水、衰竭，患儿哭闹躁动或穿刺不当造成误伤神经血管。

2）一些对血管、神经有刺激性的药液漏出血管外也可引起神经损伤。

2. 临床表现

临床表现为穿刺部位肿胀，淤血或伴有发冷、发热、局部疼痛、不能触摸，根据损伤神经的部位，出现相应关节功能受限。

3. 预防及处理

1）输注对血管、神经有刺激性的药液，先用等渗盐水行静脉穿刺，确定针头在血管内后方连接输液器。输液过程中，严密观察药液有无外漏。

2）静脉穿刺时，尽可能选择手背静脉，熟悉手部神经与血管的解剖结构与走向，进针的深度应根据患者体型胖瘦及血管显露情况而定，尽可能一次成功。长期输液患者应经常更换注射部位，保护好血管。

3）注射部位发生红肿、硬结后，严禁热敷，可用冷敷每日2次；桡神经损伤后，患肢不宜过多活动，可用理疗、红外线超短波照射，每日2次，或遵医嘱使用神经营养药物。

（十一）静脉穿刺失败

1. 发生原因

与静脉注射的静脉穿刺失败原因相同，另外，使用留置针静脉输液亦可引起穿刺失败，其原因如下。

1）静脉穿刺时见回血后再顺血管方向进针时没掌握好角度，针尖又穿破血管壁，在退针芯向血管内推送外套管时，外套管一部分在血管内，其尖端已通过穿破的血管壁进入血管下深层组织。虽然穿刺见回血，仅仅是针头斜面的一部分或者是针头斜面进入血管，外套管体的尖端并没有随针芯进入血管，所以外套不容易送进血管内。

2）反复在皮下穿刺寻找静脉，致外套管尖端边缘破损或边缘外翻，虽然针尖斜面进入静脉，但是已破损或外翻的套管尖端无法随针尖进入静脉，即使进入静脉，已破损的外套管尖端极易损伤血管。

3）操作者穿刺时缺乏自信、过于紧张等。

2. 临床表现

针头未穿入静脉，无回血，推注药物有阻力，或针头斜面一半在管腔内，一半在管腔外，抽吸有回血，但回血不畅，部分药液溢出至皮下。局部肿胀或青紫、淤血，患者有痛感。

3. 预防及处理

1）同静脉注射的静脉穿刺失败的预防及处理措施。

2）严格检查静脉留置针包装及质量，包装有破损或过期不能使用。

3）使用静脉留置针操作时要稳，进针时要快、准确，避免在皮下反复穿刺，减少血管内膜损伤；固定要牢固，用透明敷贴妥善固定静脉留置针座，延长管“U”形固定。

4）穿刺时操作者除了观察是否有回血外，还要注意体会针尖刺入血管时的“空旷感”来判断是否进入血管，不要盲目进针或退针。

5）穿刺见回血后要平行缓慢顺血管的方向进针 0.1～0.2 cm，以保证外套管也在静脉内。

6）见回血后顺血管方向边退针芯边向血管内推入外套管时，不能将外套管全部送入。若外套管送入有阻力，这时不要硬向内推送，观察静脉是否有较大弯曲或者是有静脉瓣等，如果证实外套管确实在血管内，而且已进入静脉一部分，不一定全部推入，也可固定。

7）操作者要加强自身修养，提高自身心理素质和自信心，学会及时调整并保持最佳的心理状态。

（十二）药液渗出和外渗

详见静脉注射操作并发症。

（十三）导管堵塞

1. 发生原因

1）穿刺前准备不充分，导致血液回流至导管凝固，造成导管堵塞。

2）输液完毕时未及时发现；未采用脉冲式正压封管，封管液浓度不够或封管间隔时间过长，导致血液反流形成堵塞。导管尖端纤维蛋白形成，静脉内形成血栓。

3）患者下床如厕时，输液的上肢未放低或输液的下肢着地用力，或液体瓶未抬高，导致静脉血回流。

4）患者活动时将导管扭曲打折、针头斜面紧贴血管壁、输液侧肢体受压而未及时发现，导致导管堵塞。

5）不同药物混合产生微粒或冲管不彻底，导致导管堵塞。

2. 临床表现

输液不滴或滴速过慢，冲管有阻力或无法冲管，不能抽吸回血。

3. 预防措施

1）穿刺前用物准备齐全，做好充分准备，连接好输液装置。合理选择穿刺点，避免选择关节活动部位，正确固定，避免导管移动或滑出。

2）穿刺后要加强巡视，注意观察静脉输液滴速，滴速减慢或不滴时，应及时查找原因并处理。输液过程中，严防液体滴空，以防止血液回流。如使用输液泵，可合理设置报警装置。

3）掌握药物配伍禁忌，根据病情有计划地安排输液顺序，注意药物间反应。多种药物输注时，两种药物之间一定要用生理盐水充分冲洗输液管。静脉输入高营养液体、高渗液及刺激性药物前后均应彻底冲洗输液管。

4）采用正压封管的手法，并且夹闭延长管，确保正压效果。

5）正确使用封管液的浓度，掌握封管液的维持时间；有条件者可使用无针密闭式输液接头。

6）患者下床如厕时，应注意放低输液侧上肢或抬高输液瓶，防止静脉血回流。下肢输液时，告知患者勿下床如厕，使用便器床上大小便。注意输液时尽量避免肢体下垂姿势，以免由于重力作用造成回血堵塞导管。

7）如发生导管堵塞，使用注射器回抽后尝试推注少量生理盐水冲洗导管，如若阻力较大，不可强行推注，以免将形成的血栓推入血流中造成栓塞。如经上述处理后导管仍不通畅，则需拔管重新更换穿刺针穿刺。

（十四）注射部位皮肤损伤

1. 发生原因

1）皮肤敏感者：如肢体水肿、婴幼儿、高敏体质，尤其是对胶布过敏者。对因各种原因造成体内水钠潴留发生肢体水肿的患者采用常规的方法处理，极易在胶布周围皮肤出现水疱或在输液结束揭取胶布时造成皮肤损伤。

2）在患者的皮肤上粘贴了过多的胶布或敷贴，且粘贴时间较长。随着输液时间的延长，胶布与皮肤的黏度不断增加，粘贴更加紧密，在揭取胶布的外力作用下，易发生皮肤损伤。

3）胶布或敷贴质量低劣，刺激皮肤。

4）固定夹板时把胶布贴在患者的皮肤上。

2. 临床表现

1）胶布周围皮肤出现水疱，有些患者尽管皮肤外观无异样改变，但在输液结束揭取胶布时出现表皮撕脱。

2）患者感觉贴胶布或敷贴的部位有烧灼感。

3）局部皮肤颜色潮红。

3. 预防及处理

1）改用一次性输液胶布，避免了对氧化锌过敏所致的皮肤损伤。

2）对于水肿及皮肤敏感的患者，准备一条宽4～5 cm、长24～28 cm的弹性绷带，在两头各缝一与弹性绷带同宽、长4～5 cm的搭扣，称为输液固定带，消毒后备用。在静脉穿刺成功后，针尖处压一无菌棉球，将备用的输液固定带与穿刺针成直角环形绕过穿刺部位的肢体，以刚刚露出针柄的根部、松紧以针头不左右移动、患者感觉舒适无压迫感为宜，然后用胶带在针柄下通过，采用常规方法贴于输液固定带上，再用另一胶带将输液管缓冲于弹力绷带上即可。有条件者，可使用透气性好、防过敏的新型胶布。

3）在输液结束揭取胶布时，动作要缓慢、轻柔，一手揭取胶布，一手按住患者与胶布粘贴处的皮肤，慢慢分离、揭取，以防止表皮撕脱。

4）避免在皮肤上使用过多的胶布或敷贴，使用时间不宜过长，及时更换。

5）使用固定夹板时将胶布贴在固定板上，勿贴在患者的皮肤上。

6）如发生表皮撕脱，注意保持伤口干燥，每天用2%碘伏或安尔碘消毒伤口2～3

次。在患部涂上无菌抗过敏药膏，并避免在灼伤的局部贴胶布。

（十五）血肿

1. 发生原因

1）操作者短时间内在同一部位反复穿刺致血管壁机械损伤，形成多个穿刺孔导致皮下渗血。

2）穿刺时用力过度，针头刺破静脉后壁，导致血液外漏，造成血肿。老年人的血管脆性大、弹性差，容易被刺破。

3）过度消瘦或老年患者血管周围结缔组织和血管壁薄弱，穿刺血管处的血液漏出。

4）凝血功能障碍或使用抗凝剂的患者，拔针时按压时间不足，血液未完全凝固，渗入皮下形成血肿。

5）静脉穿刺失败后立即在肢体穿刺点上方绑扎止血带。

6）操作时误穿动脉未有效止血。

7）穿刺或拔针时划伤静脉壁。

8）静脉穿刺时，针尖在皮下前行少许方可进入血管，因此，存在皮下进针点和血管壁上两个针眼，拔针时按压穿刺点的手法不当，如只按压皮肤进针点，血液将流出形成局部血肿。

2. 临床表现

穿刺部位周围皮肤颜色改变，呈青紫色淤斑；穿刺部位周围肿胀，输注液体流速不畅。再次穿刺困难，穿刺过程有阻力。

3. 预防及处理

1）提高操作者静脉穿刺技术，培训其静脉穿刺相关知识，如静脉分布、走向和解剖特点，及其与之相伴行的动脉的解剖关系。

2）掌握正确的穿刺方法，防止盲目乱穿。穿刺不成功，应改至对侧穿刺，禁止在原穿刺点反复穿刺，亦不可在原穿刺点肢体上方绑扎止血带。

3）对于凝血功能障碍或使用抗凝剂的患者，操作前详细评估患者的病情、治疗及用药情况。拔管后适当延长按压时间，局部按压 5 分钟以上，直至不再出血。

4）若误穿动脉，立即予以压迫止血。无效时可采用加压包扎，局部加压止血 5 ~ 10 分钟；或用小沙袋压迫止血至少 20 分钟，直至不再出血。

5）拔针时，采用以与皮肤平行方向或顺进针角度中速拔针方法，避免针头划伤静脉壁。

6）浅静脉拔针后以干棉球用大拇指指腹或大鱼际顺血管走向按压皮肤穿刺点及其上方 1.5 cm 处，以使两个针眼得到有效按压，至少按压 3 分钟，切忌边按边揉。

7）对局部隆起疑有血肿者，立即停止穿刺并拔针进行局部加压止血。已形成血肿者，根据血肿范围大小采取相应的措施。小的血肿无须特殊处理，待机体自行吸收；大的血肿早期冷敷促进血液凝血，48 小时后再用热敷促进淤血吸收。

（十六）穿刺处感染

1. 发生原因

1）违反无菌操作规程，如穿刺时消毒不规范，消毒范围不够。

2）穿刺难度大，留置针留置时间长，透明敷贴更换不及时或更换敷贴后，穿刺处未进行消毒处理。

3）覆盖敷贴使用不当。

2. 临床表现

穿刺部位出现红、肿、热、痛的炎性症状，甚至有脓性分泌物。严重者体温可升高。

3. 预防及处理

1）严格执行无菌技术操作，静脉输液时消毒范围 >5 cm，若使用留置针，以穿刺点为中心，消毒范围不小于 8 cm×8 cm，消毒剂选用碘酊和乙醇、复合碘制剂，采用以穿刺为中心由内向外、螺旋式不间断式消毒。

2）留置针留置时间一般不超过 72 小时。

3）保持穿刺点无菌，以透明敷贴覆盖，保持敷贴清洁、干燥，沐浴时用塑料薄膜保护，黏性丧失或被污染时及时更换。

4）对穿刺难度大、留置时间长者，定期更换透明敷贴，更换时再次消毒针眼处皮肤。

5）发现穿刺处有感染症状时，应立即拔针。拔针时以无菌干棉球擦干注射部位表面上的渗液，以洗涤剂涂在穿刺部位上，等候 2 分钟，之后再拔掉针管。采集脓性分泌物送检并行细菌培养。穿刺部位按外科伤口换药处理，必要时局部或全身应用抗生素治疗。

6）如需继续输液，则重新建立静脉通道。

第三节　头皮静脉输液

头皮静脉输液法常适应于小儿。小儿头皮静脉丰富且分支多、互相沟通交错成网状、表浅易见，穿刺后易于固定，且便于患儿的肢体活动。头皮静脉输液法可能发生的并发症包括误入动脉、发热反应、静脉穿刺失败等。

一、头皮静脉输液技术操作规程

（一）评估

1. 评估患儿病情、年龄、意识、心理状态、肢体活动能力及治疗目的、用药史、过敏史等。

2. 患儿穿刺部位皮肤状况、静脉充盈程度及管壁弹性。

3. 静脉用药的目的和药物的性质、作用及不良反应。

4. 家长和患儿对静脉输液的认知及合作程度。

（二）用物

1. 治疗盘内备基础治疗盘用物1套、液体及药物（按医嘱准备）、加药用注射器及针头、4½～5½号头皮针、无菌纱布、止血带、止血钳（视需要而定）、胶布、治疗巾、小垫枕、瓶套、砂轮、启瓶器、输液器1套、2%碘酊、75%乙醇、消毒棉签、弯盘、输液卡、10mL注射器（内盛等渗盐水）。

2. 治疗盘外备小夹板、棉垫及绷带（必要时）、洗手毛巾、输液架。

3. 治疗车下层准备以下物品，污物桶3个，一个放置损伤性废弃物（用过的注射器针头），一个放置感染性废弃物（用过的注射器、棉签等），一个放置生活垃圾（用过的注射器、棉签等外包装）。

（三）环境准备

清洁、安静、光线充足或有足够的照明，舒适、安全。

（四）操作步骤

1. 洗手、戴口罩，必要时做好职业防护。

2. 准备输液架，将备齐用物携至患儿床旁，核对患儿床号、姓名，嘱患儿先解大小便。对有理解能力的患儿，解释操作目的、方法、注意事项及配合要点，以取得合作；理解能力差或不能理解的患儿需助手协助，将患儿平卧或侧卧位。

3. 将内盛等渗盐水的注射器接上头皮针，排尽空气。

4. 选择穿刺部位（头部较大的静脉有颞静脉、额静脉、耳后静脉及枕静脉），先剃净穿刺部位毛发。

5. 再次核对；常规用75%乙醇消毒穿刺部位皮肤，待干。按静脉穿刺方法进针，见回血后用胶布固定针柄，胶布固定稳妥后，取下注射器，连接预先准备好的输液器。

6. 接上输液器后，根据病情和年龄调节滴速，儿童一般20～40滴/分。

7. 协助患儿取舒适卧位。整理床单位，清理用物。

8. 其余操作同密闭式输液法。

（五）注意事项

1. 严格执行无菌技术操作原则和查对制度，加入药物时要注意配伍禁忌。

2. 针头刺入皮肤，如未见回血，可用注射器轻轻抽吸以确定有无回血；如因血管细小或充盈不全而无回血者，可试推入极少量液体，如畅通无阻，皮肤无隆起及变色现象，且滴注顺利，证实穿刺成功。

3. 穿刺中注意患儿的面色、神志等情况。

4. 根据患儿病情、年龄、药物性质调节输液速度，经常观察输液情况，局部有无肿胀，速度是否合适，针头有无移动、脱出，各连接处有无漏液，有无输液反应发生等。

二、头皮静脉输液操作并发症

（一）误入动脉

1. 发生原因

1）由于患儿肥胖、重度脱水、衰竭或患儿哭闹、躁动或穿刺不当造成误入动脉。

2）操作者业务欠熟练或选择血管不当，对静脉判断不准确，尤其是一些细小的动脉不能摸到其搏动，导致穿刺时误入动脉。

2. 临床表现

患儿呈痛苦貌或尖叫，回血呈冲击状，推药阻力大，且局部迅速可见呈树枝分布状苍白。临床表现为输液滴注不通畅或不滴，甚至血液回流至头皮针内造成堵塞。

3. 预防及处理

1）了解患儿的病史、病情。条件许可时，尽量让患儿在安静或熟睡情况下穿刺。

2）护理人员加强技术操作训练，熟练掌握小儿头皮静脉的解剖位置及小儿静脉走向的特点与分布，注意观察特殊患儿血管的特点，总结小儿静脉穿刺技巧。

3）行静脉穿刺前，一定要用手指触摸血管有无搏动，确认是静脉后再穿刺。

4）输液过程中加强巡视，密切观察患儿反应。发现误入动脉，应立即挤压输液胶管，让血液回流入血管后反折、捏紧头皮针末端，快速拔针，稍用力按压5分钟，并向患儿家长做好解释，另选血管重新穿刺。

（二）糖代谢紊乱

1. 发生原因

多发生于代谢性、消耗性疾病患儿，如重症感染、极度衰竭患儿。静脉输入葡萄糖过程中，若输注速度突然变慢或终止，易发生低血糖。若输注速度过快，易发生高血糖。

2. 临床表现

患儿哭闹或懒散无力、拒乳、嗜睡。检验室检查血糖升高或降低。

3. 预防及处理

1）严格按计划输液，根据病情及时调节输液种类及输液速度，不宜太快或太慢。

2）对不能进食、长时间输液患儿，定期检查衡量电解质的各种指标，按需补给。注意监测患者电解质、血糖，并记录好患者的24小时液体出入量。

3）如发生低血糖，适当加快输液速度；出现高血糖时，暂停输入葡萄糖溶液。

（三）输液发热反应

1. 发生原因

1）输液器具不清洁或被污染，直接或间接带入致热原。药液不纯、变质或污染，可直接把致热原带入体内。

2）输液反应与患儿所患疾病的种类有关。即感染性疾病如小儿肺炎、细菌痢疾性等输液反应的比例相对增高。

3）输液反应与输液的量、速度密切相关。当输液速度加快时，输入的热原物质越多，输液反应出现的机会也越多。某些机械刺激也可以引起输液反应。如输液的温度与人体的温度差异过大，机体来不及调节，则可引起血管收缩，血压升高而发生输液反应。

2. 预防及处理

1）严格掌握患儿输液指征。

2）注意患儿体质，早产儿、体弱儿、重度肺炎、痢疾等患儿，输液前应采取适当的保护、隔离措施。

3）其余预防及处理参见本章第二节中发热反应的预防及处理。

第四节 颈外静脉插管输液

颈外静脉属于颈部最大的浅静脉，位于颈外侧皮下，因其表浅且较易固定，故可用来输液，但不可多次穿刺。选取医用人体硅胶管插入静脉内，该管具有质软、光滑、无毒、不易老化等优点，对组织刺激性小，并有短期抗凝作用。如使用得当，能在大静脉内存留较长时间，这样既可减少反复穿刺给患者带来的痛苦，又可避免发生静脉炎与栓塞的危险。

一、颈外静脉插管输液操作规程

（一）目的

1. 长期输液周围静脉不易穿刺者。

2. 长期静脉内滴注高浓度或有刺激性的药物，或行静脉内高营养疗法。

3. 周围循环衰竭的危重患者，用来测量中心静脉压。

（二）评估

1. 患者病情、意识状态、活动能力；询问普鲁卡因过敏史，并做过敏试验。

2. 患者心理状态、对疾病的认识和合作程度。

3. 穿刺部位皮肤、血管情况。

（三）计划

1. 目标/评价标准

1）患者理解颈外静脉插管的目的，愿意接受，积极配合。

2）插管输液顺利，无并发症发生。

2. 用物准备

1）注射盘：内有1%普鲁卡因注射液2 mL，无菌手套，宽胶布（2 cm×3 cm），火柴，乙醇灯。

2）无菌穿刺包：内有20号穿刺针2个，硅胶管2条，8~9号平针头2个，10 mL与5 mL注射器各1只（10 mL注射器内吸满生理盐水并排尽空气），6号针头2个，镊子，棉球数个，纱布，孔巾，弯盘。

3）输液架、输液器，并遵照医嘱准备药液。

（四）操作步骤

1. 将用物携至患者床旁，置患者于去枕平卧位，肩部略垫高，头转向对侧，使颈部充分伸展暴露颈外静脉，术者立于患者头部对侧顶部。如患者系严重心肺功能障碍、呼吸困难不能平卧，可酌情取坐位或半坐位，但这种体位必须以患者能够承受为原则。取坐位时必须由助手帮助固定患者头部，术者需立于高处操作。

2. 选择穿刺点在下颌角与锁骨上缘中点连线上 1/3。打开无菌包，常规消毒皮肤，戴无菌手套，铺无菌巾，用1%普鲁卡因在穿刺点皮内注射，使局部出现一直径约 0.7 cm 的皮丘即可。如果注入麻药量较多、较深，则会影响进针速度与方向。

3. 用 5 mL 注射器吸入生理盐水，接上装有硅胶管的平头针备用。

4. 助手以手指压迫锁骨上凹颈外静脉流入处，阻断血流，而使其充盈怒张，术者即行穿刺。穿刺时用 5 cm 套管针沿静脉走行，使针头斜面朝下刺入皮肤，然后针尖沿静脉刺入。当刺入静脉时，将针头顺静脉方向再推进 1 cm，以免针头滑出血管。

5. 穿刺成功后，拔出针梗将针头连接在硅胶管上，再将硅胶管经套管针迅速插入至上腔静脉，距皮肤 20 ~ 22 cm 处。插管的同时，连接输液器，调节速度缓缓输注。然后术者用胶布固定导管，并覆盖无菌纱布，输液接头处用纱布包裹后固定于耳后。

（五）注意事项

1. 严格无菌操作及查对制度。

2. 加入药物时应注意配伍禁忌，并在瓶签上注明床号、姓名、药名、剂量。

3. 根据病情安排输液顺序，并根据治疗原则，按急、缓及药物半衰期等情况，合理分配用药。

4. 输液前要排尽输液管及针头内空气，药液滴尽前要及时更换输液瓶或拔针，严防造成空气栓塞。

5. 输液过程中应加强巡视，及时处理输液故障，并填写输液巡视卡，保持输液通畅，防止液体滴空或针头堵塞及滑出。

6. 根据病情调节滴速，对患心、肺、肾疾病的患者，或老年患者、婴幼儿以及输注高渗盐水、含钾及升压药液等的患者时，输液务必谨慎，速度宜慢。

7. 密切观察有无输液反应，如有心悸、畏寒、持续咳嗽等情况，应立即减慢或停止输液，并通知医生，及时处理。

8. 长期输液者，注意保护和合理使用静脉，一般从远端小静脉开始穿刺。

9. 颈外静脉穿刺置管时，若插入过深，则较难通过锁骨下静脉与颈外静脉汇合角处，此时可牵拉颈外静脉使汇合角变直，若仍不能通过则应停止送入导管，并轻轻退出少许，在此固定输液，防止盲目插入使导管在血管内打折。如果导管质硬，可能会刺破血管发生意外。

10. 当颈外静脉输液暂停时，可用0.5%肝素 2 mL 封管，防止血液凝集在血管内，若已经发生凝血，应先用注射器抽出血凝块，再注入药液，或边抽出边拔管，切忌将凝血块推入血管。

11. 每天更换穿刺点敷料，常规消毒穿刺点，观察局部有无红肿。一般导管保留

4～7天。

12. 须持续输液者，应每天更换输液管。

二、颈外静脉插管输液操作并发症

（一）输液不畅

须注意下列情况是否存在：①硅胶管弯曲，影响液体输入；②硅胶管滑出血管外。

（二）血栓

拔管时，硅胶管末端接上空针筒，边抽吸边拔管，防止残留小血块进入血液，造成栓塞。

（三）其他

硅胶管遇乙醇、碘酒易脆化折断，应避免接触。

第五节 锁骨下静脉插管输液

锁骨下静脉位于锁骨后下方，其后上方有锁骨下动脉伴行。锁骨下静脉是腋静脉的直接延续。由第一肋骨外缘向内经过前斜角肌前方，至胸锁关节后方与颈内静脉汇合成无名静脉，左右无名静脉汇合成上腔静脉入右心房。此静脉较浅表、粗大，成人的锁骨下静脉直径可为1～2 cm，全长为3～4 cm。常处于充盈状态，周围有结缔组织固定，血管不易塌陷，硅胶管插入后可保留较长时间。另外锁骨下静脉距离右心房较近，当输入大量高浓度溶液或刺激性较强的药物时，由于管腔较粗、血量较多，药液随即被稀释，因而对血管壁的刺激较小。

在急症患者抢救中，凡须紧急大量输液、输血而周围静脉穿刺困难者，可选用此术。另外，锁骨下静脉穿刺还可同时测定中心静脉压、放置心内起搏器等，对四肢烧伤的患者，可长期保留输液，免行静脉切开。

一、锁骨下静脉插管输液操作规程

（一）评估

1. 患者病情、意识状态、耐受程度。
2. 患者心理状态、对疾病的认识及合作程度。
3. 询问普鲁卡因过敏史并做过敏试验。
4. 穿刺部位皮肤状况，并叩诊两侧背部肺下界，听诊两侧肺呼吸音，以便术后不适时进行对照。

（二）计划

1. 目标/评价标准

1）患者理解插管的目的，能积极配合治疗。

2）插管顺利，无并发症发生。

2. 用物准备

1）注射盘1套，另加1%普鲁卡因注射液、0.4%枸橼酸钠生理盐水、1%甲紫、无菌手套、胶布、输液器。

2）无菌穿刺包：内有20号穿刺针2个、硅胶管2条、射管水枪、8~9号平针头、5 mL注射器、纱布、镊子、洞巾、结扎线、弯盘。

3）输液卡、输液架。

（三）操作步骤

1. 将用物携至患者床旁，挂输液瓶于架上排尽空气备用。置患者为去枕仰卧位，肩下垫枕，形成头低肩高位。头转向对侧，穿刺侧肩略上提外展，充分暴露胸锁乳突肌外形。

2. 选择进针点，在胸锁乳突肌外侧缘与锁骨夹角的平分线距顶角0.5~1.0 cm处，用1%甲紫标记穿刺点，以免铺洞巾后辨认不清穿刺点与进针方向。

3. 打开无菌包，常规消毒皮肤，戴手套，铺洞巾，将装有硅胶管的射管水枪与针头连接，并吸入0.4%枸橼酸钠生理盐水5 mL，排尽空气待用。

4. 选定穿刺点后，如为插导管，可先用小针头局麻，并用局麻针试探穿刺，以便掌握方向与深度（但勿将局麻药注入）。

5. 将5 mL注射器吸0.4%枸橼酸钠生理盐水5 mL，与穿刺针头连接，排净空气，连接处必须紧密，不得漏气。如插导管可用8号粗针头（或BD14~17号针头，其外径为2.5 mm，可通过外径1.85 mm导管），在穿刺点进针，针头方向指向头部，与胸骨纵轴约成45°角，并与胸壁平面成15°角，以恰能穿过锁骨与第一肋骨的间隙为准。

6. 要紧贴锁骨背面刺入，当进针3~5 cm后有“穿透”感，然后抽动活塞，如有静脉血流入射管水枪证明已刺入锁骨下静脉。

7. 取锁骨下内中1/3交界处为穿刺点时，穿刺针应斜向同侧胸锁关节上缘；取锁骨下中点或锁骨下外中1/3处为穿刺点时，则穿刺针应斜向甲状软骨下缘。

8. 穿刺成功后，如单纯静脉注射即可注药，完毕迅速退出注射针，并用无菌棉球压迫片刻。如输液、输血，可在患者呼气时取下注射器，由助手协助迅速换接输液器的玻璃接头，并在针座或接头下方垫无菌纱布，再用胶布固定针头，调整滴速。如插导管则在取下注射器后，迅速用左手拇指垫无菌纱布堵住针尾，助手将已盛满0.4%枸橼酸钠生理盐水的导管递给术者，放开左手拇指，迅速由针尾插入，一般深度为10 cm左右，再接输液或测压装置，局部盖以无菌纱布并用胶布固定。

二、锁骨下静脉插管输液并发症及防治

1. 锁骨下静脉穿刺技术操作不当，可发生气胸、血肿、血胸、气栓、感染等并发症，故不应视为普通静脉穿刺，应严格掌握适应证。

2. 躁动不安、呼吸困难、肺气肿患者，不宜施行此术。

3. 由于硅胶管置入上腔静脉，故常为负压，输液时注意输液瓶绝对不应输空，更换接头或导管时应先弯折硅胶管，应使一段输液管低于患者心脏水平，以免空气吸入，

发生气栓。

4. 为防止血液在硅胶管内凝集，每次使用后宜用等渗溶液、肝素或4%枸橼酸钠溶液冲洗。

5. 每日输液完毕，可用无菌纱布覆盖，折弯硅胶管固定。

6. 硅胶管外敷料一般每周更换2次，乙醇可使硅胶管老化，故宜用0.5%过氧乙酸液擦拭消毒。

7. 严格无菌操作，预防感染。

第六节 静脉留置针输液

静脉留置针又称套管针，其作为头皮针的换代产品，已于30年前在欧美国家普及。10年前在亚洲一些较发达的国家和地区也以套管针取代头皮针，使其成为临床输液的主要工具。静脉留置针可用于静脉输液、输血、动脉及静脉抽血等治疗，目前已在我国推广使用。尤其对长期输液、年老、衰弱、血管穿刺困难的患者，用静脉留置针输液法有其优越性。

（一）评估

1. 评估患者病情、年龄、意识、心理状态、营养状态、肢体活动能力及治疗目的、用药史、过敏史等。

2. 患者穿刺部位皮肤状况、静脉充盈程度及管壁弹性。

3. 静脉用药的目的，药物的量、性质、作用及不良反应。

4. 患者对静脉输液的认知及合作程度。

（二）计划（用物准备）

1. 注射盘、小垫枕、止血带、宽胶布、胶条、无菌纱布（小包装）。

2. 静脉留置针、静脉帽：静脉留置针内径自粗到细可分为16号、18号、20号、22号、24号5个型号。16号、18号可供成人大量快速输血、输液，24号适用于新生儿、小儿和微小静脉穿刺，20号、22号适用于成人常规输液使用。

3. 输液架、输液器，遵医嘱备药液。

4. 封闭液准备

1）无菌生理盐水，每次用量为5～10 mL，停止输液后每隔6～8小时重复冲管1次。

2）肝素盐水溶液，每毫升生理盐水内含10～100 U肝素，每次用量为2～5 mL，抗凝作用可持续12小时以上。

（三）操作步骤

1. 常规消毒穿刺部位。

2. 穿刺前检查留置针，调整穿刺角度，进行穿刺。

3. 留置针进入血管的同时，观察回血情况，见回血后缩小穿刺针与皮肤的角度，推进留置针入血管5 mm后，将留置套管继续推进，并将钢针回撤。

4. 用宽胶布固定留置针套管。将钢针留置套管内，防止血液溢出，用中指按压血管内留置套管的前端，阻断血流，同时用食指按压套管后座，将钢针从套管中拔出。当钢针从套管中拔出时，具有的安全装置会自动启动锁住针尖（可避免刺伤皮肤），然后将钢针立即弃入锐器回收器内。

5. 连接输液器，按常规用无菌纱布覆盖穿刺部位。

（四）注意事项

1. 使用静脉留置针时应严格无菌技术操作。

2. 固定要牢固，避免过松与过紧。

3. 注意保护有留置针的肢体。在不进行输液时，也尽量避免肢体下垂姿势，以免由于重力作用造成回血堵塞导管（对能下地活动的患者，避免在下肢留置）。

4. 每次输液前、后，均应检查穿刺部位及静脉走行有无红、肿，并询问患者有无疼痛、不适。如有异常情况，可及时拔除导管进行局部处理。对仍需输液者应更换肢体，另行穿刺。

（五）健康教育

1. 操作前告知患者及家属留置针使用的必要性、优点。每天输液之前要用3～5mL生理盐水冲管（先抽回血，见回血后冲管）；输液时，告知患者不要压迫置管侧肢体，保持输液畅通。

2. 补液结束后，告知患者冲、封管的目的，防止留置针堵塞。留置针有少量回血现象属于正常现象，勿自行挤压。

3. 保持敷贴干燥。留置侧上肢可适当活动，但不提重物，如有敷贴卷边要及时告知护理人员及时处理。一般留置针可以留置3～4天。

4. 在留置针留置期间，患者可以洗澡，但需要将留置针穿刺侧肢体用保鲜膜包裹好，将手臂抬高，洗澡时不要浸湿留置针处。

（六）应用与维护

1. 输液过程中注意保护输液侧的肢体，尽量避免肢体下垂，以免造成回血堵塞导管。如推注有阻力，应拔出，重新穿刺，切忌用力推注，以免将导管内的微粒、血凝块推进血管内引起栓塞。

2. 严密观察留置针有无脱出、漏液、断裂，局部有无红、肿、热、痛等静脉炎表现，及时处理导管相关并发症。

3. 每天输液前，抽回血，见回血，用生理盐水3～5 mL脉冲式冲管，再接输液器。

4. 输液完毕，冲、封管以下2种方法均可。

1）生理盐水+稀释肝素盐水：将针尖斜面留在肝素帽内，采用生理盐水3～5 mL脉冲式冲管，稀释肝素盐水3～5 mL脉冲式冲管，余0.5～1.0 mL正压封管（推液的同时拔针）。

2）BD－福徕喜（预充式导管冲洗器）5 mL生理盐水脉冲式冲管，余0.5～1.0 mL正压封管（边推注边拔针）。

5. 每次输液前、后检查穿刺部位，询问患者有无不适，发现异常及时处理。

6. 保持穿刺部位清洁、干燥，如有潮湿、渗血和卷边随时更换。

7. 做好患者的健康宣教，留置期间穿刺侧手臂可适度活动，避免剧烈运动、用力过度，以防回血堵管；睡眠时，注意不要压迫穿刺的血管，更衣时，注意不要将导管勾出或拔出；洗澡时，留置针可用保鲜膜包裹保护，穿刺部位如有水渗入，及时告诉护士更换敷贴或重新穿刺。

8. 留置时间：72～96 小时。

（七）拔除

预防静脉炎的方法之一是定期更换血管内导管。浅表静脉留置针的研究显示，导管置入时间 >72 小时，血栓性静脉炎和导管细菌定植的发生率会增加。

1. 拔除指征

1）当患者主诉有与短导管相关的不适或疼痛时，在调整无效的情况下，应拔除导管。

2）留置针成人在 72～96 小时更换 1 次。

3）在紧急情况下放置的血管通路装置应在 48 小时内尽快替换。

4）美国静脉输液护理学会（INS）强调：护士不应该常规更换患儿的外周静脉短导管，即儿童留置针可以留到治疗结束，除非有并发症（如静脉炎、外渗）。

5）如果怀疑存在导管相关性血液感染，应在拔除导管之后考虑对导管进行培养。

6）如果发疱剂药物已经渗出，在导管拔除之前，应明确治疗措施，同时护士应该从导管中抽出残留的药物。

2. 拔除方法

1）先轻轻除去敷贴。

2）将棉签轻放于穿刺点，拔除留置针。

3）向心方向按压穿刺点 1～2 cm，按压 2～5 分钟。凝血功能差者需要延长按压时间，穿刺部位使用无菌敷料覆盖并保留 24 小时。

第七节 输液泵输液

输液泵是机械推动液体进入循环的一种电子机械装置，它通过作用于输液导管达到准确控制输液滴数和输液流速的目的，保证药物速度均匀、药量准确进入人体发挥作用，输入速度不受液体高度和患者体位影响。同时，输液泵内还有报警安全装置，保证患者安全。临床使用中，输液泵能提高给药操作的效率和灵活性，大大减少医护人员的劳动强度和护理工作量，是 ICU 病床单元最基本的仪器设备。

一、结构与原理

输液泵的驱动原理有蠕动、旋转挤压、双活塞挤压等多种方式，根据各厂家生产品牌的不同而异。通常的输液速度在 1～999 mL/h。多数输液泵需使用与其相配的专用管道，以保证其流量的精确和均匀。此外，输液泵还具有报警系统，提供安全保证，包括断电、泵门未关、走空、管路阻塞和管路中出现气泡等方面的报警功能。

二、操作步骤

在输液泵这一装置中，液体可装在玻璃瓶、塑料瓶或塑料输液袋的任何容器中。使用时，首先将输液管道与装置的相应部位妥善固定，小壶连接滴数传感器，输液管的另一端与患者的静脉通路相连。打开管路中的所有开关。按数字键设定输液速度，并按 Enter 键输入；设定要求输液的总量，按 Enter 键输入，按 Start 或 Run 键开始输液。

三、设置及计算方法

临床无论在抢救休克时实施快速补充血容量，或救治心力衰竭时严格控制输液量，均可应用输液泵。

例如要求在 20 分钟内给予 20% 甘露醇 250 mL。开机并固定好导管后，设定所要求的输液速度，即 250 mL/20 min，也就是 750 mL/h，故设置 750 mL/h；再设定输液的总量，本例为 250 mL。当 20 分钟走完 250 mL 液体时，输液泵会自动停机，并报警。

四、输液泵的常见报警原因及处理

（一）蠕动控制式输液泵

1. Drop alarm（滴数报警）

常见于输液泵传感器位置错误、液面过高、滴液室过度倾斜、摆动或输液瓶已空。处理措施：①更换液体；②检查传感器并重新安装；③调整滴液室的位置。

2. Pressure alarm（压力报警）

常见于患者输液管路、静脉通路阻塞或输液管路松脱。处理措施：检查输液管路和静脉通路，妥善固定避免打折，保持通畅。

3. Air alarm（空气报警）

常见于输液管路安装错误或输液管路中有空气（气泡），尤其是安装在输液泵内的输液管路。处理措施：重新排气并正确安装输液管路。

4. Battery alarm（蓄电池报警）

常见于蓄电池电量不足或耗尽。处理措施：检查或连接主电源。

5. Pump door open alarm（泵门打开报警）

常见于泵门打开或松动。处理措施：关好泵门。

（二）微量泵

1. Occlusion（阻塞报警）

常见于输液管路有压折或静脉通路阻塞。处理措施：检查输液管路，妥善固定避免打折，保持静脉通路通畅。

2. Near empty（预空报警）

常见于药液即将推注完毕预报警。处理措施：药物需续用时，及时配药并更换药液；无须使用时可结束输注。

3. Empty（推注结束报警）

常见于药物已推注完毕。处理措施：停止推注并关机。

4. Battery alarm（蓄电池报警）

常见于蓄电池电量不足或耗尽。处理措施：检查或连接主电源，更换蓄电池。

五、输液泵临床应用时的注意事项

（一）正确使用输液泵

1. 了解各种输液泵的系统构造和工作原理。
2. 尽量使用配套的输液泵管，并掌握其正确安装。
3. 掌握输液泵上各种功能键的使用方法并合理使用。
4. 掌握各种常见报警的处理方法。

（二）加强人工管理

1. 严密监测输液速度与实际进液量是否相符，防止因过度依赖输液泵而导致的患者安全隐患。
2. 及时处理报警故障，杜绝空气栓塞的发生。
3. 加强输液穿刺部位的观察，尤其是在快速大量补液和使用血管刺激性强的药物时，要特别关注意识不清或无法表达的患者，防止输液渗漏等严重事件的发生。

（三）注重日常保养维护

1. 定期对输液泵进行功能测试与检查，保持功能状态，出现故障时及时送检维修。
2. 避免输注的液体、药物渗入泵内，保持输液泵清洁、干燥。
3. 输液泵的存放和使用位置应避免阳光、强光直射，勿用湿手接触电源插头。
4. 充电时，先将电源开关关闭，然后才能充电。若在首次使用或长时间放置后重新使用时，先将电池充满电后再开始使用。

六、输液泵输液法操作并发症

（一）导管堵塞

1. 临床表现

输液泵的各种报警未及时处理而致泵停止工作时间较长，血液回流堵塞导管。此时液体不滴或输注不畅，导管内可见凝固的血块。

2. 预防及处理

1）熟练掌握各种报警指示标识、报警原因及处理方法。

2）输液过程中加强巡视，及时处理各种报警状态。

3）告知患者及家属输液泵出现报警时应及时使用呼叫器通知医护人员。

4）查找输液导管、输液泵、患者三方面原因，排除故障。

5）导管或针头阻塞时，重新选择静脉进行穿刺。

（二）药液滴入失控

1. 临床表现

药液滴入快于或慢于病情、药液所要求的速度。

2. 预防及处理

1）使用输液泵时先检查仪器的各功能状态，确保各功能良好后方可使用。

2）告知患者不要随意触摸输液泵面板，以防改变输液速度。

3）设置各参数后及时将面板锁定。

4）输液过程中随时查看输液泵的工作状态，发现问题及时处理。

5）检查输液泵或注射泵的功能是否完好，必要时及时更换输液泵。

6）按要求重设输液速度。

7）向患者及家属讲解控制输液速度的重要性，嘱其不宜擅自调节控制面板。

（三）漏液

1. 临床表现

患者穿刺部位、管路连接处有液体漏出。

2. 预防及处理

1）适当调节输液泵的注入压力，防止压力过高而致管道连接处漏液或管道破裂。

2）因输液泵无漏液报警提示，较长时间使用输液泵输液加之患者翻身或其他活动易使管道连接处脱落，故应经常检查管路。

3）输液前应仔细检查各管路及连接部位是否连接紧密。

4）发生漏液后应先查找原因。

5）更换输液管路。

第八节　经外周中心静脉导管置入技术

经外周中心静脉导管（PICC）置入术是经外周静脉（贵要静脉、肘正中静脉、头静脉）穿刺置管，并使导管末端置于上腔静脉中下 1/3 的技术或方法。用于为患者提供中期至长期的静脉输液治疗（7 天至 1 年）。

一、PICC 适应证和禁忌证

（一）适应证

1. 长期静脉输液患者（ >7 天）。

2. 输注刺激性药物，如胃肠外营养、抗生素、化疗等。

3. 外周静脉通路建立困难。

4. 早产儿、低体重新生儿。

5. 慢性疾病患者。

6. 家庭、社区长期需要输液治疗的患者。

（二）慎用或禁用范围

1. 穿刺部位皮肤有感染或损伤。

2. 预置管部位静脉硬化，有静脉血栓形成史、血管外科手术史。

3. 上腔静脉压迫综合征。

4. 严重出血性疾病。

5. 乳腺癌根治术和腋下淋巴结清扫侧手臂。

6. 瘫痪侧肢体。

二、静脉选择

（一）贵要静脉

PICC 置管的首选静脉，90% 的 PICC 放置于此。该静脉直、粗，静脉瓣较少。当手臂与躯干垂直时，为最直接的途径，经腋静脉、锁骨下静脉、无名静脉，达上腔静脉。

（二）肘正中静脉

PICC 置管的次选静脉。粗直，但个体差异较大，静脉瓣较多，血管分支多，易汇入小血管及腋下小血管。最理想的汇合：肘正中静脉汇入贵要静脉，形成最直接的途径，经腋静脉、锁骨下静脉、无名静脉，达上腔静脉。

（三）头静脉

PICC 的第三选择静脉。前粗后细，且高低起伏，在锁骨下方汇入锁骨下静脉。

（四）肱静脉

肱静脉有 2 条，分为内侧支和外侧支，沿肱动脉的内、外侧上行，在肩胛下肌下缘与外侧支汇合并移行为腋静脉。在肱二头肌内侧缘中点，贵要静脉汇入到内侧支。该静脉位置较深，固定，粗、直，肉眼看不见，在血管彩超引导下可见，为血管彩超引导下穿刺置管常用的血管。

（五）其他静脉

新生儿和儿童患者，可选择颞静脉、头部的耳后静脉、下肢大隐静脉。

三、PICC 置管操作规程

（一）经外周中心静脉导管置入术（以三向瓣膜式导管为例）

1. 双人核对医嘱以及患者知情同意书。

2. 向患者简单介绍 PICC 导管操作程序及配合要领。

3. 评估并选择静脉

常在肘部以贵要静脉、肘正中静脉和头静脉为序选择静脉，首选右侧。

4. 用物

1）治疗盘内备：PICC 穿刺包，包内含 PICC 硅胶导管、可撕裂的导入鞘（内含亲水性导丝，1.9 F 不含）、T 形延长管（1.9 F 不含延长管）、孔巾及治疗巾、5% 碘伏、75% 乙醇、皮肤保护剂、无菌透明敷贴、无菌胶带、测量尺 2 把、止血带、10 mL 注射器2副、2 cm×2 cm纱布4块、4 cm×4 cm纱布6块、镊子1把、剪刀1把。

2）另备肝素帽或无针输液接头、无菌（无粉）手套2副、无菌生理盐水、无菌肝素盐水、10 cm×12 cm无菌透明敷贴、弹力绷带，输液泵（必要时）、输液架，利多卡因。

（3）治疗车下层准备以下物品：污物桶3个，一个放置损伤性废弃物（用过的注射器针头、导丝等），一个放置感染性废弃物（用过的注射器、棉签等），一个放置生活垃圾（用过的注射器、棉签等外包装）。

4）超声附件—导引器，SR5超声机及附件。

5. 环境准备

整洁、安静、光线充足或有足够的照明，符合无菌操作要求，按需要遮挡，冬天备好暖炉。

6. 操作步骤

1）带患者至处置室并嘱其取仰卧位，穿刺侧手臂外展90°。

2）将用物携至床旁，在预穿刺点上方10 cm处扎止血带，涂抹超声耦合剂，用Site－Rite超声系统查看双侧上臂，选择最适于置管的血管。

（1）正确使用探头：将超声探头垂直于血管放置（拇指和食指握紧探头，小鱼际肌和探头均平放轻贴于模拟血管，使探头与模拟血管垂直）。

（2）握探头力度：以血管成圆形为合适，如果变为椭圆形提示用力过大。使静脉血管的前后壁都清晰显像，避免选择硬化和有血栓的静脉。

（3）如果可能的话，尽量选择患者非利手一侧进行穿刺。

（4）避免在有可能发生侧支循环的肢体穿刺（如可能会发生淋巴水肿和静脉堵塞的肢体）。

（5）选择肘部以上穿刺，避免日后肘部活动影响导管使用。

（6）选择静脉及穿刺点：根据患者的静脉情况，首选贵要静脉，其次为肱静脉，最后为头静脉。穿刺点的选择：上臂肘上。

（7）选择好穿刺点后松开止血带。

3）测量导管长度：上腔静脉测量法，即患者平卧，穿刺侧手臂外展90°，从穿刺点沿静脉走向到右胸锁关节反折再向下至第3肋间隙。

4）测量上臂臂围：距肘横线上10 cm处测量，两手臂同时测量并做好记录。

5）建立无菌区：免洗消毒液洗手，夹层处取出第一副无菌手套；打开PICC包最后一层，完全打开置管包；取出消毒盘，并将无菌隔离衣、第二副手套置于置管包内边缘。

6）消毒穿刺部位：助手协助抬高患者置管侧手臂，以穿刺点为中心环形消毒，先用75%乙醇消毒3遍（第一遍顺时针，第二遍逆时针，第三遍顺时针），整臂消毒；75%乙醇待干后，再用碘伏消毒3遍（消毒方法及范围同乙醇），待干，铺治疗巾于患者臂下，放无菌止血带。

7）脱手套，洗消手。穿无菌手术衣，更换第二副无菌手套，助手协助冲洗无菌手套后用干纱布擦干。

8）铺大治疗巾及孔巾，保证无菌区足够大。

9）助手按无菌原则投递 PICC 套件、赛丁格穿刺套件、注射器 2 支、正压接头等到无菌区内。10 mL 注射器抽吸满生理盐水，1 mL 注射器抽吸 2% 利多卡因。

10）按无菌原则打开 PICC 套件预冲 PICC 导管，注意观察导管的完整性，适度揉搓瓣膜口。再预冲连接器、减压套筒、MC100 接头。最后润洗导管外部，令导管浸泡于生理盐水当中，将赛丁格套件按照穿刺顺序摆放整齐。去掉导引导丝前端的浅蓝色外套帽，拉出部分导引导丝，使其外露长度比穿刺针长 2 cm（约等于导丝前端柔软部分）。

11）再次核对患者。

12）助手给患者扎止血带，嘱患者握拳。

13）超声准备及静脉穿刺。

（1）将超声探头放在支架上，涂抹一层无菌耦合剂。

（2）为超声探头套上无菌罩（注意：市售探头无菌罩含有乳胶，天然乳胶有可能引起患者过敏反应）。

（3）使用插管套装里的无菌耦合剂涂抹在超声探头上。

（4）确保套袖已经卷起，将套袖套在探头上，注意不要把耦合剂抹去。

（5）将探头和电缆套入套袖，将耦合剂与套袖充分贴合，不要有气泡，使用松紧带固定套袖。

（6）隔着套袖在探头上再涂抹一层耦合剂。

（7）将导针架安装到探头上（徒手穿刺则不需要）。

（8）根据血管中心深度选择导针架为最佳（注：若血管中心不在标准刻度上，则宁浅勿深，安装好导针架后可将探头前后稍倾斜而调节进针深浅度），将导针架大头推至导针架上，使其咬合在导针架的沟槽上，将针尖斜面垂直于探头，放入导针架，将针稍退回，使其不要超过导针架。

（9）将探头放在手臂上，使导针架贴紧皮肤。

（10）将探头垂直于目标血管，并使其显像于超声仪屏幕上，将血管移至屏幕中心的圆点标记上。

14）穿刺针行血管穿刺

（1）穿刺针斜面朝上，将探头垂直于模拟血管，将血管移至屏幕中心标记线上；眼睛看着超声屏幕，一边用手缓慢穿刺，当针触到目标血管时，可以在屏幕上看到针尖挤压血管上壁，一旦针尖刺破血管，血管壁会恢复到原来的状态。

（2）观察回血，良好的回血为均匀往外一滴滴冒（注意：观察回血的性质非常重要，这有助于判断是否准确刺入静脉而非动脉，比如血液的颜色和是否有搏动式血流，这些特征即便是在低血压的患者身上也非常容易判断）。

15）递送导丝

（1）固定好导丝前端避免晃动（注：将导丝头段轻触左手手背），将预外露部分导丝递送进穿刺针，并固定。

（2）固定好穿刺针，将探头往后倾倒，使穿刺针与导针架分离。

（3）将穿刺针连同导丝放平，松止血带。

（4）取下导丝圆盘保护套均匀递送导丝，直至体外保留10~15 cm，将穿刺针缓慢撤出，只留下导丝在血管中。

16）穿刺点处局部麻醉，以2%利多卡因0.1~0.2 mL皮内注射。

17）扩皮刀沿导丝上方做皮肤切开以扩大穿刺部位，注意不能切割到导丝。

18）放置微插管鞘

（1）将导丝末端放于左手食指指腹，沿导丝送入插管鞘。

（2）将微插管鞘沿着血管走行方向边旋转插管鞘边用力持续向前推进，使插管鞘完全进入血管内。

19）撤出导丝

（1）方法一：将导丝回纳到导丝圆盘内，观察回血（若未见回血，可接注射器回抽），再拧开插管鞘上的锁扣，分离扩张器、插管鞘。

（2）方法二：拧开插管鞘上的锁扣，分离扩张器、插管鞘，同时将扩张器和导丝一起拔出，检查导丝的完整性。

20）置入导管

（1）左手按压插管鞘末端处上方的静脉止血，拇指置于插管鞘开口处。

（2）将导管自插管鞘内缓慢、短距离、匀速置入导管进入约10cm时，嘱患者将头转向静脉穿刺侧，并低头使下颌贴近肩部，以防止导管误入颈静脉。

21）撤出插管鞘：沿插管鞘继续置入PICC导管至插管长度后，从血管内撤出插管鞘，远离穿刺口后撕裂插管鞘，并校对插管长度。

22）使用Site－Rite超声系统查看置管侧颈内静脉以排除导管颈内静脉异位。

23）撤出支撑导丝

（1）将导管与支撑导丝的金属柄分离。

（2）轻压穿刺点以保持导管的位置。

（3）缓慢平直撤出支撑导丝。

（4）再从导管上撤出插管鞘。

24）修剪导管长度

（1）清洁导管上血渍。

（2）至少保留体外导管5 cm，用无菌直剪与导管保持直角（90°）剪断导管，注意不要剪出斜面或毛碴，导管的最后1 cm一定要剪掉，否则导管与连接器固定不牢。

25）安装连接器

（1）将减压套筒安装到导管上。

（2）再将导管连接到连接器翼形部分的金属柄上，注意一定要推进到底，导管不能起褶。

（3）最后沿直线将翼形部分的倒钩和减压套筒上的沟槽对齐，锁定两部分。

26）安装正压接头：注射器连接正压接头时，需将注射器乳头插入正压接头并顺时针旋转45°或者直到摩擦力将二者连接紧密接上20 mL生理盐水。

27）抽回血及冲封管：抽回血，在透明延长管处见到回血即可。20 mL无菌生理盐水脉冲方式冲管，正压封管注意：正压封管后，在断开正压接头和注射器连接时，先握住正压接头，然后逆时针旋转注射器，直到松动。

28）撤孔巾，清理干净穿刺点及周围皮肤的血渍。

29）思乐扣固定法

（1）用乙醇清洁穿刺点以外的周围皮肤，待干。

（2）涂抹皮肤保护剂，待干 15 秒。

（3）按思乐扣上箭头所示方向（箭头应指向穿刺点）摆放思乐扣。

（4）将导管安装在思乐扣的立柱上，锁定纽扣。

（5）依次撕除思乐扣的背胶纸，将思乐扣贴在皮肤上。

（6）穿刺点上方放置小方纱，10 cm × 12 cm 透明敷料无张力粘贴，透明敷料应完全覆盖住思乐扣胶带蝶形交叉固定贴膜下缘，再以胶带横向固定，胶带横向固定延长管。

30）绷带加压包扎穿刺部位，范围超过透明敷贴，时间为 <24 小时。

31）脱手套、手术衣。

32）消毒手。

33）再次核对，签名。

34）询问患者感受，交代注意事项。

35）嘱患者 X 线拍片确定导管尖端位置。

36）妥善安置患者，整理床单位。

37）正确处理用物。

38）洗手，记录（导管名称、编号、导管型号、置入长度，所穿刺静脉名称、X 线检查结果、臂围、穿刺者姓名、穿刺日期）。

（二）超声引导下结合塞丁格技术行 PICC 置管术（以三向瓣膜式导管为例）

1. 向患者简单介绍 PICC 导管操作程序及配合要领。

2. 双人核对医嘱患者知情同意书。

3. 准备用物：PICC 穿刺包、消毒物品、三向瓣膜式导管、超声附件——导引器、一次性治疗巾、无菌手套、无菌生理盐水、20 mL 注射器 3 支，1 mL 注射器、2% 利多卡因（根据需要）、皮尺、止血带、弹性绷带（根据需要）、SR5 超声机及附件。

4. 摆放体位，评估血管，协助患者采取平仰卧位，手臂外展与躯干成 90°，扎止血带，超声下评估双侧上臂血管。穿刺静脉，首选贵要静脉，次选肘正中静脉，第三选择头静脉。确定穿刺点并做好标记。

5. 测量导管置入长度：测量自穿刺点至右胸锁关节，然后向下至第 3 肋间（注意：体外测量永远不可能与体内的静脉解剖完全一致）。在肘窝上 10 cm 处测双臂臂围并记录。

6. 皮肤消毒：整臂消毒，消毒方式：螺旋式消毒、顺时针和逆时针方向交替进行，消毒剂顺序：先 3 遍 75% 乙醇，再 3 遍碘伏。

7. 建立无菌区：患者臂下垫无菌治疗巾。

8. 穿无菌手术衣，戴无菌手套，用生理盐水冲洗干净手套上的滑石粉，铺垫无菌治疗巾，扩大无菌区，将导管、注射器等无菌物品置入无菌区，在注射器中抽足量生理盐水预冲导管。

9. 助手协助套无菌探头罩。

10. 穿刺：安装导针架，准备穿刺。助手扎止血带使静脉充盈，探头与皮肤垂直，右手握住探头并固定，操作者监测超声屏幕并实施穿刺。

11. 递送导丝：松止血带，从穿刺针上移去探头，送入导丝 10 ~ 15 cm。

12. 递送导管：在穿刺点处局麻，沿导丝向穿刺点外上方做一个小切口，扩大穿刺点，使扩张器及导入鞘沿导丝缓慢进入血管，并在下方垫无菌纱布。

13. 按压穿刺点及导入鞘前方，将导丝及扩张器一同撤出。

14. 固定导入鞘，将导管沿导入鞘置入，速度宜缓慢，以免损伤静脉瓣，当导管送入约 15 cm 时，助手协助患者头转向穿刺侧并使下颌贴近肩部，以防止导管误入颈内静脉。

15. 拔出导入鞘：送管至预定长度后，撤出导入鞘并远离穿刺点撕裂导入鞘。

16. 助手用超声检查颈内静脉，初步判断导管是否异位。

17. 撤出支撑导丝：将导管与导丝的金属柄分离，平行匀速撤出导丝。

18. 修正导管长度：清洁导管上血渍，保留体外导管 5 cm，与导管保持垂直，剪断导管。将减压套筒安装到导管上，将导管连接到连接器翼形部分的金属柄上，注意一定要推进到底，导管不能起褶，沿直线将翼形部分的倒钩和减压套筒上的沟槽对齐，锁定两部分。注意：导管的最后 1 cm 一定要剪掉，否则导管与连接器固定不牢。

19. 抽回血、确定导管位置：抽回血时在透明延长管处见到回血即可（多腔导管则每个腔都要抽回血），20 mL 生理盐水脉冲方式冲导管（多腔导管则每个腔都要冲管）。

20. 安装输液接头，正压封管。

21. 导管固定：将导管出皮肤处逆血管方向盘一流畅的“U”弯，在穿刺点处垫以纱布，其上用透明贴膜固定，如使用思乐扣，要完全覆盖思乐扣。然后用脱敏胶布以蝶形交叉固定连接器和正压接头。在指示胶带上注明穿刺日期、时间及操作者，并贴于透明贴膜下缘。

22. 确定导管末端位置：拍 X 线胸片确定导管末端位置。

23. 记录：操作结束后应将相关信息记录在护理病历中，内容包括穿刺日期、穿刺时间、操作者、所选静脉及穿刺部位、导管规格和型号、置入长度、操作过程、X 线检查结果等。同时填写患者维护记录，并保留导管条形码粘贴于知情同意书上。

四、术后护理

1. 密切观察穿刺点是否有渗血、感染及疼痛，肢体是否有肿胀等并发症，如果发现应随时更换敷料。

2. 耐心听取患者主诉，询问有无胸痛、胸闷、肢体麻木及发热等症状。

3. 健康教育：保持穿刺部位清洁、干燥，贴膜有卷曲、松动，贴膜下有汗液等及时通知护士。告知患者植入侧上肢勿做剧烈外展运动。嘱患者注意勿使穿刺侧过度弯曲。穿衣服时，应先穿置管侧上肢衣服，脱衣服时，先脱没有置管侧上肢衣服。锻炼身体时，置管侧上肢切勿剧烈运动，勿过度弯曲、伸展，以免导管滑脱。辅助检查如 CT 注射显影剂时切勿从 PICC 管注入。防止因高压静脉注射导致 PICC 导管断裂。

五、PICC 导管的日常维护

（一）冲管

1. 冲管频率

1）每次静脉输液、给药、输血或血制品、输注全胃肠外营养等高黏滞性药物后必须立即冲管。

2）治疗间歇期每 7 天冲管 1 次。

2. 冲管方法

消毒正压接头，使用大于 10 mL 的注射器，以脉冲方式注入生理盐水，最后正压封管。正压封管即将注射器针头留在正压接头内，推注封管液剩 0.5 ~ 1.0 mL 时，边推进生理盐水边撤出注射器，以防止在撤出注射器的瞬间使导管内形成负压，而有少量的血液反流进入导管末端。

（二）更换正压接头

洗手，使用无菌技术打开正压接头的包装，预冲正压接头。取下原有的正压接头，消毒导管接头的横断面及外壁，连接新的正压接头，用 10mL 生理盐水冲洗导管，用脱敏胶布以蝶形交叉固定好连接器和正压接头。更换频率常规 7 天 1 次。正压接头如遇有裂纹、残留血液等特殊情况需立即更换。

（三）更换敷料

1. 拆除敷料时注意从下向上，防止将导管带出体外，避免牵动导管。

2. 检查导管穿刺点有无发红、肿胀，有无渗出物。

3. 洗手，打开无菌包，戴无菌手套。

4. 消毒：先用乙醇棉球避开穿刺点消毒 3 遍，从中心向外螺旋清洁，范围至少达到 20 cm 直径，清洁后待干 2 分钟。再用碘伏棉球以穿刺点为中心消毒 3 遍，待干 2 分钟。

5. 贴敷料：消毒剂待干后，贴上敷料。先将敷料以导管形状塑形，敷料以穿刺点为中心覆盖全部体外导管，下缘固定到连接器的翼形部分的一半，注意请勿使用胶布直接固定导管，以免损伤导管。

6. 固定：用脱敏胶布以蝶形交叉方式固定连接器和正压接头。

7. 更换时间：穿刺置管后 24 小时更换第 1 次敷料，以后每 7 天更换 1 次，或者在敷料松动或潮湿时立即更换。

8. PICC 穿刺时建议使用无菌透明贴膜固定：使导管入口与外界环境隔离，便于观察导管及穿刺点。所有透明贴膜上应该清楚地记录更换敷料的时间及更换者姓名。

六、并发症观察与护理

（一）穿刺时并发症的处理

1. 送管困难

1）原因：患者体位不当、导管异位、静脉痉挛、导管型号、静脉瘢痕、静脉硬化、静脉瓣膜、静脉分叉。

2）处理：选择粗、直、静脉瓣少的血管穿刺，尽量不选择头静脉；送管速度不宜过快，可停止送管等待片刻，使患者尽量放松，调整位置，嘱患者做握拳松拳动作，调整导丝或撤出导丝；腋窝处扎止血带后再送管，或者一边推注生理盐水一边送管，均可打开静脉瓣利于导管通过。

2. 导管异位

导管尖端异常位置，入旁路静脉。

1）原因：异常静脉解剖结构，既往手术史或外伤史；患者体位不当；测量误差；在头静脉穿刺。

2）处理：尽量避免在头静脉穿刺；如果导管异位入静脉，可用 5～10mL 生理盐水快速冲管，改变体位，通过自然重力下降；X 线确认，重新定位。

3. 渗血、血肿。

1）原因：导入针型号过大、留置导管过细、穿刺不当或创伤性穿刺、选择血管不当、有出血倾向者、抗凝治疗的患者、穿刺部位活动过度。

2）处理：加压止血、避免过度活动、停服抗凝剂，必要时给予止血剂。

4. 心律失常

1）原因：与导管尖端位置过深，刺激上腔静脉丛有关；或患者体位改变以及测量静脉长度不准。

2）处理：准确测量静脉的长度，避免导管插入过深，退出导管少许。

（二）导管留置时并发症的处理

1. 机械性静脉炎

1）症状：置管侧手臂沿血管走向出现红、肿现象。

2）处理：抬高患肢，避免剧烈运动，热湿敷每次 20 分钟（4 次/日），或使用理疗仪治疗。如上述治疗不能控制症状，应做 B 超排查血栓的可能。

2. 穿刺点感染

1）症状：局部分泌物、红、肿、痛，无全身症状。

2）处理：严格无菌技术，遵医嘱抗生素治疗。加强换药，细菌培养。

3. 导管阻塞

1）症状：给药时感觉有阻力、输注困难、无法冲管、无法抽到回血、输液速度减慢或停止。

2）处理

（1）操作者熟练掌握置管技术，熟悉置管长度。颈内静脉穿刺置管的长度在 15～17 cm；锁骨下静脉置管长度一般为 5～10 cm，PICC 置管前准确测量置管的长度。

（2）PICC 置管后应行胸部 X 线检查，以确认导管有无打折、盘绕，导管尖端是否到达上腔静脉。

（3）输注血制品或脂肪乳等黏滞性药物后，必须立即进行脉冲式冲管，再继续使用其他药物。严禁输注有配伍禁忌的药物。为长期保持导管通畅，在输注刺激性或黏附性强的药物前后应用生理盐水冲管。在输注酸碱药物之间用生理盐水冲管，先输乳剂后再输非乳剂。脂肪乳剂与氨基酸、葡萄糖必须分开输注。

（4）采用正确的冲、封管技术。应给以充分、正确的导管冲洗。同时应选择正确的冲管液冲洗导管，如PICC为末端开口式导管，应使用10～20 mL生理盐水脉冲式冲洗导管后，再用肝素盐水正压封管；若为三向瓣式导管则使用10～20 mL生理盐水脉冲式正压封管即可。

（5）留置中心静脉导管期间，尽量减少可能导致胸腔内压力增加的活动，如患者咳嗽剧烈，可使用祛痰、镇咳药物，必要时使用抗生素。加强患者的健康教育，反复告知患者留置PICC导管侧肢体要减少活动，勿做持重的锻炼或家务，不要在置管侧手臂上方测血压、扎血带等，及时评估患者的依从性。

（6）尽量不要经深静脉导管抽血，如确实需要，抽血后需用生理盐水冲洗导管，并以肝素盐水封管。

（7）发现导管阻塞时，首先检查导管是否存在导管打折等机械性阻塞的情况；确认导管尖端位置正确。再判断导管是非血凝性阻塞还是血凝性阻塞，采取相应的措施。

非凝性导管阻塞：由药物引起，解除导管阻塞药物的选择应根据导管阻塞的物质所决定，如为脂肪乳剂引起，选择75%乙醇有显著效果；如为药物沉积应根据药物的pH值选择弱盐酸或碳酸氢钠。处理无效时应拔管。

血凝性导管阻塞：对于末端开口的导管阻塞可以接注射器持续用力回抽，将血凝块抽出，切不可加压推注，以免血凝块进入血液循环形成血栓。如无效，则使用尿激酶或其他溶栓药物溶栓治疗，亦应使用负压注射技术，所用尿激酶的浓度为5 000～10 000 U/mL。导管通畅后，使用20 mL以上生理盐水以脉冲式方式冲洗导管并正压封管。如处理无效，导管仍不通畅，则应拔管，更管、更换部位重新穿刺置管。

3）注意：为避免栓子流入血液循环，在通管不成功的情况下建议拔管。

4. 血栓形成、血栓栓塞

1）症状：注意观察整条手臂、腋部、肩膀、颈部、胸部、后背、耳周、颌面部有无疼痛、肿胀、静脉扩张、颜色改变、皮肤温度改变、液体自穿刺点处回漏。

2）处理：治疗应以临床症状和患者的全身状况为依据，拔除导管，抗凝治疗，溶栓治疗。

5. 纤维蛋白鞘、纤维包裹膜形成

1）症状：输注液体时，液体回流，特别是输注液体过快时；回抽困难；阻碍输液。

2）处理：适当增加冲洗导管的频率和速度，首先使用稀释的肝素液冲管，必要时使用尿激酶溶解附于导管开口处的纤维素。

（三）常见异常问题的处理

1. 回抽困难

1）可能原因：①没有按操作规程冲洗导管，引起导管堵塞。②回抽时导管的开口吸附到血管壁上。③回抽时有血块、纤维鞘或其他东西堵住瓣膜。④导管打折。⑤导管末端异位。⑥有时导管通畅但无法抽回血，使回吸时负压致管壁塌陷。

2）解决方法：①检查导管的暴露部分有无打折、受压。②嘱患者活动一下，改变位置后再回抽。③脉冲冲管后再回抽。④用 20 mL 的注射器回抽，可以产生更大的负压。⑤若体外导管有破损，更换连接器。⑥做胸透或造影检查，确定导管的位置和状态。⑦如果有导管堵塞，使用尿激酶或其他药物疏通。

2. 导管破损

1）可能原因：①反复夹管。②接触了尖锐物品。③用小于 10 mL 注射器冲洗堵塞的导管。

2）解决方法：①必须夹闭导管时，使用边缘光滑、无损伤的导管夹。②更换连接器，修复导管。③永远使用大于 10 mL 的注射器冲管、给药。

3. 液体从穿刺点处渗漏

1）可能原因：①导管在置入前被刺破。②使用小于 10mL 的注射器。③导管被纤维蛋白鞘包裹，阻挡液体进入静脉，则液体流入阻力最低的方向，即沿着导管外壁回流到穿刺点处。④中心静脉处有血栓或肿瘤。

2）解决方法：①注入 10 mL 生理盐水并观察液体有无在皮下渗漏。②做造影检查。③若发现体内导管有渗漏，拔除导管。④如果体外导管有渗漏，更换连接器。⑤使用尿激酶溶解纤维蛋白鞘。

4. 导管置入后的自发移位（发生率 3% ~12%）

1）可能原因：①固定不佳。②解剖因素。③胸腔内压力增加。④血管穿透伤。

2）解决方法：①强化导管固定：胶布、免缝胶带、缝合固定。②尽量减少可能导致胸腔内压力增加的活动。③最初推送导管到达最佳位置。

5. 局部过敏反应

1）发生原因

（1）少数患者为过敏体质，对敷贴、导管、消毒液过敏。

（2）患者出汗多，汗液积聚在贴膜下，导致少部分患者局部皮肤过敏，尤其是夏季多见。

（3）患者置管后进食易导致过敏的食物，引起患者全身皮肤过敏，置管处的局部皮肤亦出现过敏。

2）临床表现：症状轻者，仅有皮肤发红、发痒；中度者，表现为皮肤发红、痛痒伴皮疹；严重者，表现为红肿、水疱、皮肤破损，最终导致拔管。

3）预防及处理

（1）置管前，先详细了解患者的过敏史。根据患者有无过敏史，选择相应的敷贴。

（2）置管后，告知患者所居环境应温、湿度适宜，宜在阴凉通风处休息、活动，夏天尽量避免户外活动，以免出汗过多。携带 PICC 导管患者洗澡时用保鲜膜包裹局部，以保护贴膜，防止局部受潮。洗澡时间不宜过长，穿刺侧肢体不宜冲洗，贴膜周围的皮肤可以用温水毛巾轻轻擦拭，若贴膜潮湿、污染，应及时至医院更换。指导患者穿宽松、柔软、棉质衣物，避免抓、挠，以防抓破皮肤。

（3）置管后，注意饮食护理。病情允许的情况下，鼓励患者多饮水，进清淡易消化饮食，忌辛辣、刺激性饮食，避免进食海鲜类食物，如对莴苣、山药、竹笋、杧果等蔬菜水果过敏者，应避免进食。

（4）如患者出现局部过敏反应，先揭开敷贴，生理盐水清洁皮肤，碘伏常规消毒，地塞米松注射液外涂于患处。轻度过敏，隔日换药1次，停止使用引起过敏的敷贴，可使用具有抗过敏成分的透明薄膜敷贴；中、重度过敏者，每日换药1次，使用多爱肤超薄敷料外贴。同时注意患者的心理护理，主动关心患者，给予心理疏导，分析过敏发生的原因及应对措施，鼓励患者适当参加一些有兴趣的活动，分散其注意力，减轻患者心理负担。

（5）如过敏严重的患者，可给予中药治疗。即每天以野菊花、金银花各15 g煎水分次口服，具有清热、消肿、散毒的作用，可促进过敏物质的排出。

七、拔除

PICC导管比中心静脉导管发生静脉炎的危险性低。PICC导管的平均置管时间每个医院的实际情况不一，报道留置时间不一，平均时间为54～123天，有的患者在没有并发症的情况下，保留至1年，也有保留至2年的报道。

每天对置管部位进行评估，如出现静脉炎、皮肤过敏、局部感染征象等应立即采取有效措施及时处理，将伤害降低到最小。

（一）拔管指征

1. 根据美国INS输液治疗护理实践标准，双向血培养阳性，确诊导管感染所致败血症，需迅速拔管。

2. 静脉炎经处理后症状（包括条索状、红肿、疼痛）无改善，并加重，可见脓性分泌物，或出现导管相关性感染体征时，需考虑拔管。

3. 怀疑导管感染，在无菌状态下将导管尖端剪下5～6 cm，放置在无菌培养杯内做细菌培养，并记录撤出导管长度。

4. 患者的治疗完毕，原则上不再保留导管，立即拔除。

5. 如果导管出现断裂、沙眼样漏液、血栓、导管堵塞，通过溶栓等处理，不能再通，也应该立即拔出。

6. 错位的导管不能调整至适宜位置，应拔除导管。

（二）拔管方法

1. 操作者戴手套。

2. 轻轻去除胶布及透明敷贴。

3. 用5 mL空针回抽1～2 mL血（避免导管尖端附着的纤维蛋白鞘脱落，形成血栓）。

4. 缓慢抽出导管（拔管时不能在穿刺点上用棉签加压），导管全部拔出后再用无菌棉签加压止血。

5. 碘伏消毒穿刺点。

6. 拔除导管应注意预防空气栓塞，可用食指、中指压穿刺点至出血停止。

7. 用无菌敷贴或无菌纱布覆盖并按压5～10分钟。

8. 导管拔出后，评估穿刺部位皮肤、血管、导管长度、导管状况，必要时采取护理措施，并记录于患者病历。

9. 拔管时如遇阻力，嘱患者放松、深呼吸，休息、湿热敷手臂，手臂变换位置。

10. 24 小时后去除无菌敷贴或无菌纱布。

八、出院健康指导

1. 告知患者每周须到医院维护导管 1 次（更换贴膜、冲管和输液接头）。

2. 请勿使用带导管手臂提拿重物、做大幅度动作，避免出现导管脱出、渗血、断裂等情况。

3. 洗澡时，请用保鲜膜包裹好带导管手臂，避免进水发生感染，如洗澡后发现有进水现象，请立即到医院更换贴膜，保证穿刺点无菌、干燥。

4. 穿刺点处如发现有红、肿、热、痛等全身发热、不适现象，请及时到医院就诊。

第九节　静脉输液港植入技术

静脉输液港植入技术是将一种静脉输液装置即植入式静脉输液港，简称输液港，植入皮下以长期留置，保证长期静脉输液的技术。该静脉输液装置是留在体内的完全管通道系统。主要由两部分组成：一部分为注射座，置于皮下；另一部分是三向瓣膜式硅胶导管中心静脉。该输液装置使用期限长，可使用 19 年（按穿刺隔膜能让 19 G 的无损伤穿刺针穿刺 1 000 次，蝶翼针连笔使用 7 天来计算）。可用于输注各种药物、补液、营养支持治疗、输血、血样采集等。

一、适应证和禁忌证

（一）适应证

1. 需长期或重复静脉输注药物的患者。

2. 外周血管穿刺困难的患者。

3. 缺乏外周静脉通道。

4. 可进行输血、采集血标本、输注胃肠外营养液、化疗药物等。

（二）禁忌证

1. 任何确诊或疑似感染、菌血症或败血症的患者。

2. 患者体质或体型不适宜植入式输液港。

3. 确定或怀疑对输液港的材料有过敏的患者。

4. 经皮穿刺导管植入法禁忌证：①严重的肺阻塞性疾病。②预穿刺部位曾经放射治疗。③预插管部位有血栓形成迹象或血管外科手术既往史。

二、静脉输液港植入技术穿刺操作规程

（一）评估

1. 评估患者病情、年龄、意识、同侧肢体活动能力、输液港周围皮肤情况及治疗目的、用药史、过敏史等。

2. 静脉用药的目的、药物的量、性质、作用及不良反应。

3. 患者对静脉输液港日常维护的认识、依从性及合作程度。

（二）用物

1. 治疗盘内备：治疗包1个，包内含镊子、无菌换药盘、无菌剪刀、孔巾、无菌透明敷贴、无菌棉球或棉块、无菌纱布。输液港专用无损伤针、充满无菌生理盐水的10 mL注射器、带有导管夹延长管、肝素帽、无菌（无粉）手套2副、肝素盐水、生理盐水、5%碘伏、75%乙醇。

2. 输液泵（必要时）、输液架。

3. 治疗车下层准备以下物品：污物桶3个，一个放置损伤性废弃物（用过的注射器针头），一个放置感染性废弃物（用过的注射器、棉签等），一个放置生活垃圾（用过的注射器、棉签等外包装）。

（三）环境准备

整洁、安静、光线充足或有足够的照明，按需要遮挡。

（四）操作步骤

1. 同密闭式输液法。

2. 协助患者取舒适卧位，暴露穿刺部位，评估穿刺部位皮肤情况，必要时使用表面麻醉剂。

3. 戴手套，应用无菌技术。

4. 将无损伤针接好延长管，用10 mL注射器中的无菌生理盐水排气，然后夹闭延长管。

5. 用75%乙醇棉球清洁、脱脂，以输液港为圆心，向外用螺旋方式擦拭，其半径为10～12 cm，待干后，再用5%碘伏棉球消毒3次待干。

6. 更换无菌手套，铺孔巾。

7. 用一手找到输液港注射座的位置，此手的拇指与食指、中指做成三角形，将输液港固定，确定此三指的中点。

8. 将输液港拱起，轻柔地从输液港中心处垂直刺入穿刺隔（不要过度绷紧皮肤），直达储液槽基座底部。

9. 依实际情况确定纱布垫的厚度，将剪裁好的无菌纱布垫在无损伤针尾下方，用无菌透明敷贴固定无损伤针，并注明时间。

10. 打开延长管夹子，抽回血，以确定针头位置无误。

11. 用生理盐水脉冲方式冲洗输液港，夹住延长管并分离注射器，连接输液器，放开夹子输液，调节流速。

12. 边接输液泵压力要小于25 psi * 。

13. 观察注射部位有无渗血、渗液等渗漏现象。

14. 输液完毕，拔除针头后，皮肤穿刺点按压止血，用无菌敷料覆盖。

15. 脱手套，洗手并记录，按医疗垃圾分类处理废弃物。

16. 向患者及家属解释日常护理要点并确认。

（五）注意事项

1. 严格执行查对制度和无菌技术操作规范。

2. 必须选择输液港专用的无损伤针头穿刺。

3. 输注两种有配伍禁忌的药物之间或输液结束后进行冲管，可将输入的药物从导管腔内清除，防止药物间发生配伍禁忌或药物残留。每次输液结束后必须先进行冲管，然后封管。治疗间歇期进行输液港的维护，可防止血液回流，减少血管通路堵塞的危险。

4. 根据患者的情况正确选用冲、封管液体，常用的封管液有：①0.9%氯化钠溶液。每次10～20 mL，输液期间每隔6～8小时冲管1次。治疗间歇期每隔4周冲管1次。②肝素稀释液。浓度为100 U/mL，每次用2～5 mL，冲管后使用。

5. 使用脉冲式冲管，正压封管法。冲管过程中发现推注不畅顺时，不能强行冲管，以免将血栓推进循环系统中，应查找原因，是否与体位有关、堵管等其他问题。

6. 冲、封管过程中注意观察输液港座周围皮肤有无肿胀、疼痛，患者是否有寒战、发热等不适症状出现。

三、并发症的护理

1. 气胸或血气胸

主要发生在置港过程中，主要为穿刺过程中损伤胸膜或血管破裂出血所致。患者常表现为突发一侧胸痛，有时伴有背痛、呼吸困难、憋气、烦躁。

处理：应立即停止穿刺，给予镇痛、吸氧，酌情胸腔穿刺或闭式引流，必要时抗生素治疗。置港过程中应安慰患者，指导患者放松双肩，穿刺过程中避免咳嗽，上肢制动，同时注意观察患者呼吸情况。

2. 输液不畅或无法回抽的处理

最常见的表现是回抽无回血或推注阻力很大，不能输液。

处理：明确蝶翼针是否完全穿过硅胶膜进入到港座底部，如怀疑是由于蝶翼针插到港体侧壁上或是蝶翼针插入过深或过浅导致，则应重新插入；如回抽仍无回血可能是导管末端贴于血管壁上，让患者活动上肢、咳嗽或改变体位，并可注入5 mL生理盐水，使导管头端漂浮于血管，用20 mL注射器回抽若仍不成功，则可使用纤维蛋白溶解药物（如尿激酶5 000 U/mL，3 mL静脉注射20分钟后回抽，同法应用尿激酶1～3次）。如果导管发生堵塞，不应强行冲洗，因压力过大可能导致导管断裂。

---

* 1 psi = 6.895 kPa。

3. 感染

包括局部感染和全身感染。

1）局部感染主要发生在穿刺部位、隧道和囊袋，局部红、肿、热、痛，甚至皮下积脓等。

处理：分泌物培养，局部感染部位用碘酒、乙醇消毒，更换敷料并可局部使用抗生素。

2）全身感染主要表现为发热、血常规白细胞升高等，此时需监测外周血与导管血培养，观察生命体征，输液港导管内应用抗生素，必要时全身应用抗生素。

预防：在输液港使用过程中，要严格执行无菌操作及输液港操作规程，进行输液港无损伤针穿刺前注意评估局部皮肤情况，输液前后严格消毒各连接处，长期输液者严格按要求更换，无损伤针每7天更换1次，每周更换1～2次敷贴，保持敷贴平整、干燥，固定良好。并注意观察局部皮肤有无红肿，认真听取患者主诉，有无发热等症状。

4. 港外漏

又称旋转综合征，指输液港座偏移原来位置发生倒置或裸露在皮肤外面，主要是由于患者皮下组织的松弛导致港座旋转脱离原来位置。

预防：手术医生根据输液港的型号分离皮下组织，掌握好皮下埋置的厚度，港外漏是可以预防的。护士穿刺前应仔细评估输液港注射座局部皮肤及其形状，如发现皮肤较薄或皮肤异常时停止使用输液港，通知医生，及时处理，可以给予二次缝合或更换港座置入部位。

5. Pinch－off 综合征

又称导管夹闭综合征，主要是由于导管经锁骨下静脉穿刺置管时进入第1肋骨和锁骨之间狭小间隙，受第1肋骨和锁骨挤压而产生狭窄或夹闭而影响输液，持续的夹闭活动最终可致导管破损或断裂。导管发生不全断裂，锁骨区域会有液体外渗而引起肿胀和不适，多数表现为液体不滴或滴速减慢，只有患者在胳膊或肩部上抬或保持某种体位时方可输液；导管完全断裂，可表现为无法抽回血，并推注困难，断裂的末端导管可能会脱落至右心房从而引起突发胸痛，甚至危及患者生命。

预防：关键在于置港时远离锁骨和第1肋间的位置，或置港选择颈内静脉或其他静脉穿刺。

6. 液体外渗

输液港液体外渗可以发生在其任何部位，多见于导管与港座相连接处，与术中固定不牢固有关，从而导致导管锁脱落，连接点断裂。另外，输液过程中不正当的反复穿刺硅胶膜导致压力过大亦可导致连接部位液体外渗。还有导管头端纤维蛋白鞘形成，逐渐包裹整个输液港导管，造成输液时液体通过纤维蛋白鞘和导管之间腔隙反流导致液体外渗。

预防：由经过培训的医护人员进行输液港的植入及蝶翼无损伤针的穿刺，输液过程中注意观察输液港局部有无肿胀、疼痛，液体有无外渗，询问患者有无憋胀感，如怀疑液体外渗时应立即停止输液，行胸片检查是否异常，防止输液港外渗。

7. 导管脱落或断裂的预防与处理

1）预防：①应使用 10 mL 以上注射器，执行各项推注操作。②应正确实施冲、封管技术。

2）处理：①出现导管脱落或断裂时，应立刻通知医生，并安抚患者。②医生根据患者的具体情况采取不同方法，修复或将断裂的导管拔除。

四、健康指导

1. 告知患者按期维护，静脉输液港的维护应由经过专门培训的医护人员进行。
2. 教会患者自行观察输液港注射座周围皮肤情况，保持局部清洁、干燥，注意观察输液港位置，港体植入处周围皮肤有无肿胀及分泌物，如有异常应及时就诊。
3. 植入部位不能以重力撞击，以免港体移位、翻转或损伤。
4. 避免做可能引起港体周围皮肤张力增大的运动，如上肢的外展及扩胸运动；插针后避免剧烈活动，以防插针脱出、移位。
5. 植入输液港的患者不能接受磁共振检查。

第十四章　给药技术

第一节　给药基本知识

一、药物的基本知识

（一）药物的基本作用

1. 药理效应

药理效应是药物作用的结果，是机体反应的表现，实际上是促使机体器官原有功能水平的改变。一般分为以下两种。

1）兴奋剂：使机体系统和器官活性增高，如呼吸兴奋剂。

2）抑制剂：使机体系统和器官活性降低，如镇静、安眠药。

2. 药物作用的临床效果

1）治疗作用：指药物作用的结果有利于改变患者的生理、生化功能或病理过程，使患者机体恢复正常。包括：

（1）对因治疗：用药目的在于消除原发致病因子，治愈疾病。例如，抗生素杀灭体内致病微生物，起“治本”作用。

（2）对症治疗：用药目的在于改善疾病症状，起“治标”作用。如休克、心力衰竭、脑水肿、哮喘时所采取的对症治疗。

（3）补充治疗：也称替代治疗。用药的目的在于补充营养物质或内源性活性物质（如激素）的不足。可部分地起到对因治疗的作用，但应注意解决引起该物质缺乏的病因。

2）不良反应：凡不符合用药目的，并为患者带来痛苦的反应统称为不良反应。包括：

（1）不良反应：不良反应是药物固有的作用，指药物在治疗剂量下出现与治疗目的无关的作用，对患者可能带来不适或痛苦，如阿托品用于解胃肠痉挛时，可引起口干、心悸、便秘等不良反应。

（2）毒性反应：绝大多数药物都有一定的毒性，可发生急性或慢性中毒、致畸胎、致癌、致突变等。

（3）后遗效应：指停药以后血浆药物浓度已降至阈浓度以下时残存的生物效应，如服巴比妥类催眠药后，次日晨的宿醉现象。

（4）特殊反应：与药理作用无关，难以预料的不良反应，如过敏反应。

（二）药物的种类

临床应用的药物剂型依据给药的不同途径可分为如下 3 种。

1. 内服药

包括溶液、合剂、酊剂、片剂、丸剂、散剂、胶囊等。

2. 注射药

包括水溶剂、油剂、混悬液、结晶、粉剂等。

3. 外用药

包括软膏、溶液、酊剂、搽剂、洗剂、滴剂、粉剂、栓剂等。

另外，在我国还有一类为中药和中成药，它在我国传统医学中占据主要的地位，随着近些年科学技术水平的提高，药物提纯工艺技术的完善，中药剂型也从过去的口服、外用，发展为现在的口服、外用和注射制剂等。

（三）给药途径

根据患者和药物双方面的因素，确定给药途径。不同途径给药时药物吸收的量和程度可不同，因而影响药物作用的快慢和强弱。目前临床常用的给药途径如下。

1. 口服给药法

口服给药法是最常用的给药途径。药物经口服至消化道，主要经肠壁吸收，经门静脉至肝脏，再经血循环达全身各部分的组织细胞，从而发挥全身疗效。多数药物口服虽然方便有效，缺点是吸收较慢，欠完全。不适用于昏迷及婴儿等不能口服的患者。

2. 注射给药法

把药液注射到皮内、皮下、肌肉或静脉，被毛细血管吸收，再经血循环被组织利用，药物可全部吸收，一般较口服快。

3. 吸入给药法

气体或挥发性药物自口、鼻吸入，从而达到局部或全身治疗的目的。

4. 舌下含服法

药物舌下含服经口腔黏膜吸收，不经过肝门静脉，故可避免首关消除，吸收较迅速。

5. 直肠给药法

一些油性栓剂可由肛门给药，由直肠吸收。

6. 黏膜给药法

某些药物可经直肠、阴道、尿道、口腔、咽喉、眼结膜及鼻黏膜吸收。

二、药品保管的原则

1. 病室内的常备药品（指一般用药），应根据病房用药数量与药房协商规定固定基数，建立账目。根据医嘱用药情况凭医生所开处方及时补足数量，由治疗室人员负责保管。

2. 每周要检查常备药品使用情况。如账目不符、过期、变质等要及时与护士长联系解决。

3. 根据各种药品性质的不同应分别妥善保管。

1）药厨应加锁，特别是麻醉药、剧毒药及贵重药，应严格交班保管，限剧药也必须做到专人专柜加锁保管，建立账簿，记载收入、使用、消耗情况。

2）毒限剧药标签应醒目，在黑色标签的显著位置上应分别用黑色标记“毒”药，用红色标记“限剧药”的字样，瓶签上药名、剂量、浓度应写清楚，如有污染、不清、脱落，应及时更换。此外，不得与其他药品混杂放置。

3）外用药标签用红标签，内服药用蓝标签标记，应分别放置。

4）对光热不稳定的药物如氨茶碱、去甲肾上腺素、肾上腺素等针剂应用避光纸盒保管。片剂应装入有色瓶内。

5）易挥发潮解的药品应放于干燥、阴凉处保存，并应瓶装密闭，用后盖紧瓶塞。

6）血清类与生物制品应放于冰箱保管。

7）有时间限制的药品，应按批号失效期先后应用，防止用放置过期的药品。药物有浑浊、变色、特殊气味、沉淀变质等均不得使用。

8）有些外用药久贮后其含量可降低，如过氧乙酸溶液很不稳定，可受光、温度、时间等影响，应现用现配，以免放置过久影响药效。

4. 对易燃、易爆的药品，应单独保存，注意密闭，并置于低温处。如过氧乙酸、无水乙醇等。

5. 各类中药均应按不同剂型分别保管，如丸、散放入瓶装，防潮、防虫蛀；膏剂易霉，放置阴凉通风处；芳香性药物用瓶装，防气味散发；汤剂于凉后放置阴凉处或冰箱内。

6. 患者用药，要标明床号、姓名、领取药物日期、数量。如患者停药或出院，将剩余药物按退药单详细填写后退回药房。

三、给药原则

恰当的用药能调节人的生理功能或改变病理过程，从而达到预防、治疗、诊断疾病的目的。相反，若用药不当，则会造成不良后果。为此，在进行药物治疗时，必须掌握给药规律，遵循给药原则，才能达到预期的目标。

1. 熟悉药物在机体内的吸收、分布、转化、排泄过程，掌握常用药物的作用及影响作用的因素，以便根据病情和药物特性观察用药。

2. 执行药疗医嘱前，要核对医嘱和处方，并根据患者病情判定有无配药禁忌；配药时首先检查药物的有效期和失效期，并做到剂量准确、配药及时合理；药疗过程中应严格执行三查、七对制度。三查：操作前查、操作中查、操作后查；七对：对床号、姓名、药名、药物浓度、药物剂量、用药途径及时间。用药期间主动观察疗效和不良反应，对疗效欠佳、反应严重的患者，应及时通知医生，并协助处理。发现疑问，须了解清楚后方再用药。

3. 遵守操作规程，给药时要认真、负责、精神集中。遇有疑问，须重新查对原医嘱，确实无误方可执行。

4. 为达到治疗目的，使药物发挥最大疗效，必须做到给药的时间、剂量、途径要准确。

5. 对容易引起过敏的药物，在使用前要了解患者有无过敏史，并须做药物过敏试验，用药过程中要加强病情观察。

6. 口服药、粉剂及舌下含化药物用纸包好。小儿鼻饲或有口腔及食管疾病的患者应将药片研碎；水剂应用量杯计量；乳剂应摇匀后再倒出；油剂应先在杯内放入少量盐水再倒药液，以免药液附着在杯壁影响服下的剂量。药物不足 1 mL 时按滴数计算，并应滴在水中或滴在面食上服用，如卢戈氏碘液。服用洋地黄类药物，服前应测心率，如每分钟低于 60 次时应停药。饭前或饭后服用的药物应遵医嘱服用并注意服药后的药物反应。驱虫药在清晨空腹服用。镇静安眠药应睡前服。

7. 注射给药，应严格执行无菌技术操作的原则，做到一人一针一管。患者同时用几种药物时应分别抽吸。溶解粉剂药物，应现用现溶。肌内注射时掌握两快一慢的原则。溶媒为 250 mL 或 500 mL 盐水或用蒸馏水时应写明起用日期。溶青霉素、链霉素及其他药物的溶媒应分开，防止发生过敏反应，溶媒保存时间为 3 ~ 7 天。静脉给药，严格执行无菌技术操作的原则，注意药物配伍禁忌。对刺激性强的特殊药物应在确知针头刺入静脉内再注射或加药。长期输液，应注意保护和合理使用静脉，一般从远端静脉开始（抢救者例外）。连续输液者，于 24 小时应更换输液管、输液瓶 1 次。输液时须把空气排尽，如需加压输液时，护士应严密观察，不得离开患者。

四、给药次数和时间

给药次数和时间取决于药物的半衰期，以维持有效血药浓度和发挥最大药效为最佳选择，同时考虑药物的特性及人体的生理节奏。

（一）给药时间

1. 清晨空腹给药

由于胃肠内基本无食物干扰，服药后可迅速进入小肠，吸收并发挥药效，奏效快。但空腹给药应注意选择无刺激性或刺激性较小的药物，以免影响患者食欲，加重痛苦。

2. 饭前给药

指饭前 30 分钟给药。如口服健胃药，能促进胃酸分泌，增进食欲；口服收敛剂鞣酸蛋白，可迅速进入小肠，分解出鞣酸，达到止泻作用；口服胃黏膜保护药，使其充分作用于胃壁，可起保护作用；应用抗酸药，由于胃内空虚，容易发生效应；应用肠道抗感染药和利胆药，使药物不被胃内容物稀释，尽快进入小肠，发挥疗效。

3. 饭时给药

或饭前 10 ~ 15 分钟，给助消化药和胃蛋白酶合剂等，可及时发挥作用。

4. 饭后给药

临床用的口服药多在饭后给服，如阿司匹林、水杨酸钠、硫酸亚铁等，因饭后胃内容物多，与其混合可避免对胃黏膜的刺激，以便减轻恶心、呕吐等消化道症状。

5. 睡前治疗（睡前 15 ~ 30 分钟）

诱导催眠药应在睡前服，如地西泮、甲喹酮、水合氯醛等，有利于适时入眠；缓泻药也在睡前服，如酚酞、液状石蜡、大黄等。服后 8 ~ 12 小时生效，于翌晨即可排便。

（二）给药次数

已经证明药物的生物利用度、血药浓度、药物的生物转化和排泄等均有其本身的昼夜节律性改变，即昼夜间的不同时间，机体对药物的敏感性不同。如肾上腺皮质激素于每日上午 7 ~ 8 时为分泌高峰，午夜则分泌最少。如果早 7 ~ 8 时给予肾上腺皮质激素类药物，则对下丘脑垂体促皮质激素释放的抑制程度要比传统的分次给药轻得多。因此，临床上对须长期应用肾上腺皮质激素行维持治疗的患者，多采用日总量于早晨一次给予，这样可提高疗效，减轻不良反应。因此，最佳的给药时间和次数，要根据机体对药物反应的节律性来确定。另外，给药的次数还应根据半衰期确定，半衰期短的药物应增加给药次数，如每 4 小时 1 次，每 6 小时 1 次。在体内排泄慢的药物应延长给药时间。

五、护士在给药过程中的职责

给药是一个连续的过程，在这一过程中患者的安全至关重要，护士应做到以下几点。

1. 掌握药物的名称、主要成分、药理作用（包括相互作用和不良反应）和有效期。

2. 为使药物达到应有的疗效，应掌握合理的给药时间。给药的时间是根据药物的吸收、有效血液浓度的持续时间与排泄的快慢而决定的。为了使药物在血液中保持有效浓度，以达到治疗目的，护士必须在指定时间给药，使药物能达到应有的疗效。

3. 掌握准确的给药途径。给药途径是根据患者疾病情况、预期疗效及药物种类不同而选用。同一药物可采用多种给药途径如口服、皮下、肌内、静脉等，而达到同一治疗目的。

4. 掌握准确的剂量和浓度，了解药物的极量、中毒量与致死量，药物的剂量随年龄、体重与体表面积而异。用药需要达到一定剂量才能起到治疗作用。在一定范围内，药物的治疗作用随其剂量的加大而增强，但是超过了一定的范围，则会使患者发生中毒，甚至死亡，因此在用药时必须掌握准确的剂量。

5. 掌握哪些药物易发生过敏反应。评估患者的药物史、过敏史，使用过程中应加强病情观察。

6. 服用某些特殊药物时，应密切观察病情和疗效。记录患者用药期间的反应。计划并评价患者用药期间的护理措施。

7. 参与药物的保管、贮存。

8. 指导患者安全用药，如指导患者掌握服药的剂量、时间等。

9. 保护用药者的权利，确保其安全与舒适。

10. 对有疑问的医嘱应“质疑”，拒绝提供不安全的药物。

第二节　口服给药法

（一）目的　协助患者依照医嘱安全、正确地服下药物，以减轻症状、治疗疾病、维持正常生理功能、协助诊断、预防疾病。

（二）评估

1. 患者病情及治疗情况。

2. 患者是否适合口服给药，有无口腔、食管疾患，有无吞咽困难及呕吐。

3. 患者服药的自理能力，对给药计划的了解、认识和合作程度。

（三）计划

1. 目标/评价标准

患者理解用药目的，正确、安全地服下药物。

2. 用物准备

服药本、小药卡、药盘、药杯、药匙、量杯、滴管、研钵、湿纱布、包药纸、饮水管、治疗巾、水壶（内盛温开水）。

（四）实施

1. 摆药

1）摆药前先洗手，戴口罩、帽子。依床号顺序将服药卡插入药盘内，放好药杯，按照床号、姓名、药物、剂量、时间对照服药本摆药。

2）固体药（片、胶囊）应用药匙分发。一个患者有数种药品可放入一个杯内。药粉及舌下含化药用纸包。对小儿、鼻饲、口腔及食管疾病的患者应将药片研碎。

3）水剂应用量杯计量，量时左手持量杯或带有刻度的药杯，拇指指在所需的刻度处，使与视线处于同一水平，右手持药瓶，标签向上，缓缓倒出所需药液，如系乳剂、合剂摇匀后再倒出，倒毕，瓶口用纱布擦净。

4）油剂或按滴数计算的药液，应先在杯内放入少量的温开水以免药液附着在杯壁，影响服下的剂量。如同时服用几种水剂药品时，应分别倒入几个杯内，更换药液时，应先洗净量杯。

5）将药摆完后，全部核对服药本及服药卡，做到三查七对，无误后用治疗巾盖好。待发药前再由第二者核对无误后方可下发。

2. 发药

1）准备：发药前先了解患者情况，暂不能服药者，应做好交班。

2）发药查对，督促服药：按规定时间，携服药单送药到患者处，核对服药单及床头牌的床号、姓名，并呼唤患者姓名，准确听到回答后再发药，待患者服下后方可离开。

3）合理掌握给药时间

（1）抗生素、磺胺类药物应准时给药，以保持在血液中的有效浓度。

（2）健胃、助消化药物宜在饭前或饭间服。对胃黏膜有刺激的药宜在饭后服。

（3）对呼吸道黏膜有安抚作用的保护性止咳剂，服后不宜立即饮水，以免稀释药液降低药效。

（4）某些由肾脏排出的药物，如磺胺类，尿少时可析出结晶，引起肾小管堵塞，故应鼓励多饮水。

（5）对牙齿有腐蚀作用和使牙齿染色的药物，如铁剂，可用饮水管吸取，服后漱口。

（6）服用强心苷类药物应先测脉率、心率及节律，若脉率低于60次/分或节律不齐时不可服用。

（7）有配伍禁忌的药物，不宜在短时间内先后服用，如呋喃妥因与碳酸氢钠溶液等碱性药液。

（8）安眠药应就寝前服用。

发药完毕，再次与服药单核对一遍，看有无遗漏或差错。药杯集中处理，清洁药盘放回原处，需要时做好记录。

3. 注意事项

1）严格执行三查七对制度。

2）严格执行医嘱，如有疑问应及时询问，切不可随意给药。

3）剂量要准确，药液不足 1 mL，应以滴为单位，用滴管吸取药液计量。

4）合理地掌握给药时间，用适当的方法给药，以保证疗效。如抗生素及磺胺类药物需在血液内保持有效的浓度，应及时给药，对于饭前、饭后的药物应遵医嘱服用，并注意药物反应。

5）服强心药前应先测脉率或心率，如果脉搏低于 60 次/分，不宜服用。

第三节　吸入疗法

吸入疗法是指将挥发性药物或气体经口、鼻吸入，由呼吸系统吸收，从而达到局部或全身治疗目的的方法。常用方法有雾化吸入疗法、超声雾化吸入法等。

一、目的

（一）湿化气道

常用于呼吸道湿化不足、痰液黏稠、气道不畅者，也作为气管切开术后常规治疗手段。

（二）控制呼吸道感染

消除炎症，减轻呼吸道黏膜水肿，稀释痰液，帮助祛痰。常用于咽喉炎、支气管扩张、肺炎、肺脓肿、肺结核患者。

（三）改善通气功能

解除支气管痉挛，保持呼吸道通畅。常用于支气管哮喘等患者。

（四）预防呼吸道感染

常用于胸部手术前后的患者。

二、常用药物

（一）控制呼吸道感染，消除炎症

常用庆大霉素、卡那霉素等抗生素。

（二）解除支气管痉挛

常用氨苯碱、沙丁胺醇等。

（三）稀释痰液，帮助祛痰

常用α－糜蛋白酶。

（四）减轻呼吸道黏膜水肿

常用地塞米松。

三、常用方法

（一）雾化吸入法

利用氧气或压缩空气的压力，使药液形成雾状吸入呼吸道达到治疗目的。常用于支气管炎、支气管扩张、肺炎、肺脓肿、肺结核等患者。

1. 评估

1）患者病情及治疗情况。

2）患者呼吸道通畅情况，如有无支气管痉挛、呼吸道黏膜水肿、痰液等。

3）患者面部及口腔黏膜状况，如有无感染、溃疡等。

4）患者意识状态、自理能力、心理状态及合作程度。

2. 计划

1）目标/评价标准

（1）患者理解吸入目的，愿意接受。

（2）患者感觉轻松、舒适，痰液较易咳出，呼吸道痉挛缓解。

（3）患者能正确配合雾化吸入。

2）用物准备

（1）超声雾化吸入器1套。构造：①超声波发生器，通电后可输出高频电能，其面板上有电源和雾量调节开关、指示灯及定时器。②水槽与晶体换能器，水槽盛冷蒸馏水，其底部有一晶体换能器，接受发生器输出的高频电能，将其转化为超声波声能。③雾化罐与透声膜，雾化罐盛药液，其底部是一半透明的透声膜，声能可透过此膜与罐内药液作用，产生雾滴喷出。④螺纹管和口含嘴或面罩。

作用原理：超声波发生器通电后输出的高频电能通过水槽底部晶体换能器转换为超声波声能，声能震动并透过雾化罐底部的透声膜作用于罐内的药液，使药液表面张力破坏而成为细微雾滴，通过导管随患者的深吸气进入呼吸道。

（2）水温计、弯盘、药液、冷蒸馏水。

3. 实施

1）将用物携至床旁，喷雾前先清洁口腔。

2）将药液用生理盐水稀释成5 mL，注入吸入器内，吸入器甲端接氧气，打开氧气开关，调节流量至6～8 L/min，用一手指压紧吸入器乙口，以检查其喷雾效果。

3）让患者手持雾化器，口含吸气管做深呼吸，每当吸气时，用手指压紧乙口，呼气时开放。如患者疲劳，可关闭氧气，让患者休息片刻再行吸入，直到药液喷完为止，一般10～15分钟即可将药液雾化完毕。

4）吸入结束后，关闭氧气，将雾化吸入器洗净，浸泡于消毒液中，30分钟后取出，温开水冲净擦干备用。

4. 注意事项

1）雾化时氧气筒上的湿化瓶要拿掉。

2）患者在吸入的同时应做深呼吸。

3）操作时严禁接触烟火和易燃品。

（二）超声雾化吸入法

超声波雾化吸入器是应用超声波声能，将药液变成细微的气雾，即雾化。其产生雾化的原理是当超声波发生器输出高频电能，使水槽底部晶体换能器发生超声波声能，声能震动了雾化罐底部的半透声膜，从而破坏了罐内药液表面张力和惯性，使药液变成微细的雾粒。在超声波雾化吸入器使用前必须在水槽内加冷水 250 mL，浸没雾化罐底部的透声膜，再将药液加生理盐水 30～50 mL 倒入雾化罐内，并旋紧罐盖后放入水槽内并盖严，再接通电源后按要求开灯丝开关和雾化开关后，才能产生雾化。其特点是雾量大小可以按病情需要而随时调节，雾滴小而均匀（直径在 5 μm 以下）对雾化液有轻度加温作用，使患者吸入温暖舒适的雾气，药液可随吸气进入支气管及肺泡，使局部病灶得到一定量浓度的药物，以达到治疗的目的。

对急慢性呼吸道炎症、哮喘及支气管内膜结核、肺脓肿、肺癌、呼吸道烧伤、胸科手术前后、胸外伤的患者、甲状腺术后有喉头水肿者、老年人腹部手术后，都可选用适当药物进行超声雾化吸入，可将药液直接喷入病变部位而达到消炎、镇咳、湿润呼吸道、减少刺激、稀释痰液以利痰液排出等作用。在手术前后可预防呼吸道感染。

1. 评估

1）患者病情及治疗情况。

2）患者呼吸道通畅情况。

3）患者意识状态、自理能力、心理状态及合作程度。

2. 计划

1）目标/评价标准

（1）患者理解吸入目的，愿意接受。

（2）患者感觉轻松、舒适，痰液较易咳出，呼吸道痉挛缓解。

（3）患者能正确配合雾化吸入。

2）用物准备：超声雾化吸入器、面罩、弯盘、药液、毛巾。

3. 实施

1）备齐用物携至患者床旁，协助患者坐位，重症者取半卧位，向患者解释清楚，使其合作。

2）将冷蒸馏水加入水槽内 250 mL，水液面高度约 3 cm，要浸没雾化罐底的透明膜。

3）将药稀释至 30～50 mL，放入雾化罐内，其液面不得超过水槽盖平面。

4）将雾化罐放入水槽，旋紧罐盖，接好螺旋、皮管及面罩。

5）接通电源，打开电源开关，预热 3 分钟，打开灯丝开关（红色指示灯亮），再开雾化开关，可见药液呈雾状喷出。将面罩放入患者鼻口部后，再将含嘴放入患者口中，嘱患者做深呼吸。

6）根据需要调节档次与雾量（分三档，大档雾量 3 mL/min，中档雾量 2 mL/min，小档雾量 1 mL/min）。

7）每次雾化吸入时间按需要的药量而定，一般吸入 5～6 分钟，快速雾化吸入10～15 分钟。

8）治疗过程中，水槽内水温不得超过 60℃，若超过应调换冷蒸馏水，换水时要关闭机器。

9）治疗完毕，先关雾化开关，再关电源开关，取下面罩，擦干患者面部，摆好体位。整理用物，放掉水槽内的水并擦干，面罩或口含管浸泡消毒，冲净、擦干、备用。

4. 注意事项

1）注意将机器各部件接触严密，雾化罐底部的透声膜质脆，使用时要注意保护好，勿使损坏。

2）水槽内禁忌加热水，如水槽内水温超过 50℃时，应关闭机器换冷水。

3）每次使用应间隔半小时，不可连续使用。

4）每次用完，将导气管及面罩或口含嘴浸泡于 0.1% 新洁尔灭溶液内 1 小时后才能给其他患者使用。如为某一患者专用，每次用完以冷开水冲净即可，待疗程结束后再行消毒。

5）两名患者以上使用时，如果药物不同为了防止药物过敏，一名患者用完之后将雾化罐冲洗干净再给另一名患者使用。

6）咽部疾患雾化吸入后半小时内不漱口，不喝水，以使药液在咽喉部保留一段时间。

第四节　其他给药法

一、皮肤外用药

皮肤有吸收功能，局部应用药物，可以达到治疗目的。皮肤外用药常见剂型有洗剂、酊剂、霜剂、软膏、粉剂及喷雾性药剂等。常用方法如下。

（一）涂擦法

在涂擦药物前，注意评估局部皮肤的状况，然后用清水或中性清洁剂清洁皮肤，清洁后开始涂擦药物。洗剂、酊剂、霜剂或软膏只要涂抹薄薄一层即可。方法是置少量药物于掌心，双手轻轻按揉。顺着毛发生长的方向按揉，由上向下；也可用纱布蘸少量药物或将药物滴于皮肤上，用纱布轻轻按揉涂擦。涂擦粉剂时，只要将药物撒于干燥的皮肤上，注意整个患处都应撒到，不宜太厚。

（二）喷雾法

皮肤应保持清洁、干燥，喷雾时，使患者头部转离喷雾器，如果病变在脸上或脸的四周，应用纱布遮住患者的眼、口、鼻；另外，告知患者在喷药时做呼气运动，以避免刺激或损伤呼吸道黏膜。护士也应注意采取措施避免自身吸入喷雾性药剂。

二、肛门置药法

（一）目的

将药物栓剂放入肛门以达到治疗作用。

（二）实施

先嘱患者排便（目的为通便者例外）；患者侧卧，操作者戴指套或手套拿住栓剂粗的一端，另一端涂少许润滑剂，轻轻塞入肛门；塞入后于肛门处轻加压力至患者无便意为止。

（三）注意事项

如目的为通便，栓剂塞入后，嘱患者尽量忍耐，不能忍受时再行排便。

三、阴道置药法

（一）目的

将栓剂或片剂药物塞入阴道，治疗妇科疾病，如真菌性、滴虫性阴道炎等。

（二）实施

睡前先洗净外阴，将栓剂或片剂塞入阴道后穹隆处。

（三）注意事项

药物放入后，嘱患者卧床休息，防止药物掉出。

四、湿敷法

（一）目的

将药液浸泡的敷料敷于患处，以达到消炎、止痒及减少渗出液。常用于皮肤疾病。

（二）实施

清洁患部；将4～6层无菌纱布浸入药液中（常用药有2%硼酸、0.1%依沙吖啶等），取出拧至不滴水程度，覆于病变部位，湿敷布大小应与皮损相一致；每0.5～2.0小时更换1次，以保持潮湿和清洁。如分泌物多，可视情况增加次数。

（三）注意事项

注意保暖，防止受凉；若皱折部位有皮扶损害，要使敷布紧贴于皮肤。如在指、趾间，应用敷布分开；注意保护床铺，垫橡皮单。

第五节　药物过敏试验法

过敏体质的患者，在使用某些药物时，常可引起不同程度的过敏反应，甚至发生过敏性休克，危及生命。因此，在使用可产生过敏反应的药物前，除须详细询问用药史、过敏史外，还须做药物过敏试验，以防意外的发生。

一、青霉素过敏试验及过敏反应的处理

青霉素是目前常用的抗生素之一，具有疗效高、毒性低，但较易发生过敏反应的特点。对青霉素过敏的人接触该药后，无论是何年龄、性别、给药途径（注射、口服、外用等）、剂量和制剂（钾盐、钠盐、长效、半合成青霉素等）均可发生过敏反应。因此，在使用各种剂型的青霉素制剂前，必须先做过敏试验。试验结果阴性方可用药。

（一）过敏反应的原因

过敏反应指已有过敏性的机体接触到相对应的过敏抗原时所引起一般不应该出现的异常反应，即改变了常态的反应。青霉素 G、青霉素高分子聚合体（6－氨基青霉烷酸）、青霉素降解产物（青霉烯酸、青霉噻唑酸）以及某些真菌（青霉菌）均可成为半抗原。这些物质进入人体后和蛋白质或多肽分子结合成全抗原，可使 T 淋巴细胞致敏，从而作用于 B 淋巴细胞的分化增殖，使 B 淋巴细胞转变成为浆母细胞和浆细胞，而产生相应的抗体即 IgE。IgE 黏附于某些组织，如皮肤、鼻、咽、声带、支气管黏膜下等微血管壁周围的肥大细胞上及血液中的嗜碱性粒细胞表面，使机体处于致敏状态，当人体再次接触抗原时，肥大细胞和嗜碱性粒细胞表面的 IgE 即与之结合，导致肥大细胞破裂，释放组胺、慢反应物质、缓激肽等血管活性物质，作用于效应器官，使平滑肌收缩，毛细血管扩张及通透性增高，从而产生一系列过敏反应的临床表现。

青霉素过敏反应多发生在曾用过青霉素或接触过青霉素者，但临床上也有首次用药即发生严重过敏反应者，其原因可能与下列因素有关：①青霉素高分子聚合体（6－氨基青霉烷酸），性质很稳定，经煮沸灭菌处理后也不易破坏，因而使用注射过青霉素的注射器，是一致敏来源。②青霉素降解产物可经空气吸入而致敏。③皮肤丝状菌以及空气中的某些真菌可能产生青霉素样物质。

（二）皮内试验法

1. 试液配制

青霉素 20 万 U 加生理盐水 1 mL，则每毫升含 20 万 U。

取上液 0.1 mL 加生理盐水 0.9 mL，每毫升含 2 万 U。

取上液 0.1 mL 加生理盐水 0.9 mL，每毫升含 2 000 U。

取上液 0.1～0.25 mL，加生理盐水至 1 mL，每毫升含 200～500 U。

取上液 0.1 mL（含青霉素 20～50 U）皮内注射。

2. 结果判断

注射后 20 分钟观察局部反应。

阴性：皮丘无改变，周围不红肿，无自觉症状。

阳性：局部皮丘隆起，并出现红晕硬块，直径大于 1 cm，或红晕周围有伪足、痒感。严重时出现过敏性休克。

3. 注意事项

1）配制试验液常用生理盐水，并在瓶签上标明专用。

2）皮试空针应与其他药物的皮试针分开，以防混淆。

3）皮试液用时即配，勿存放过久，时间过久易分解为青霉素烯酸或青霉素噻唑，注射后易引起过敏反应。

4）试验前备齐抢救药品，以备发生过敏性休克时急用。

5）注入药液后，嘱患者不得随意离开，并观察患者有无胸闷、憋气、痒感等，如有以上症状则不可用青霉素。

6）用药过程中，如果更换不同批号的青霉素，必须重做过敏试验。

7）属过敏体质，又必须用青霉素治疗者，须先用粘贴法做试验，如系阴性，在做好抢救准备的前提下，慎重做过敏试验。

8）有青霉素过敏史者严禁做过敏试验。

（三）青霉素过敏反应的处理

1. 临床表现

1）过敏性休克：过敏性休克一般在做青霉素皮内过敏试验过程中或注射药液后呈闪电式出现，有的发生于用药后数秒钟或数分钟内，有的出现于半小时后，也有极少数患者发生于连续用药的过程中。常见有呼吸道阻塞症状，由喉头水肿和肺水肿所引起的胸闷、气促等；循环衰竭症状，表现为面色苍白、冷汗、发绀、脉细弱、血压下降、烦躁不安等；中枢神经系统症状，可能由于脑组织缺氧所致，表现为头晕眼花、面及四肢麻木、意识丧失、抽搐、大小便失禁；皮肤过敏反应症状，如瘙痒、荨麻疹以及其他皮疹等。在上述症状中常以呼吸道症状或皮肤瘙痒最早出现，故必须倾听患者主诉。

2）血清病型反应：一般于用药后 12 天内发生，临床表现和血清病相似，有发热、关节肿痛、皮肤发痒、荨麻疹、全身淋巴结肿大、腹痛等。

3）各器官或组织的过敏反应：皮肤过敏反应，主要有荨麻疹，严重者发生剥脱性皮炎；呼吸道过敏反应，可引起哮喘或促使原有的哮喘发作；消化系统过敏反应，可引起过敏性紫癜，以腹痛和便血为主要症状。

2. 过敏性休克的急救处理

由于青霉素过敏性休克的发展可以非常迅速，很快引起不可逆的脏器缺氧损伤与死亡，早期发现就地抢救是极其重要的。

1）对于皮试即出现过敏性休克的处理：应立即皮下或静脉注射 1:1 000 肾上腺素 0.2 ~ 0.5 mL，必要时重复使用。立即用绷带结扎注射部位以防止青霉素（抗原）的继续吸收。给氧，有咽喉会厌水肿而致上呼吸道梗阻的要给予气管插管或气管切开，有弥漫性支气管痉挛的给予扩支气管药物如 β_2 受体兴奋剂或氨茶碱，休克的患者要给予扩容与多巴胺类血管活性药物等。

2）对于注射药物后出现的过敏性休克的处理

（1）立即停药，使患者平卧，保暖并给予氧气吸入。

（2）立即皮下注射 1:1 000 盐酸肾上腺素 0.5 ~ 1.0 mL，小儿酌减。症状如不缓解，可每隔 20 ~ 30 分钟皮下或静脉注射 0.5 mL，直至脱离危险。同时将地塞米松 5 mg 或氢化可的松 200 ~ 300 mg 加入 5% ~ 10% 葡萄糖液 200 ~ 300 mL 内静脉滴注。

（3）应用抗组胺类药物，如肌内注射盐酸异丙嗪 25 ~ 50 mg 或苯海拉明 20 ~

40 mg。

（4）经上述处理后，如病情无好转，血压仍不回升时，需补充血容量（因血管活性物质的释放，使体内血浆广泛渗出而导致水肿、血液浓缩及血容量减少），可用低分子右旋糖酐，如血压仍不回升，须立即静脉输入5% ~10%葡萄糖溶液200 mL，加去甲肾上腺素1 ~2 mg，或多巴胺20 mg，根据血压情况调节滴速，一般每分钟30 ~40滴（小儿酌减）。

（5）针灸治疗。取人中、十宣、足三里、曲池等穴。

（6）呼吸受抑制时，应立即行口对口人工呼吸，并肌内注射尼可刹米0.375 g或洛贝林3 ~6 mg，喉头水肿影响呼吸时可行气管切开。

（7）心搏骤停时应立即行胸外心脏按压或心内注射0.1%盐酸肾上腺素1 mL。

（8）密切观察体温、脉搏、呼吸、血压、尿量及其他临床变化，并做好护理记录。

二、链霉素过敏试验及过敏反应的处理

（一）皮内试验法

1. 皮内试液的配制

硫酸链霉素皮试液要求每毫升内含有2 500 U的链霉素，用生理盐水配制。

方法：取硫酸链霉素1 g（100万U）用3.5 mL生理盐水溶解后为4 mL，每毫升含0.25 g（25万U），取0.1 mL，加生理盐水至1 mL，每毫升含2.5万U，再取0.1 mL，加生理盐水至1 mL，每毫升含2 500 U。

2. 操作方法及结果判断同青霉素。

（二）链霉素过敏反应及处理

1. 原因

与青霉素过敏反应相同。

2. 临床表现

轻者：发热、皮疹、荨麻疹。重者：过敏性休克，但较少见。

3. 处理原则

基本与青霉素过敏性休克相同，同时可应用钙剂，其中以氯化钙为最佳，葡萄糖酸钙次之，因链霉素可与钙离子结合，使链霉素的毒性症状减轻或消失。

三、破伤风抗毒素过敏试验及脱敏注射法

破伤风抗毒素（TAT）是马的免疫血清，对人体是一种异种蛋白，具有抗原性，注射后也容易出现过敏反应。因此用药前须做过敏试验。曾用过TAT但超过1周者，如需再用，应重做过敏试验。

（一）皮试液的配制

要求每毫升含150 U，取每支1 mL含1 500 U的破伤风抗毒素药液0.1 mL，加生理盐水至1 mL即可。

（二）操作方法

同青霉素。

(三) 结果观察

阴性：局部无红肿。

阳性：局部反应为皮丘红肿，硬结大于 1.5 cm，红晕大于 4 cm，有时出现伪足或有痒感，全身过敏反应与青霉素的血清病型反应相同。

(四) 阳性脱敏注射法

如果患者试验结果为阳性，因病情需要又必须注射时，则采用脱敏注射法，原则是采用小剂量、短间隔、连续多次注射的方法。脱敏原理为小剂量变应原所致生物活性介质的释放量少，不至于引起临床反应，短时间内连续多次注射以逐渐消耗体内已经形成的 IgE，最终可以大量地注射抗毒血清而不致发病，但这种脱敏是暂时的，经过一定时间后，IgE 能再产生，重建致敏状态，以后如再用抗毒血清，还要重做皮内试验。具体采用多次少量肌内注射的方法。

每隔 20 分钟皮下或肌内注射 1 次，每次注射后需进行密切观察。脱敏注射过程中，如发现患者有全身反应，如气促、发绀、荨麻疹及过敏性休克时，须立即停止注射，并迅速处理（同青霉素过敏反应急救处理）。如反应轻微，待消退好转后，酌情将剂量减少，次数增加，以达到所需注入的全量。

四、普鲁卡因过敏试验及过敏反应的处理

普鲁卡因用于各种封闭、穿刺及手术前做局部麻醉，当首次使用时，须做过敏试验，防止过敏反应。

(一) 皮内试验方法

1. 试液配制

取 0.25% 普鲁卡因液 0.1 mL 做皮内注射，20 分钟后观察试验结果。

2. 结果判断

同青霉素。

3. 注意事项

同青霉素。

(二) 过敏反应的处理

同青霉素。

五、碘过敏试验

临床上常用碘化物造影剂做肾脏、胆囊、膀胱、支气管、心血管、脑血管造影，此类药物可发生过敏反应。在造影前 1～2 天须先做过敏试验，阴性者，方可做碘造影检查。

(一) 试验方法

1. 口服法

于检查前 3 日开始口服 10% 碘化钾（钠）5～10 mL，每日 3 次，连服 2 天。

2. 皮内注射法

取碘造影剂 0.1 mL 做皮内注射，20 分钟后观察结果。

3. 静脉注射法

取30%泛影葡胺1 mL，缓慢静脉注射，15分钟后观察结果。

4. 眼结合膜法

用碘造影剂1～2滴，滴入一侧眼内，5分钟后双眼进行对照观察反应。

5. 舌下含服试验

将碘造影剂2～3滴，滴于舌下，5分钟后观察结果。

在静脉注射造影剂前，必须先行皮内注射法，然后再行静脉注射法，如为阴性，方可进行碘剂造影。

（二）结果判断及阳性表现

1. 口服法

有口麻、头晕、心慌、恶心、呕吐、荨麻疹等症状为阳性。

2. 皮内注射法

局部有红、肿、硬结，直径超过1 cm为阳性。

3. 静脉注射法

阳性除口服反应外，还可有血压、脉搏、呼吸、面色等改变。

4. 眼结合膜法

滴药侧眼结膜有充血、水肿等现象为阳性反应。

5. 舌下试验

阳性反应为舌下充血、肿胀、麻木、流涎等。

碘过敏试验阴性者，有少数患者在造影时还可能发生过敏反应，因而在使用造影剂进行检查过程中，必须备急救药品，并应严密观察患者的情况，以便及时采取急救措施，过敏反应的处理同青霉素。

六、头孢菌素类药物过敏试验

凡青霉素皮试阳性或用过青霉素而曾发生过敏的患者以及曾发生其他药物过敏和过敏体质者，使用头孢菌素前必须先做皮内过敏试验。皮试液浓度一般为0.5 mg/mL。

（一）皮内试验方法

1. 皮试液的配制

1）取头孢唑啉钠每支0.5 g加生理盐水注射液至5 mL，则为每毫升100 mg的药液。

2）取上液0.6 mL加生理盐水注射液至1 mL，含60 mg。

3）抽取上液0.1 mL加生理盐水注射液至1 mL，含6 mg。

4）再取上液0.1 mL加生理盐水至1 mL，含0.6 mg。

5）再取上液0.1 mL加生理盐水至1 mL，含0.06 mg，为所需皮试液。取0.1mL注入皮内，20分钟后观察反应结果。

2. 结果判断

阳性反应：注射局部出现丘疹，直径超过0.6 cm或红晕直径超过2 cm以上，周围有伪足者为阳性。

（二）注意事项

皮试阳性者，用药后仍有发生过敏的可能，故在用药期间应密切观察。遇有过敏情况，应立即停药，通知医生并按青霉素过敏同法处理。先锋霉素类药可致交叉过敏，凡使用某一种先锋毒素有过敏现象者，一般不可使用其他品种。

七、结核菌素试验法

（一）皮内试验方法

1. 试液浓度

临床多采用旧结核菌素（OT），每毫升原液含 10 万结核菌素单位，用生理盐水稀释而成 4 种浓度的试验液。

1）1:100 溶液，将前液 0. 1 mL 加生理盐水至 10 mL，每 0. 1 mL 含旧结核菌素 1 mg（100 结核菌素单位）。

2）1:1 000 溶液，将前液取 1: 100 溶液 0. 1 mL 加生理盐水至 1 mL，每 0. 1 mL 含旧结核菌素 0. 1 mg（10 结核菌素单位）。

3）1:2 000 溶液，将前液取 1: 100 溶液 0. 2 mL 加生理盐水至 1 mL，每 0. 1 mL 含旧结核菌素 0. 05 mg（5 结核菌素单位）。

4）1:10 000 溶液，将前液取 1: 1 000 溶液 0. 1 mL 加生理盐水至 1 mL，每 0. 1 mL 含旧结核菌素 0. 01 mg（1 结核菌素单位）。

2. 试验方法

以结核菌素注射器（即 1 mL 蓝芯注射器）吸取所需结核菌素试液，按皮内注射法，将 0. 1 mL 结核菌素试液注入前臂内侧中、下 1/3 交界处，成一皮丘。然后观察反应，判断结果，一般先用 1:10 000 稀释液做试验，如为阴性，改用较高浓度稀释液进行试验，如用 1:100 稀释液，如仍属阴性，则可判定为阴性。

3. 结果判断

注射后 24 小时、48 小时、72 小时各观察反应 1 次，并记录 72 小时反应结果。

1）微红无硬结、无反应者或局部无红肿，硬结直径在 5 mm 以下者为（ - ）。

2）红斑与硬结直径 5 mm 者为可疑（ ± ）。

3）试验处发红及硬结在 5 ~9 mm 为弱阳性（ + ）。

4）红肿及硬结直径 10 ~19 mm 为阳性（ + + ）。

5）红肿及硬结直径在 20 mm 以上为强阳性（ + + + ）。

6）红肿剧烈，且有组织坏死或起疱者为超强阳性（ + + + + ）。

7）注射 20 ~36 小时内，注射区发红而较软，72 小时反应消退者为假阳性。

（二）注意事项

1. 有发热及其他疾患时，不宜做此试验。

2. 凡患有活动性结核病灶者，宜从低浓度开始，或不做本试验，以免诱发严重的过敏反应或致病情加重。

3. 结核菌素溶液在临用前配制，并注意保存，已稀释的溶液可在 4 ~6℃ 冰箱中保存 6 周，如发生沉淀或变黄时则不能用，瓶签不清亦不能使用。

4. 应将注射部位、方法、稀释浓度、剂量、保存期、所用结核菌素种类、生产单位、批号与反应情况等详细地记录于病程记录中。

5. 注射后局部不可热敷、触摸、搔抓。局部皮肤溃疡或坏死时，可涂1%甲紫或用10%磺胺软膏，并应无菌包扎以防感染。

6. 结核菌素试验阳性反应仅表示曾有结核分枝杆菌感染，并不表示一定患病。一般对3岁以下的婴幼儿诊断价值较大，提示患有活动性结核病。成人如高稀释度（1:10 000）呈阳性，亦常提示体内有活动性结核灶。

7. 结核菌素试验阴性反应一般可视为没有结核分枝杆菌感染，但在重症结核病，应用糖皮质激素等免疫抑制剂，严重营养不良及麻疹、百日咳等患者，结核菌素反应也可暂时消失。此外，尚可用结核菌素纯蛋白衍化物（PPD）做试验，其优点较旧结核菌素更为精纯，不产生非特异性反应。一般用2个结核菌素单位，硬结直径大于6 mm为阳性。

目前已改用统一配制的成品，每支含结核菌素50 U，不进行稀释即可直接用于试验。其试验方法、结果判断及注意事项等同上所述。